《温病条辨》评释

郭谦亨　编著
郭冠英　整理

中国中医药出版社
·北　京·

图书在版编目（CIP）数据

《温病条辨》评释/郭谦亨编著；郭冠英整理. —北京：中国中医药出版社，2015.7（2020.8 重印）

ISBN 978 – 7 – 5132 – 2480 – 2

Ⅰ.①温…　Ⅱ.①郭…②郭…　Ⅲ.①《温病条辨》 – 注释　Ⅳ.①R254.2

中国版本图书馆 CIP 数据核字（2015）第 097342 号

中 国 中 医 药 出 版 社 出 版
北京经济技术开发区科创十三街 31 号院二区 8 号楼
邮政编码 100176
传真 010 64405750
山东润声印务有限公司印刷
各地新华书店经销

*

开本 880×1230 1/32 印张 14.5 字数 347 千字
2015 年 7 月第 1 版 2020 年 8 月第 2 次印刷
书 号 ISBN 978 – 7 – 5132 – 2480 – 2

*

定价 49.00 元
网址 www.cptcm.com

郭谦亨先生简介

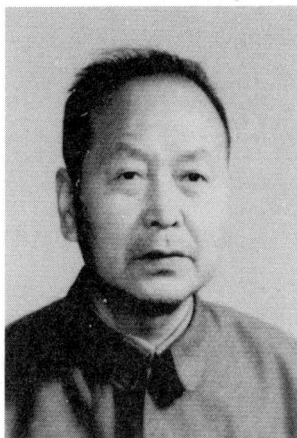

郭襄（1920—2004），字谦亨，以字行。陕西榆林榆阳城区人。著名温病学家，陕西中医学院教授、主任医师、研究生导师，张仲景国医大学名誉教授，原卫生部高等医药院校中医专业教材编审委员会委员。生于中医世家，曾祖绣川、祖父瑞西、父亲金铸均为杏林名宿。幼年曾就读于"献庭书屋"，年十二，即随祖父瑞西先生学医、侍诊，又受教于本邑名医袁公硕甫。自幼熟读中医经典，学本岐黄、仲景，崇尚东垣、景岳、嘉言、青主，尤精于叶、吴等温病大家之学，颇多发微。1938 年悬壶塞上。1944 年后，历任榆林师范学校校医，榆林地区、榆林县人民政府特约医师，陕西省卫生协会常委等。1954 年创办"榆林县中医联合诊疗所"（榆林县中医院前身）并出任主任。1955 年调至陕西省中医进修学校（陕西中医学院前身）执教。1958 年参与筹建陕西中医学院。曾任中华全国中医学会陕西省分会一、二届理事等职。1981 年，受卫生部委托主持举办了全国高等中医药院校温病学师资进修班。

从事中医医疗、教学及科研凡六十七年，治学勤奋严谨，为医殚精竭虑，教学勤勉不倦，科研严肃认真。临证长于内、妇科疾病诊治，对痨瘵、肝郁、胃脘痛、胸痹、心痛、心悸等病颇富经验。在温病研究上造诣尤深，自成一家，成为一代温病学大师。他勤于临证，精于治疗，一生活人无算，虽至耄耋之年，仍然来诊不拒，笔耕不辍，遗有亲手记录医案数千例。执教近五十年，桃李遍及省内外。主要医学论著有《中医诊断学》《温病学》《中医诊断歌括析义》《温病述评》《郭氏温病学》等，主编的还有全国高等医药院校教材《温病学》（与孟澍江、王乐匋合编）及温病学高教参考书多种。发表论文五十余篇。

整理说明

　　《温病条辨》是中医温病学术理论的奠基著作之一，清代吴鞠通著，成书于嘉庆三年（1798），自嘉庆十八年（1813）问心堂初刻迄今已越二百多年。《温病条辨》成书之初，即被争相传抄；刊行之后，更是受到诸多医家重视，先后翻刻重印达五十余次。清代医家戴心田、钱文骥、方内散人、邓坤元、刘云博、李厚坤以及民国医家颜芝馨等，还将此书编撰成不同版本的"温病条辨歌括"，以利记诵，便于普及应用。可见这部著作无论在温病理论学习还是临证辨治上，都被奉为圭臬。

　　吴鞠通是乾隆、嘉庆时期名医。吴氏严谨治学，勤于思考，锐意创新，他溯源《内经》，精读《伤寒》，又博采刘完素、吴有性、叶天士诸家之长，取精去芜，融会贯通，大胆革新，自成一家之学。吴氏临证诊详察微，知行相契，不拘于成规，立法颁方，着手精准，疗效显著。他行医广及大江南北，尤其在乾隆年间温病流行时，名噪京都。吴鞠通基于长期学识积累和丰富的治疗经验，创立了温病"三焦学说"，并结合卫、气、营、血理论，创造性地提出温病辨证论治的纲领和方法，为温病诊治确立了理论体系、治疗大法，也使中医学在外感病和热性病方面的辨证纲领和治疗法则得到了进一步的完善。同时，吴鞠通在《温病条辨》中，创立了许多优秀的实用方剂，像银翘散、桑菊饮、藿香正气散、清营汤、清宫汤、犀角地黄汤等等，一直为后世医家临床广泛使用。这些就是《温病条辨》的珍贵之处，也是它对中医学的重大贡献！

作为温病学的一部重要代表著作，《温病条辨》流传甚广，影响深远。先后曾有多位名家对《温病条辨》着力研究、品评批注，如朱武曹的增批本，王孟英、叶子雨、郑雪堂三家的评注本等。这些评论多以肯定阐扬为主，也不乏纠偏补漏之议，褒贬评价不一，可谓各抒己见，见仁见智。曹炳章汇集六家评注，编为《增补评注温病条辨》，纳入《中国医学大成》。

郭谦亨先生自20世纪40年代起，从事温病临床、教学及研究六十余年，是当代著名温病学家。曾参与主编全国高等中医院校《温病学》教材，并受卫生部委托主办全国高等中医药院校温病学师资进修班。对叶天士、薛生白、吴鞠通、陈平伯、余师愚几位温病大家的著作多有研究。应中国中医药出版社之约，此次整理郭谦亨先生对吴鞠通《温病条辨》的评释，取问心堂刻本为底本，主要评释关乎温病的全部条文共计285条。卷首援引《内经》的原病篇及与妇儿病相关的部分则从略未注。

《温病条辨》是中医温病学的一部经典，新中国成立后尚无更新的系统评注版本面世。郭谦亨先生《〈温病条辨〉评释》的出版，或可弥补这一缺憾。他以渊博的温病学学识和丰富的临证经验，对《温病条辨》的经旨做了详尽诠释和深刻点评。窃以为，他对《温病条辨》的见识和评论会对后学者有所启发和裨益。

郭冠英

2015 年 3 月 25 日

评释说明

吴鞠通，名瑭，字配珩（生于 1758 年），江苏淮阴人。十九岁，父病不起。后因家贫，弃举子业而出走京师，佣工于四库馆，一以自给，一以学医。他悉心《内经》《难经》，精研《伤寒论》《金匮要略》，久而有得，学业大进。乾隆、嘉庆年间，京师疫病流行，治多坏证，痊活甚众，因而以医知名。长子卒，抑郁得衄血疾，于道光十六年（1836）二月卒。

《温病条辨》是他根据《内经》理论，综合前贤学说而师承叶氏写成的。他认为"《温疫论》议论宏阔，实发前人所未发"，但"细察其法，亦不免支离驳杂"，"晋唐以来诸贤议论，非不珠璧琳琅，求一美备者盖不可得"，惟"叶天士持论平和，立法精细，然……立论甚简，但有医案，散见于杂证之中，人多忽之而不深究"。因之，他将叶氏《临证指南医案》中有关温热、湿热等病案撷要整理，"参以心得"，融为一体，并仿《伤寒论》体例，编成是书。

鞠通学本叶氏，他的书不仅贯穿着叶氏的温病学说思想，而且使之更加具体，大为发展。

在疾病分类方面，他将疾病分为风温、温热、温疫、温毒、暑温、湿温、秋燥、冬温、温疟九种，并按病因所具有的共性，又分为温热、湿热两类，使之更加明确和具体。

在病因方面，他总体是按四时气候之异，以风、暑、湿、燥为主，兼及疠气、温毒。惟对邪气内伏问题，除伏暑、温疟外，其余基本上都是以新感论述的。

在机理方面，他以"三焦"为经（即"纵"），以"卫气营血"为纬（即"横"），进一步作为定位测机、辨证施治的纲领。同时在这一总体下，列病为目，病分"三焦"而以卫气营血变化的外在表现分条辨治，法方俱备，使温病学说"三焦""四分"的理论体系更加系统完整。

在论治方面，除提出"治上焦如羽，治中焦如衡，治下焦如权"的三焦治法原则外，还创制了不少有效的法方。如治温热病类：上焦证的"桑菊""银翘"，辛凉透表的轻、平、重三法；中焦之用诸"承气"的三法，五证的各种下法；营分证之用"清络""清营""清心"和开窍的"安宫""至宝""紫雪"三法；下焦之用清热育阴的"复脉""三甲""黄连阿胶""青蒿鳖甲"等法。又如对湿热病类，他在系统论证的基础上，治以清化分消的总法则，治上焦用芳香化浊的三仁汤，治中焦用苦辛分消的黄芩滑石汤，治下焦用宣导、淡渗的通泄二便法。他并根据湿热证久郁酿痰、易于形成痰热阻滞的特点，而立辛开痰滞、苦降热结法（如治中焦的小陷胸加枳实和小陷胸合小承气等），更为切合病机病证。

在药量和服法方面，他认为病重药轻，病必不愈；病轻药重，则伤及无辜。因之，主张"药必中病而后可"。具体采用连服、多备少服等方法。如服银翘散法是重者二时一服（即每4小时服一次），轻者三时一服。而大承气汤的服法是先服一杯，约二时许，得利，止后服，不知，再服，再不知，再服等。

这些，较之叶氏都有明显的发展。

然而，任何一种学说与著作，都不可能尽善尽美，该书也不例外。如上焦篇第四条治温病恶风寒，以桂枝汤主之，说是仲景原文，就是遭议之点。全书是论述温病的，却又杂入不属于温病的一些证治，不能说不是疾病界域上的混乱，而有些条文中也不同程度地带有"形而上学"的内容。这些都如后来评注者们所说的那样，是其"瑕不掩瑜"之处。

虽如此，它毕竟是对温病学说进行全面总结的一部专著，其贡献是主要的，是学习、研究和防治温病的好参考书。所以，本书自嘉庆十七年（1812）汪廷珍刻本第一次刊行后，到现在已有五十余种版本。

另外，袁子良、戴心田、钱文骥、刘云博等把它编成歌括、汤头歌、方证歌等数种，由此足见后来医家对本书的重视了。

评注的有朱武曹、叶子雨（名霖）、王孟英等。朱评以发扬为主，子雨以揭非是论，孟英则二者兼之而较为公允。

此次评释，除对上、中、下三焦各卷全部条文予以评论、详释外，还选评了"凡例"中的一段和《杂说》中的"治病法论"，其余则未一一置评。

郭谦亨

温病条辨序

　　天以五运六气化生万物，不能无过不及之差，于是有六淫之邪，非谓病寒不病温，病温不病寒也。后汉张仲景著《伤寒论》，发明轩岐之奥旨，如日星河岳之丽天地，任百世之钻仰，而义蕴仍未尽也。然其书专为伤寒而设，未尝编及于六淫也。奈后之医者，以治伤寒之法，应无穷之变，势必至如凿枘之不相入。至明陶节庵《六书》，大改仲景之法，后之学者苦张之艰深，乐陶之简易，莫不奉为蓍蔡，而于六淫之邪混而为一，其死于病者十二三，死于医者十八九，而仲景之说视如土苴矣。余来京师，获交吴子鞠通，见其治疾，一以仲景为依归，而变化因心，不拘常格，往往神明于法之外，而究不离乎法之中，非有得于仲景之深者不能。久之，乃出所著《温病条辨》七卷，自温而热而暑而湿而燥，一一条分缕析，莫不究其病之所从生，推而至于所终极。其为方也约而精，其为论也闳以肆，俾二千余年之尘雾，豁然一开。昔人谓仲景为轩岐之功臣，鞠通亦仲景之功臣也。余少时颇有志于医，年逾四十，始知其难，乃废然而返。今读鞠通之书，目识心融，若有牖其明，而启其秘者，不诚学医者一大快事哉！爰不辞而为之序。

嘉庆辛未四月既望宝应朱彬序

温病条辨叙

　　昔淳于公有言：人之所病，病病多；医之所病，病方少。夫病多而方少，未有甚于温病者矣！何也？六气之中，君相二火无论已，风湿与燥，无不兼温，惟寒水与温相反，然伤寒者必病热，天下之病，孰有多于温病者乎？方书始于仲景，仲景之书专论伤寒，此六气中之一气耳。其中有兼言风者，亦有兼言温者，然所谓风者，寒中之风，所谓温者，寒中之温，以其书本论伤寒也。其余五气，概未之及，是以后世无传焉。虽然，作者谓圣，述者谓明。学者诚能究其文，通其义，化而裁之，推而行之，以治六气可也，以治内伤可也！亡如世鲜知十之才士，以阙如为耻，不能举一反三，惟务按图索骥。盖自叔和而下，大约皆以伤寒之法，疗六气之疴，御风以缔，指鹿为马，殆试而辄困，亦知其术之疏也。因而沿习故方，略变药味，冲和、解肌诸汤纷然著录。至陶氏之书出，遂居然以杜撰之伤寒治天下之六气，不独仲景之书所未言者不能发明，并仲景已定之书，尽遭窜易，世俗乐其浅近，相与宗之，而生民之祸亟矣！又有吴又可者，著《温疫论》，其方本治一时之时疫，而世误以治常候之温热。最后若方中行、喻嘉言诸子，虽列温病于伤寒之外，而治法则终未离乎伤寒之中。惟金元刘河间守真氏者，独知热病，超出诸家，所著《六书》，分三焦论治，而不墨守六经，庶几幽室一灯，中流一柱。惜其人朴而少文，其论简而未畅，其方时亦杂而不精，承其后者又不能阐明其意，裨补其疏，而下士闻道，若张景岳之徒，方且怪而訾之，于是其学不明，其说不行。而世之俗医，遇温热之病，无不首先发表，杂以消导，继则峻投攻下，或妄用温补，轻者以重，重者以死，幸免则自谓己功，致死则不言己过，即病者亦但知膏肓难挽，而不悟药石杀人，父以授子，师以传弟，举世同风，牢不可破，肺腑无语，冤鬼夜嗥，二千余年略同一辙，可胜慨哉！我朝治洽学明，名贤辈出，咸知溯源《灵》《素》，问道长沙。自吴人叶天士氏《温病论》《温病续论》出，然后当名辨物，好学之士，咸知向方，而贪常习故之流，犹且各是师说，恶闻至论，其粗工则又略知疏节，未达精旨，施之于用，罕得十全。吾友鞠通吴子，怀救世之心，秉超悟之哲，嗜学不厌，研理务精，抗志以希古人，虚心而师百氏，病斯世之贸贸也，述先贤之格言，撷生平之心得，穷原竟委，作为是书，然犹未敢自信，且惧世之未信之也，藏诸笥者久之。予谓学者之心，固无自信时也，然以天下至多之病，而竟无应病之方，幸而得之，亟宜出而公之。譬如拯溺救焚，岂待整冠束发，况乎心理无异，大道不孤。是书一出，子云：其人必当旦暮遇之，且将有阐明其意，裨补其疏，使夭札之民，咸登仁寿者。此天下后世之幸，亦吴子之幸也。若夫折杨皇荂，听然而笑，阳春白雪，和仅数人，自古如斯。知我罪我，一任当世，岂不善乎？吴子以为然，遂相与评骘而授之梓。

嘉庆十有七年壮月既望同里愚弟汪廷珍谨序

温病条辨序

立天之道，曰阴与阳；立地之道，曰柔与刚；立人之道，曰仁与义。医，仁道也，而必智以先之，勇以副之，仁以成之。智之所到，汤液针灸任施，无处不当，否则鲁莽不经，草菅民命矣。独是聪明者予智自雄，涉猎者穿凿为智，皆非也。必也博览载籍，上下古今，目如电，心如发，智足以周乎万物，而后可以道济天下也。在昔有熊御极，生而神灵，犹师资于僦贷季、岐伯，而《内经》作。周秦而降，代有智人。东汉长沙而外，能径窥轩岐之壶奥者，指不多屈。外是缁一家言，争著为书，曾未见长沙之项背者比。所以医方之祖，必推仲景，而仲景之方首重伤寒，人皆宗之。自晋王叔和编次《伤寒论》，则割裂附会矣。王好古辈著《伤寒续编》《伤寒类证》等书，俗眼易明，人多便之。金元以后，所谓仲景之道，日晦一日。嗟夫！晚近庸质不知仲景，宁识伤寒？不知伤寒，宁识温病？遂至以治寒者治温，自唐宋迄今，千古一辙，何胜浩叹！然则其法当何如？曰：天地阴阳，日月水火，罔非对待之理，人自习焉不察。《内经》平列六气，人自不解耳。伤寒为法，法在救阳，温热为法，法在救阴。明明两大法门，岂可张冠李戴耶？假令长沙复起，必不以伤寒法治温也。仆不敏，年少力学，搜求经史之余，偶及方书，心窃为之怦怦，自谓为人子者当知之，然有志焉而未逮也。乾隆丁未春，萱堂弗豫，即以时温见背，悲愤余生，无以自赎，誓必欲精于此道。庐墓之中，环列近代医书，朝研而夕究，茫茫无所发明。求诸师友，浏览名家，冀有以启迪之，则所知惟糟粕。上溯而及于汉唐，浒至《灵枢》《素问》诸经，捧读之余，往往声与泪俱。久之别有会心，十年而后，汩汩焉若心花之漫开，觉古之人原非愚我，我自愚耳。离经泥古，厥罪惟均，读书所贵，得间后可。友人吴子鞠通，通儒也，以颖悟之才，而好古敏求，其学医之志，略同于仆，近师承于叶氏，而远追踪乎仲景。其临证也，虽遇危疾，不避嫌怨；其处方也，一遵《内经》，效法仲祖；其用药也，随其证而轻重之，而功若桴鼓。其殆智而勇，勇而仁者哉！嘉庆甲子，出所著治温法示余，余向之急欲订正者，今乃发覆析疑，力矫前非，如拨云见日，宁不快哉！阅十稔而后告成，名曰《温病条辨》，末附三卷，其一为《条辨》之翼，余二卷约幼科、产后之大纲，皆前人之不明六气而致误者，莫不独出心裁，发前人所未发。呜呼！昌黎有云：莫为之前，虽美弗彰；莫为之后，虽圣弗传。此编既出，将欲悬诸国门，以博弹射。积习之难革者，虽未必一时尽革，但能拾其绪余，即可为苍生之福。数百年后，当必有深识其用心者夫！然后知此编之羽翼长沙，而为长沙之功臣，实亦有熊氏之功臣也。是为序。

嘉庆癸酉仲秋谷旦苏完愚弟征保拜书

问心堂《温病条辨》自序

夫立德、立功、立言，圣贤事也。瑭何人斯，敢以自任？缘瑭十九岁时，父病年余，至于不起，瑭愧恨难名，哀痛欲绝，以为父病不知医，尚复何颜立天地间。遂购方书，伏读于苦块之余，至张长沙"外逐荣势，内忘身命"之论，因慨然弃举子业，专事方术。越四载，犹子巧官病温，初起喉痹，外科吹以冰硼散，喉遂闭，又遍延诸时医治之，大抵不越双解散、人参败毒散之外，其于温病治法，茫乎未之闻也，后至发黄而死。瑭以初学，未敢妄赞一词，然于是证，亦未得其要领。盖张长沙悲宗族之死，作《玉函经》，为后世医学之祖，奈《玉函》中之《卒病论》，亡于兵火，后世学者，无从仿效，遂至各起异说，得不偿失。又越三载，来游京师，检校《四库全书》，得明季吴又可《温疫论》，观其议论宏阔，实有发前人所未发，遂专心学步焉。细察其法，亦不免支离驳杂，大抵功过两不相掩，盖用心良苦，而学术未精也。又遍考晋唐以来诸贤议论，非不珠璧琳琅，求一美备者，盖不可得，其何以传信于来兹！瑭进与病谋，退与心谋，十阅春秋，然后有得，然未敢轻治一人。癸丑岁，都下温疫大行，诸友强起瑭治之，大抵已成坏病，幸存活数十人。其死于世俗之手者，不可胜数。呜呼！生民何辜，不死于病而死于医，是有医不若无医也，学医不精，不若不学医也。因有志采辑历代名贤著述，去其驳杂，取其精微，间附己意，以及考验，合成一书，名曰《温病条辨》，然未敢轻易落笔。又历六年，至于戊午，吾乡汪瑟庵先生促瑭曰：来岁己未湿土正化，二气中温疬大行，子盍速成是书，或者有益于民生乎！瑭愧不敏，未敢自信，恐以救人之心，获欺人之罪，转相仿效，至于无穷，罪何自赎哉！然是书不出，其得失终未可见，因不揣固陋，黾勉成章，就正海内名贤，指其疵谬，历为驳正，将万世赖之无穷期也。

淮阴吴瑭自序

凡　例

　　一　是书仿仲景《伤寒论》作法，文尚简要，便于记诵。又恐简则不明，一切议论悉于分注注明，俾纲举目张，一见了然，并免后人妄注，致失本文奥义。

　　一　是书虽为温病而设，实可羽翼伤寒。若真能识得伤寒，断不致疑麻桂之法不可用；若真能识得温病，断不致以辛温治伤寒之法治温病。伤寒自以仲景为祖，参考诸家注述可也；温病当于是书中之辨似处究心焉。

　　一　晋唐以来诸名家，其识见学问工夫，未易窥测，瑭岂敢轻率毁谤乎！奈温病一证，诸贤悉未能透过此关，多所弥缝补救，皆未得其本真，心虽疑虑，未敢直断明确，其故皆由不能脱却《伤寒论》蓝本，其心以为推戴仲景，不知反晦仲景之法。至王安道始能脱却伤寒，辨证温病，惜其论之未详，立法未备。吴又可力为卸却伤寒，单论温病，惜其立论不精，立法不纯，又不可从。惟叶天士持论平和，立法精细，然叶氏吴人，所治多南方证，又立论甚简，但有医案散见于杂证之中，人多忽之而不深究。瑭故历取诸贤精妙，考之《内经》，参以心得，为是编之作。诸贤如木工钻眼，已至九分，瑭特透此一分，作圆满会耳，非敢谓高过前世贤也。至于驳证处，不得不下直言，恐误来学。《礼》云：事师无犯无隐。瑭谨遵之。

　　一　是书分为五卷，首卷历引经文为纲，分注为目，原温病之始；一卷为上焦篇，凡一切温病之属上焦者系之；二卷为中焦篇，凡温病之属中焦者系之；三卷为下焦篇，凡温病之属下焦者系之；四卷杂说、救逆，病后调治。俾阅者心目了然，胸有成局，不致临证混淆，有治上犯中，治中犯下之弊。末附一卷，专论产后调治与产后惊风、小儿急慢惊风、痘证，缘世医每于此证，惑于邪说，随手杀人，毫无依据故也。

一 经谓先夏至为病温，后夏至为病暑。可见暑亦温之类，暑自温而来，故将暑温、湿温并收入温病论内。然治法不能尽与温病相同，故上焦篇内第四条谓温毒、暑温、湿温不在此例。

一 是书之出，实出于不得已。因世之医温病者，毫无尺度，人之死于温病者，不可胜记。无论先达后学，有能择其弊窦，补其未备，瑭将感之如师资之恩。

一 是书原为济病者之苦，医医士之病，非为获利而然。有能翻版传播者听之，务望校对真确。

一 《伤寒论》六经由表入里，由浅及深，须横看；本论论三焦由上及下，亦由浅入深，须竖看。与《伤寒论》为对待文字，有一纵一横之妙。学者诚能合二书而细心体察，自无难识之证，虽不及内伤，而万病诊法，实不出此一纵一横之外。

一 方中所定分量，宜多宜少，不过大概而已，尚须临证者自行斟酌。盖药必中病而后可，病重药轻，见病不愈，反生疑惑；若病轻药重，伤及无辜，又系医者之大戒。古人治病胸有定见，目无全牛，故于攻伐之剂每用多备少服法，于调补之剂病轻者日再服，重者日三服，甚则日三夜一服；后人治病，多系捉风捕影，往往病东药西，败事甚多，因拘于约方之说，每用药多者二三钱，少则三五分为率，遂成痼疾。吾见大江南北用甘草必三五分。夫甘草之性最为和平，有国老之称，坐镇有余，施为不足，设不假之以重权，乌能为功，即此一端，殊属可笑。医并甘草而不能用，尚望其用他药哉！不能用甘草之医，尚足以言医哉！又见北方儿科，于小儿痘证，自一二朝用大黄，日加一二钱，甚至三五钱，加至十三四朝，成数两之多，其势必咬牙寒战，灰白塌陷，犹曰此毒未净也，仍须下之，有是理乎？经曰：大毒治病，十衰其六；中毒治病，十衰其七；小毒治病，十衰其八；无毒治病，十衰其九；食养尽之，勿使过剂。医者全在善测病情，宜多宜少，胸有确见，然后依经训约之，庶无过差也。

— 此书须前后互参，往往义详于前而略于后，详于后而略于前。再，法有定而病无定，如温病之不兼湿者，忌刚喜柔，愈后胃阳不复，或因前医过用苦寒，致伤胃阳，亦间有少用刚者。温病之兼湿者，忌柔喜刚，湿退热存之际，乌得不用柔哉！全在临证者善察病情，毫无差忒也。

— 是书原为温病而设，如疟、痢、疸、痹，多因暑温、湿温而成，不得不附见数条，以粗立规模，其详不及备载，以有前人之法可据，故不详论。是书所详论者，论前人之未备者也。

— 是书着眼处，全在认证无差，眉批：四字为通部提纲。用药先后缓急得宜，不求识证之真，而妄议药之可否，不可与言医也。

— 古人有方即有法，故取携自如，无投不利，后世之失，一失于测证无方，识证不真，再失于有方无法，本论于各方条下，必注明系用《内经》何法，俾学者知先识证，而后有治病之法，先知有治病之法，而后择用何方，有法同而方异者，有方似同而法异者，稍有不真，即不见效，不可不详察也。

— 大匠诲人必以规矩，学者亦必以规矩。是书有鉴于唐宋以来，人自为规，而不合乎大中至正之规，以至后学宗张者非刘，

宗朱者非李，未识医道之全体，故远追《玉函经》，补前人之未
备，尤必详立规矩，使学者有阶可升，至神明变化，出乎规矩之
外，而仍不离乎规矩之中，所谓从心所欲不逾矩，是所望于后之
达士贤人，补其不逮，诚不敢自谓尽善又尽美也。

目　　录

卷首　原病篇

一、《六元正纪大论》曰：辰戌之岁，初之气，民厉温病。卯酉之岁，二之气，厉大至，民善暴死。终之气，其病温。寅申之岁，初之气，温病乃起。丑未之岁，二之气，温厉大行，远近咸若。子午之岁，五之气，其病温。己亥之岁，终之气，其病温厉。

叙气运，原温病之始也。每岁之温，有早暮微盛不等，司天、在泉，主气、客气，相加临而然也。细考《素问》注自知，兹不多赘。

按：吴又可谓温病非伤寒，温病多而伤寒少，甚通。谓非其时而有其气，未免有顾此失彼之诮。盖时和岁稔，天气以宁，民气以和，虽当盛之岁亦微；至于凶荒兵火之后，虽应微之岁亦盛，理数自然之道，无足怪者。

二、《阴阳应象大论》曰：喜怒不节，寒暑过度，生乃不固。故重阴必阳，重阳必阴。故曰：冬伤于寒，春必病温。

上节统言司天之病，此下专言人受病之故。

细考宋元以来诸名家，皆不知温病伤寒之辨。如庞安常之《卒病论》，朱肱之《活人书》，韩祗和之《微旨》，王实之《证治》，刘守真之《伤寒医鉴》《伤寒直格》，张子和之《伤寒心镜》等书，非以治伤寒之法治温病，即将温暑认作伤寒，眉批：上句尤多。而疑麻桂之法不可用，遂别立防风通圣、双解通圣、九味羌活等汤，甚至于辛温药中加苦寒，王安道《溯洄集》中辨之最详，兹不再辨。论温病之最详者，莫过张景岳、吴又可、喻嘉言三家。时医所宗者，三家为多，请略陈之。按张景岳、喻嘉言皆著讲寒字，并未理会本文上有"故曰"二字，上文有"重阴必阳，重阳必阴"二句。张氏立论出方，悉与伤寒混，谓温病即伤寒，袭前人之旧，全无实得，固无足论。喻氏立论，虽有分析，中篇亦混入伤寒少阴、厥阴证，出方亦不能外辛温发表、辛热温里，为害实甚。以苦心力学之士，尚不免智者千虑之失，尚何怪后人之无从取法，随手杀人哉！甚矣，学问之难也！吴又可实能识得寒温二字，所见之证，实无取乎辛温、辛热、甘温。又不明伏气为病之理，以为何者为即病之伤寒，何者为不即病，待春而发之温病，遂直断温热之原，非风寒所中，不责己之不明，反责经言之谬。眉批：醒透。瑭推原三子之偏，各自有说。张氏混引经文，将论伤寒之文，引证温热，以伤寒化热之后，经亦称热病故也，张氏不能分析，遂将温病认作伤寒。喻氏立论，开口言春温，当初春之际，所见之病多有寒证，遂将伤寒认作温病。吴氏当崇祯凶荒兵火之际，满眼温疫，遂直辟经文"冬伤于寒，春必病温"之文。盖皆各执己见，不能融会贯通也。瑭按伏气为病，如春温、冬咳、温疟，《内经》已明言之矣。亦有不因伏气，乃司天时令现行之气，如前列《六元正纪》所云是也。此二者，皆理数之常者也。更有非其时而有其气，如又可所云戾气，间亦有之，乃其变也。惟在司命者，善察其常变，而补救之。

三、《金匮真言论》曰：夫精者，身之本也。故藏于精者，春不病温。

《易》曰：履霜坚冰至。圣人恒示戒于早，必谨于微。《记》曰：凡事预则立。经曰：上工不治已病治未病，圣人不治已乱治未乱。此一节，当与《月令》参看，与上条"冬伤于寒"互看。盖谓冬伤寒则春病温，惟藏精者足以避之。故《素问》首章《上古天真论》，即言男女阴精之所以生、所以长、所以枯之理。次章紧接《四气调神大论》，示人春养生，以为夏奉长之地；夏养长，以为秋奉收之地；秋养收，以为冬奉藏之地；冬养藏，以为春奉生之地。盖能藏精者，一切病患皆可却，岂独温病为然哉。《金匮》谓：五脏元真通畅，人即安和是也。何喻氏不明此理，将冬伤于寒作一大扇文字，将不藏精又作一大扇文字，将不藏精而伤于寒，又总作一大扇文字，勉强割裂《伤寒论》原文以实之，未免有过虑则凿之弊。"不藏精"三字须活看，不专主房劳说，一切人事之能摇动其精者皆是，即冬日天气应寒而阳不潜藏，如春日之发泄，甚至桃李反花之类亦是。

汪按：喻氏天资超卓，学力精锐，在此道诚为独辟榛芜，深窥突奥。但帖括结习太重，往往于间架门面上着力，论伤寒以青龙与桂麻鼎峙，柯氏已正其失矣，乃论温病仍用三扇，甚至方法数目，一一求合《伤寒论》。正如汉唐步天，以律吕卦爻为主，牵凑补缀，反使正义不明，读者当分别观之也。《寓意草》中金鉴一条，仍属伤寒，指为温病者非。

四、《热论篇》曰：凡病伤寒而成温者，先夏至日者为病温，后夏至日者为病暑。暑当与汗出，勿止。

温者，暑之渐也。先夏至，春候也。春气温，阳气发越，阴精不足以承之，故为病温；后夏至，温盛为热，热盛则湿动，热与湿搏而为暑。勿者，禁止之词，勿止暑之汗，即治暑之法也。

五、《刺志论》曰：气盛身寒，得之伤寒；气虚身

热，得之伤暑。

此伤寒暑之辨也。经语分明如此，奈何世人悉以治寒法治温暑哉！

六、《生气通天论》曰：因于暑，汗，烦则喘喝，静则多言。

暑中有火，性急而疏泄，故令人自汗。火与心同气相求，故善烦烦从火从页，谓心气不宁，而面若火烁也。烦则喘喝者，火克金故喘，郁遏胸中清廓之气，故欲喝而呻之。其或邪不外张，而内藏于心则静。心主言，暑邪在心，虽静亦欲自言不休也。

七、《论疾诊尺篇》曰：尺肤热甚，脉盛躁者，病温也。其脉盛而滑者，病且出也。

此节以下，诊温病之法。经之辨温病分明如是，何世人悉谓伤寒，而悉以伤寒足三阴经温法治之哉！张景岳作《类经》，割裂经文，蒙混成章，由未细心绅绎也。尺肤热甚，火烁精也；脉盛躁，精被火煎沸也；脉盛而滑，邪机向外也。

八、《热病篇》曰：热病三日，而气口静人迎躁者，取之诸阳五十九刺，以泻其热而出其汗，实其阴以补其不足者。身热甚，阴阳皆静者，勿刺也。其可刺者，急取之，不汗出则泄。所谓勿刺者，有死征也。热病七日、八日，动喘而弦者，急刺之。汗且自出，浅刺手大指间。热病七日、八日，脉微小，病者溲血，口中干，一日半死，脉代者，一日死。热病已得汗出，而脉尚躁，喘，且复热，勿刺肤，喘甚者死。热病七日、八日，脉不躁，躁不散数，后三日中有汗，三日不汗，四日死。未曾汗者，勿腠刺之。热病不知所痛，耳聋不能自收，口干，阳热甚；阴颇有寒者，热在骨髓，死不可治。热病已得汗，而脉尚躁盛，此阴脉之极也，死。其得汗而脉静者生。热病者，脉尚躁盛而不得汗者，此阳脉之极也，死。阳脉之极，虽云死征，较前阴阳俱静有差。此证犹可大剂急急救阴，亦有活者。盖已得汗而阳脉躁甚，邪强正弱，正尚能与邪争。若留得一分正气，便有一分生理，只在留之得法耳。至阴阳俱静，邪气深入下焦阴分，正无捍邪之意，直听邪之所为，不死何待。**脉盛躁，得汗静者生。热病不可刺者有九：一曰汗不出，大颧发赤，哕者死；二曰泄而腹满甚者死；三曰目不明，热不已者死；四曰老人婴儿，热而腹满者死；五曰汗不出，呕，下血者死；六曰舌本烂，热不已者死；七曰咳而衄，汗不出，出不至足者死；八曰髓热者死；九曰热而痉者死，腰折、瘛疭、齿噤齘也。凡此九者，不可刺也。太阳之脉，色荣颧骨，热病也。与厥阴脉争见者，死期不过三日。少阳之脉色荣颊前，热病也，与少阴脉争见者，死期不过三日。**

此节历叙热病之死征，以禁人之刺，盖刺则必死也。然刺固不可，亦间有可药而愈者。盖刺法能泄能通，开热邪之闭结最速。至于益阴以留阳，实刺法之所短，而汤药之所长也。

热病三日，而气口静，人迎躁者，邪机尚浅，在上焦，故取之诸阳以泄其阳邪，阳气通则汗随之；实其阴以补其不足者，阳盛则阴衰，泻阳则阴得安其位，故曰实其阴，泻阳之有余，即所以补阴之不足，故曰补其不足也。眉批：独具只眼，可谓饮上池水矣。实其阴以补不足，此一句，实治温热之吃紧大纲。盖热病未有不耗阴者，其耗之未尽则生，尽则阳无留恋，必脱而死也。真能体味此理，思过半矣。此论中治法，实从此处入手。眉批：要领！前人所云，一言以蔽之，曰存津液。

身热甚而脉之阴阳皆静，脉证不应，阳证阴脉，故曰勿刺。

热病七八日，动喘而弦，喘为肺气实，弦为风火鼓荡，故浅刺手大指间以泄肺热，肺之热痹开则汗出。大指间，肺之少商穴也。

热证七八日，脉微小者，邪气深入下焦血分，逼血从小便出，故溲血。肾精告竭，阴液不得上潮，故口中干。脉至微小，不惟阴精竭，阳气亦从而竭矣，死象自明。倘脉实者可治，法详于后。

热病已得汗，脉尚躁而喘，故知其复热也。热不为汗衰，火热克金故喘，金受火克，肺之化源欲绝，故死。间有可治，法详于后。

热病不知所痛，正衰不与邪争也；耳聋，阴伤精欲脱也；不能自收，真气惫也；口干热甚，阳邪独盛也；阴颇有寒，此寒字，作虚字讲。谓下焦阴分颇有虚寒之证，以阴精亏损之人，真气败散之象已见，而邪热不退，未有不乘其空虚而入者，故曰热在骨髓，死不治也。其有阴衰阳盛，而真气未至溃败者，犹有治法，详见于后。

热病已得汗而脉尚躁盛，此阴虚之极，故曰死。然虽不可刺，犹可以药沃之得法，亦有生者，法详于后。

脉躁盛不得汗，此阳盛之极也。阳盛而至于极，阴无容留之地，故亦曰死。然用药开之得法，犹可生，法详于后。

汗不出而颧赤，邪盛不得解也；哕，脾阴病也。阴阳齐病，治阳碍阴，治阴碍阳，故曰死也。泄而腹满甚，脾阴病重也，亦系阴阳皆病。目不明，精散而气脱也。经曰：精散视歧。又曰：气脱者，目不明。热犹未已，仍烁其精而伤其气，不死得乎！老人婴儿，一则孤阳已衰，一则稚阳未足，既得温热之阳病，又加腹满之阴病，不必至于满甚，而已有死道焉。汗不出为邪阳盛，呕为正阳衰；下血者，热邪深入不得外出，必逼迫阴络之血下注，亦为阴阳两伤也。舌本烂，肾脉、胆脉、心脉皆循喉咙，系舌本，阳邪深入，则一阴一阳之火结于血分，肾水不得上济，热退犹可生，热仍不止，故曰死也。咳而衄，邪闭肺络，上行清道，汗出邪泄可生，不然则化源绝矣。髓热者，邪入至深至于肾部也。热而痉，邪入至深至于肝部也。以上九条，虽皆不可刺，后文亦间立治法，亦有可生者。太阳之脉色荣颧骨，为热病者，按手太阳之脉，由目内眦斜络于颧，而与足太阳交。是颧者两太阳交处也。太阳属水，水受火沸，故色荣赤为热病也；与厥阴脉争见，厥阴木也，水受火之反克，金不来生水，反生火，水无容足之地，眉批：名言迭出。故死速也。少阳之脉色荣颊前，为热病者，按手少阳之脉，出耳前，过客主人前足少阳穴，交颊至目锐眦而交足少阳。是颊前两少阳交处也。少阳属相火，火色现于二经交会之处，故为热病也；与少阴脉争见，少阴属君火，二火相炽，水难为受，眉批：所谓一水不胜二火也。故亦不出三日而死也。

九、《评热病论》：帝曰：有温病者，汗出辄复热，而脉躁疾，不为汗衰，狂言不能食，病名为何？岐伯曰：病名阴阳交，交者死也。人所以汗出者，皆生于谷，谷生于精。今邪气交争于骨肉而得汗者，是邪却而精胜也；精胜则当能食而不复热。复热者，邪气也。汗者，精气也。今汗出而辄复热者，邪气胜也。不能食者，精无俾也。病而留者，其寿可立而倾也。且夫《热论》曰：汗出而脉尚躁盛者死。今脉不与汗相应，此不胜其病也，其死明矣。狂言者，是失志，失志者死。今见三死，不见一生，虽愈必死也。

此节语意自明。经谓必死之证，谁敢谓生，然药之得法，有可生之理。前所谓针药各异用也，详见后。

十、《刺热篇》曰：肝热病者，小便先黄，腹痛多卧，身热。热争则狂言及惊，胁满痛，手足躁，不得安卧。庚辛甚，甲乙大汗，气逆则庚辛日死。刺足厥阴、少阳，其逆则头痛员员，脉引冲头也。

肝病小便先黄者，肝脉络阴器；又肝主疏泄，肝病则失其疏泄之职，故小便先黄也。腹痛多卧，木病克脾土也。热争，邪热甚而与正气相争也。狂言及惊，手厥阴心包病也。两厥阴同气，热争则手厥阴亦病也。胁满痛，肝脉行身之两旁，胁其要路也。手足躁不得安卧，肝主风，风淫四末，又木病克土，脾主四肢。木病热，必吸少阴肾中真阴，阴伤，故骚扰不得安卧也。庚辛金日克木，故甚；甲乙肝木旺时，故汗出而愈。气逆谓病重而不顺其可愈之理，故逢其不胜之日而死也。刺足厥阴、少阳，厥阴系本脏，少阳，厥阴之腑也，并刺之者，病在脏，泻其腑也。逆则头痛以下，肝主升，病极而上升之故。

自庚辛日甚以下之理，余脏仿此。

十一、心热病者，先不乐，数日乃热。热争则卒心痛，烦闷善呕，头痛面赤无汗；壬癸甚，丙丁大汗，气逆则壬癸死。刺手少阴、太阳。

心病先不乐者，心包名膻中，居心下，代君用事，经谓膻中为臣使之官，喜乐出焉，心病故不乐也。卒心痛，凡实痛，皆邪正相争；热争，故卒然心痛也。烦闷，心主火，故烦；膻中气不舒，故闷。呕，肝病也。两厥阴同气，膻中代心受病，故热甚而争之后，肝病亦见也，且邪居膈上，多善呕也。头痛，火升也；面赤，火色也。无汗，汗为心液，心病故汗不得通也。

十二、脾热病者，先头重，颊痛，烦心，颜青，欲呕，身热；热争则腰痛不可用俯仰，腹满泄，两颔痛，甲乙甚，戊己大汗，气逆则甲乙死。刺足太阴、阳明。

脾病头先重者，脾属湿土，性重。经谓湿之中人也，首如裹，故脾病头先重也。颊，少阳部也。土之与木，此负则彼胜，土病而木病亦见也。烦心，脾脉注心也。颜青欲呕，亦木病也。腰痛不可用俛仰，腰为肾之府；脾主制水，肾为司水之神，脾病不能制水，故腰痛。再脾病胃不能独治，阳明主约束而利机关，故痛而至于不可用俛仰也。腹满泄，脾经本病也。颔痛，亦木病也。

十三、肺热病者，先淅然厥起毫毛，恶风寒，舌上黄，身热；热争则喘咳，痛走胸膺背，不得太息，头痛不堪，汗出而寒；丙丁甚，庚辛大汗，气逆则丙丁死。刺手太阴阳明，出血如大豆，立已。

肺病先恶风寒者，肺主气，又主皮毛，肺病则气贲郁，不得捍卫皮毛也。舌上黄者，肺气不化，则湿热聚而为黄苔也按苔字，方书悉作胎，胎乃胎包之胎，特以苔生舌上，故从肉旁。不知古人借用之字甚多，盖湿热蒸而生苔，或黄或白，或青或黑，皆因病之深浅，或寒或热，或燥或湿而然，如春夏间石上土坂之阴面生苔者然。故本论苔字，悉从草，不从肉。喘，气郁极也。咳，火克金也。胸膺，背之腑也，皆天气主之。肺主天气，肺气郁极，故痛走胸膺背也。走者，不定之词。不得太息，气郁之极也。头痛不堪，亦天气贲郁之极也。汗出而寒，毛窍开，故汗出，汗出卫虚，故恶寒，又肺本恶寒也。

十四、肾热病者，先腰痛，胻酸，苦渴数饮，身热；热争则项痛而强，胻寒且酸，足下热，不欲言，其逆则项痛，员员澹澹然；戊己甚，壬癸大汗，气逆则戊己死。刺足少阴、太阳。

　　肾病腰先痛者，腰为肾之腑，又肾脉贯脊，会于督之长强穴；腨，肾脉入跟中，以上腨内，太阳之脉亦下贯腨内，腨即腓也；酸，热烁液也；苦渴数饮，肾主五液而恶燥，病热则液伤而燥，故苦渴而饮水求救也。项，太阳之脉从巅入络脑，还出别下项；肾病至于热争，脏病甚而移之腑，故项痛而强也。腨寒且酸，腨义见上，寒，热极为寒也；酸，热烁液也。足下热，肾脉从小指之下，邪趋足心涌泉穴，病甚而热也。不欲言，心主言，肾病则水克火也。员员澹澹，状其痛之甚而无奈也。

　　十五、肝热病者，左颊先赤；心热病者，颜先赤；脾热病者，鼻先赤；肺热病者，右颊先赤；肾热病者，颐先赤。病虽未发，见赤色者刺之，名曰治未病。

　　此节言五脏欲病之先，必各现端绪于其部分，示人早治，以免热争则病重也。

　　十六、《热论篇》：帝曰：热病已愈，时有所遗者，何也？岐伯曰：诸遗者，热甚而强食之，故有所遗也。若此者，皆病已衰而热有所藏，因其谷气相薄，两热相合，故有所遗也。帝曰：治遗奈何？岐伯曰：视其虚实，调其逆从，可使必已也。帝曰：病热当何禁之？岐伯曰：病热少愈，食肉则复，多食则遗，此其禁也。

　　此节言热病之禁也，语意自明。大抵邪之着人也，每借有质以为依附。热时断不可食，眉批：语妙可以神会。热退必须少食，如兵家坚壁清野之计，必俟热邪尽退，而后可大食也。

　　十七、《刺法论》帝曰：余闻五疫之至，皆相染易，无问大小，病状相似，不施救疗，如何可得不相移易者？岐伯曰：不相染者，正气存内，邪不可干。

　　此言避疫之道。

按此下尚有避其毒气若干言，以其想青气想白气等，近于祝由家言，恐后人附会之词，故节之，要亦不能外"正气存内，邪不可干"二句之理，语意已尽。不必滋后学之惑也。

十八、《玉版论要》曰：病温，虚甚死。

病温之人，精血虚甚，则无阴以胜温热，故死。

十九、《平人气象论》曰：人一呼，脉三动；一吸，脉三动而躁，尺热，曰病温；尺不热，脉滑，曰病风；脉涩，曰痹。

呼吸俱三动，是六七至脉矣，而气象又急躁，若尺部肌肉热，则为病温。盖温病必伤金水二脏之津液，尺之脉属肾，尺之穴属肺也。此处肌肉热，故知为病温。其不热而脉兼滑者，则为病风。风之伤人也，阳先受之。尺为阴，故不热也。如脉动躁而兼涩，是气有余而血不足，病则为痹矣。

卷一　上焦篇

风温　温热　温疫　温毒　冬温

一、温病者，有风温、有温热、有温疫、有温毒、有暑温、有湿温、有秋燥、有冬温、有温疟。

此九条，见于王叔和《伤寒例》中居多。叔和又牵引《难经》之文以神其说。按时推病，实有是证，叔和治病时，亦实遇是证。但叔和不能别立治法，而叙于《伤寒例》中，实属蒙混。以《伤寒论》为治外感之妙法，遂将一切外感悉收入《伤寒例》中，而悉以治伤寒之法治之。眉批：心苦为分明。后人亦不能打破此关，因仍苟简。千余年来，遗患无穷，皆叔和之作俑，无怪见驳于方有执、喻嘉言诸公也。然诸公虽驳叔和，亦未曾另立方法。喻氏虽立治法，仍不能脱却伤寒圈子，弊与叔和无二，以致后人无所遵依。本论详加考核，准古酌今，细立治法，除伤寒宗仲景法外，俾四时杂感，朗若列眉，未始非叔和有以肇其端，东垣、河间、安道、又可、嘉言、天士宏其议，而瑭得以善其后也。

风温者，初春阳气始开，厥阴行令，风夹温也。温热者，春末夏初，阳气弛张，温盛为热也。温疫者，疠气流行，多兼秽浊，家家如是，若役使然也。温毒者，诸温夹毒，秽浊太甚也。

暑温者，正夏之时，暑病之偏于热者也。湿温者，长夏初秋，湿中生热，即暑病之偏于湿者也。眉批：热湿二字着眼。秋燥者，秋金燥烈之气也。冬温者，冬应寒而反温，阳不潜藏，民病温也。温疟者，阴气先伤，又因于暑，阳气独发也。

按：诸家论温，有顾此失彼之病，故是编首揭诸温之大纲，而名其书曰《温病条辨》。

〔评释〕本条是对温病分类和病因的认识。

温病是多种急性热性病的总称。它们除具有一定的共性外，每一个具体病，又随其感因的不同，而有它各自的个性。古人为了区别和认识各种温病，以指导临床，曾从病因特性、发病季节、病变特点等多方面分析、归纳，进行分类和命名。由于每个人的体会认识不一，所以，历来没有一个统一的名类。

吴氏在本条中的分类，从其自注中看，是在王叔和《伤寒例》的基础上，根据病因和发病季节归类，共分为九种：

风温：是指初春季节，气候由寒转温，人体的腠理开始疏泄，感受风热毒邪，以表热证为特征的一种病。

温热：是指春末夏初季节，气候由温转热，感受这种温热毒邪，而出现表里热重证候的一种病。

温疫：是指感染疠气、秽浊毒邪的一类病，其互相传染，不论老幼病证一样，即今所谓"流行性急性传染病"。

温毒：是感染秽浊毒邪所引起的以腮肿，或头面肿，或喉肿痛等为特征的一类病。

暑温：是指在夏季酷热的气候里，人感暑热毒邪而出现身热、自汗、面赤、口渴等症状的一种病。

湿温：是指夏末秋初，暑湿交蒸的季节中，人感湿热毒邪，而发生身热不扬、胸脘痞闷、头身重痛等病势缓慢、缠绵，病程较长的一种病。

秋燥：是指深秋冬初，气候干燥的季节，感受燥气而发生以咳嗽、口鼻干燥等为主要症状的一种病。

冬温：是指寒冬季节，反而过度温暖，这时如感受其"非时之气"，就会发生以身寒热、咽肿痛等为主要症状的一种病。

温疟：是以感受疟邪为主要原因的一种病。或因先感寒邪，复受暑热，伏藏体内，郁久化火，以致阴气先伤，阳热更盛，而表现出寒热发作有定时，但以寒少热多为特征的病。

以上九种，是吴氏参考各家分类，而又依据发病季节及气候因素、证候特征进行了分类、命名。他的这种努力是可贵的。不过，由于受历史条件的限制，其分类毕竟是建立在对直观现象的分析、归纳上。这样无法从病因上真正进行区分。即从分类上看，也还存在着本该分的却又附而不分，不该分的又重复并见的问题。如风温、温热、冬温，都是温热毒邪所致，又不能确指为何病，所以，其名虽分，而证又合论，其可不必分列。温疫本非具体病名，它泛指发生广泛流行的温病，不应作为一种病名另列；温疟作为一病分列是对的，而在中、下两焦，却附入湿温之下。这就无怪王孟英对其有"题旨不清"之讥。吴氏对温病学说的总结、整理，是有很大功绩的。然本着"去粗取精，去伪存真"的精神，对其中的瑕疵就不能不加以指出。

二、凡温病者，始于上焦，在手太阴。

伤寒由毛窍而入，自下而上，始足太阳。足太阳膀胱属水，寒即水之气，同类相从，故病始于此。古来但言膀胱主表，殆未尽其义。肺者，皮毛之合也，独不主表乎？按人身一脏一腑主表之理，人皆习焉不察。以三才大道言之，天为万物之大表，天属金，人之肺亦属金，肺主皮毛。经曰：皮应天，天一生水，地支始于子，而亥为天门，乃贞元之会。人之膀胱为寒水之腑，故俱同天气，而俱主表也。治法必以仲景六经，次传为祖法。温病由口鼻而入，自上而下，鼻通于肺，始手太阴。太阴，金也。温者，火之气；风者，火之母。火未有不克金者，故病始于此，必从河间三焦定论；再寒为阴邪，虽《伤寒论》中亦言中风，此风从西北方来，乃鬹发之寒风也，最善收引，阴盛必伤阳，故首郁遏太阳经中之阳气，而为头痛、身热等证。太阳，阳腑也；伤寒，阴邪也；阴盛伤人之阳也。温为阳邪，此论中亦言伤风，此风从东方来，乃解冻之温风也，最善发泄。阳盛必伤阴，故首郁遏太阴经中之阴气，而为咳嗽、自汗、口渴、头痛、身热、尺热等证。眉批：风字从无人辨析至此。太阴，阴脏也；温热，阳邪也；阳盛伤人之阴也。阴阳两大法门之辨，可了然于心目间矣。眉批：提纲。

夫大明生于东，月生于西。举凡万物，莫不由此少阳、少阴之气以为生成，故万物皆可名之曰东西。人乃万物之统领也，得东西之气最全，乃与天地东西之气相应。其病也，亦不能不与天地东西之气相应。东西者，阴阳之道路也。由东而往，为木、为风、为温、为火、为热，湿土居中，与火交而成暑。火也者，南也。由西而往，为金、为燥、为水、为寒。水也者，北也。水火者，阴阳之征兆也。南北者，阴阳之极致也。天地运行，此阴阳以化生万物，故曰天之无恩而大恩生。天地运行之阴阳和平，人生之阴阳亦和平，安有所谓病也哉。天地与人之阴阳，一有所偏，即为病也。偏之浅者病浅，偏之深者病深，偏于火者，病温、病热，偏于水者，病清、病寒。此水火两大法门之辨，医者不可不知。烛其为水之病也，而温之热之。烛其为火之病也，而凉之寒之。各救其偏，以抵于平和而已，非如鉴之空，一尘不染，如衡之平，毫无倚着，不能暗合乎道妙，岂可各立门户，专主于寒、热、温、凉一家之论而已哉。眉批：医学总论。偏于补泻者，厥罪惟均。瑭因辨寒病之源于水，温病之源于火也，而并及之。

〔评释〕本书之论温病，是以"三焦"为经，以"四分"为纬，按病分条而辨证论治的。

温病开始的受邪部位是"上焦"，病变的脏腑是手太阴肺。这和叶香岩所论的"温邪上受，首先犯肺"是一个道理。不过他前边贯了一个"凡"字，是比叶氏概括得更为广泛。也就是说，把第一条所统属的九种温病，不分哪一种，都说成是"始于上焦，在手太阴"，实是不够恰当。因为其所说的九种病，虽多"始于上焦，在手太阴"，但也有不是在手太阴的。正如王孟英所评的那样，"伏气为病，自内而发，湿温疫毒，暑邪夹湿"，多起于中或下，不能一概谓始于上而在手太阴。且"自注"中虽说"温病邪由口鼻入"，但所论的只是鼻与肺，而未及口与脾胃。可见这里是把口、鼻所入之邪都混为犯肺，在手太阴。这一问题，于吴氏成书之前，已有明显的区分。如杨栗山本吴又可"邪从口鼻入"之说，并在《伤寒论》中"清邪中于上焦，浊邪中于下焦"的启示下，将口、鼻两个邪入的途径分开。薛生白对湿热病邪的侵入，也指出："邪从上入（口），直走中焦，伏于膜原，病发阳明（胃）、太阴（脾）。"而吴氏尚把九种温病统归为"病在手太阴"。无怪王孟英讥其为"界限不清"。至于叶子雨批评为"医界罪人"，实为过激之言。但吴氏的立论，也不是没有错误之处的。

三、太阴之为病，脉不缓不紧而动数①，或两寸独大，尺肤②热，头痛，微恶风寒，身热自汗，口渴，或不渴而咳，午后热甚者，名曰温病。

不缓，则非太阳中风矣；不紧，则非太阳伤寒矣；动数者，风火相煽之象，经谓之躁；两寸独大，火克金也。眉批：按温病之脉多洪，或长，或滑，或数，兼见不一，然总无紧脉。紧则为寒，乃非温病。但紧、数二脉相类，辨之宜确。《脉诀》云：数而弦急为紧。又云：紧来如数似弹绳，数脉惟看至数间。玩此，则知紧、数矣。尺肤热，尺部肌肤热甚，火反克水也。头痛、恶风寒、身热、自汗，与太阳中风无异，此处最足以相混，于何辨之？于脉动数，不缓不紧，证有或渴，或咳、尺热，午后热甚辨之。太阳头痛，风寒之邪循太阳经上至头与项，而项强头痛也。太阴之头痛，肺主天气，天气郁，则头亦痛也，且春气在头，又火炎上也。吴又可谓浮泛太阳经者，臆说也。伤寒之恶寒，太阳属寒水而主表，故恶风寒。温病之恶寒，肺合皮毛而亦主表，故亦恶风寒也。太阳病则周身之阳气郁，故身热；肺主化气，肺病不能化气，气郁则身亦热也。太阳自汗，风疏卫也；太阴自汗，皮毛开也，肺亦主卫。渴，火克金也；咳，肺气郁也。午后热甚，浊邪归下，又火旺时也，又阴受火克之象也。

〔词解〕

①动数："自注"说："经谓之躁。"脉"躁"，是一种急数而躁动不安的脉象。通常是毒邪内入，病情向坏的方面发展的象征。这里正当温病初起，邪浅病轻之际，应是一种浮数或有滑动的脉象。

②尺肤：指由腕关节"寸口"的尺部脉起，到肘关节"尺泽穴"处止的一段皮肤。为古代"切诊"法的内容之一，叫"尺肤诊"。

〔评释〕所谓"太阴之为病"，即太阴证，是指邪犯"手太阴"所出现的证候。也就是继"法论"中"邪犯部位"第一条的内容，进而说明温邪侵犯"手太阴"所必有的脉症，以及其与"伤寒"的区别。

太阴病的主要脉象症状是：头痛，微恶风寒，尺肤热，身热自汗，口渴或不渴而咳嗽，午后热甚，脉象浮数或有滑动之象，或两手寸部脉大。

　　太阴证之所以见以上症状脉象，是由于太阴为肺之经脉，肺又主一身之气，能布阳通卫，当温邪犯肺，太阴经气郁滞，卫受邪淫，开合失司，于是身热、微恶风寒而自汗。温为阳邪，热扰清空则头痛，伤津则口渴，郁肺则咳嗽，激荡脉气则脉浮数，或兼滑动，或两寸脉大（曹炳章先生评：右寸脉大为确凭），这是邪犯上焦肺、卫的表现。"尺肤热"，吴氏认为该部属肾，热是"火反克水"之象。其实，它只是全身发热的一部分。如触到尺部皮肤发热，只说明全身也在发热。至于午后热甚，是因午后属阴，阳邪多伤阴，故午后热高一些。

　　上述症状脉象，都是温病初期应有的脉症。病初起见此，就是"温病"。在"风温""冬温"的上焦条文中，凡首贯"太阴病"三字，就是指具有这些脉症特征而说。

　　在本条症状中，吴氏对其脉象特别指出："不缓不紧而动数。"其目的是与伤寒太阳病相区别。因为本病的头痛、恶风寒、身热、自汗等症状，虽和伤寒太阳病有一定的差异，但毕竟易于混淆，惟独伤寒太阳病的脉是浮紧，中风的脉是浮缓，而温病的脉则是浮数或带滑动之象，这就有着显著的不同。因此，它是本条的重点，是对伤寒、温病进行鉴别的一个简便方法。

　　四、太阴风温、温热、温疫、冬温，初起恶风寒者，桂枝汤主之；但热不恶寒而渴者，辛凉平剂银翘散主之。温毒、暑温、湿温、温疟，不在此例。

　　按：仲景《伤寒论》原文，太阳病谓如太阳证，即上文头痛、身热、恶风、自汗也但恶热不恶寒而渴者，名曰温病，桂枝汤主之。盖温病忌汗，最喜解肌，桂枝本为解肌，且桂枝芳香化浊，芍药收阴敛液，甘草败毒和中，姜枣调和营卫，温病初起，原可用之。此处却变易前法，恶风寒者，主以桂枝，不恶风寒，主以辛凉者，非敢擅违古训也。仲景所云不恶风寒者，非全不恶风寒也，其先亦恶风寒，迨既热之后，乃不恶风寒耳。古文简质，且对太阳中风热时，亦恶风寒言之，故不暇详耳。盖寒水之病，冬气也。非辛温春夏之气，不足以解之。虽曰温病既恶风寒，明是温自内发，风寒从外搏成内热外寒之证，故仍旧用桂枝辛温解肌法，俾得微汗，而寒热之邪皆解矣。温热之邪，春夏气也。不恶风寒，则不兼寒风可知，此非辛凉秋金之气，不足以解之。桂枝辛温，以之治温，是以火济火也。故改从《内经》风淫于内，治之辛凉，佐以苦甘法。眉批：全书力辟以温治温之非，而以桂枝发端，明乎外寒搏内热，或非寒时而感寒气者，本可用之。而纯乎温病者不可用。春秋皆有之，即暑中亦有之，皆可少投辛温，但须辨之清切耳。

桂枝汤方

桂枝六钱　芍药三钱，炒　炙甘草二钱　生姜三片　大枣二枚，去核

煎法服法，必如《伤寒论》原文而后可。不然不惟失桂枝汤之妙，反生他变，病必不除。

汪按：麻黄、桂枝即系肺药，故传足不传手。前人多不以为然，但人之经络相通而天之感气则异，故治法不同也。

辛凉平剂银翘散方

连翘一两　银花一两　苦桔梗六钱　薄荷六钱　竹叶四钱　生甘草五钱　芥穗四钱　淡豆豉五钱　牛蒡子六钱

上杵为散，每服六钱，鲜苇根汤煎。香气大出，即取服，勿过煮。肺药取轻清，过煮则味厚而入中焦矣。病重者约二时一服，日三服，夜一服。轻者三时一服，日二服，夜一服。病不解者，作再服。盖肺位最高，药过重则过病所，少用又有病重药轻之患，故从普济消毒饮，时时轻扬法。眉批：妙甚。今人亦间有

用辛凉法者，多不见效，盖病大药轻之故。一不见效，遂改弦易辙，转去转远，即不更张，缓缓延至数日后，必成中下焦证矣。胸膈闷者，加藿香三钱、郁金三钱，护膻中。渴甚者，加花粉。项肿咽痛者，加马勃、元参。衄者，去芥穗、豆豉，加白茅根三钱、侧柏炭三钱、栀子炭三钱。咳者，加杏仁利肺气。二三日病犹在，肺热渐入里，加细生地、麦冬保津液。再不解，或小便短者，加知母、黄芩、栀子之苦寒，与麦、地之甘寒，合化阴气，而治热淫所胜。

方论按：温病忌汗，汗之不惟不解，反生他患。眉批：要著。盖病在手经，徒伤足太阳无益；病自口鼻吸受而生，徒发其表亦无益也。且汗为心液，心阳受伤，必有神明内乱，谵语癫狂，内闭外脱之变。再误汗，虽曰伤阳，汗乃五液之一，未始不伤阴也。《伤寒论》曰：尺脉微者为里虚禁汗。其义可见。其曰伤阳者，特举其伤之重者而言之耳。温病最善伤阴，用药又复伤阴，岂非为贼立帜乎？此古来用伤寒法治温病之大错也，至若吴又可开首立一达原饮，其意以为直透膜原，使邪速溃；其方施于藜藿壮实人之温疫病，容有愈者，芳香辟秽之功也。若施于膏粱纨绔，及不甚壮实人，未有不败者。盖其方中首用槟榔、草果、厚朴为君。夫槟榔，子之坚者也。诸子皆降，槟榔苦辛而温，体重而坚，由中走下，直达肛门，中下焦药也。草果亦子也，其气臭烈大热，其味苦，太阴脾经之劫药也。厚朴苦温，亦中焦药也。岂有上焦温病，首用中下焦苦温雄烈劫夺之品，先劫少阴津液之理？知母、黄芩亦皆中焦苦燥里药，岂可用乎？况又有温邪游溢三阳之说，而有三阳经之羌活、葛根、柴胡加法，是仍以伤寒之法杂之，全不知温病治法。后人止谓其不分三焦，犹浅说也。其三消饮加入大黄、芒硝，惟邪入阳明，气体稍壮者，幸得以下而解，或战汗而解。然往往成弱证，虚甚者则死矣。况邪有

在卫者、在胸中者、在营者、入血者，妄用下法，其害可胜言
耶？岂视人与铁石一般，并非气血生成者哉？究其始意，原以矫
世医以伤寒法治病温之弊，颇能正陶氏之失，奈学未精纯，未足
为法。至喻氏、张氏多以伤寒三阴经法治温病，其说亦非。以世
医从之者少，而宗又可者多，故不深辩耳。本方谨遵《内经》风
淫于内，治以辛凉，佐以苦甘，热淫于内，治以咸寒，佐以甘苦
之训。王安道《溯洄集》，亦有温暑当用辛凉不当用辛温之论。谓仲景之
书，为即病之伤寒而设，并未尝为不即病之温暑而设。张凤逵集治暑方，亦
有暑病首用辛凉、继用甘寒，再用酸泄酸敛，不必用下之论，皆先得我心
者。又宗喻嘉言芳香逐秽之说，用东垣清心凉膈散，辛凉苦甘。
病初起，且去入里之黄芩，勿犯中焦；加银花辛凉，芥穗芳香，
散热解毒。牛蒡子辛平，润肺解热散结，除风利咽，皆手太阴药
也。合而论之，经谓冬不藏精，春必病温。又谓藏于精者，春不
病温。又谓病温，虚甚死。可见病温者，精气先虚。眉批：着
眼！止此二语，沾丐后学无穷矣。此方之妙，预护其虚，纯然清
肃，上焦不犯，中下无开门揖盗之弊，有轻以去实之能。用之得
法，自然奏效。此叶氏立法，所以迥出诸家也。

　　[评释]　论风温、温热、温疫、冬温等四种温病初起，邪在
卫分的证治。他以"恶风寒"和"不恶寒"作为药用辛温和辛凉
的辨治。但由于原文内及"自注"中有一些问题，尚要进行如下
评释。

　　第一，将不同季节发生的属于温邪的卫分证，归纳起来，以
证论治，这是一种便于掌握运用的简便方法。但把不属于具体病
的"温疫"也归到一起，是不适当的。

　　第二，在辨治中有"初起恶风寒者，桂枝汤主之"。"自注"
中并说："仲景《伤寒论》原文：太阳病，但恶热不恶寒而渴者，
名曰温病，桂枝汤主之。"考《伤寒论》原文，不但没有"桂枝

汤主之”五字，而且在辨“温病”“风温”之后，紧接着提出误治逆变“一逆尚引日，再逆促命期”的告诫，其不能用桂枝汤的用意是很明显的。可见所谓“桂枝汤主之”，显然是吴氏有意加入，以作为温病之治，源出《伤寒论》之意，虽是受崇古宗经的思想束缚，其实也是自相矛盾，违反了温为阳邪，忌用辛温的治疗原则。尤其是在引据中，涉及原则问题，反篡改原意，妄增方药，更是招议之处。以致后之学者，就此有不少讥议。当然，尽管吴氏在温病学说上有不可磨灭的功绩，但本“实事求是”的精神，指明其错误之处，也是必要的。

第三，所谓“但热不恶寒而渴”应是“身热，微恶风寒而口渴”，这才是“风温”等初起的卫分证。因为它是温邪初犯，正邪相抗，卫受阻遏，津为阳热初伤等必有之象。要是“但热不恶寒而渴”，那不成了“阳明温病”的气分证了么？

既是温邪初感的卫分证，治法自宜辛凉解表，方药应以银翘散主之。这是根据《内经》“风淫于内，治以辛凉，佐以苦，以甘缓之”的方法而制定的方剂。临床上加减用于“温热”病邪所致的卫分证，确有良效。

但是，“银翘散”是治温热表证的方子，“温毒、暑温、湿温、温疟”等病不能用。这几种病，病因不同，邪犯部位不一，且治法各异，所以说“不在此例”。

桂枝汤方为《伤寒论》用治“太阳中风”的主方。即外感风邪，病在“太阳”之经而营卫失和之证。它有和营卫，调阴阳，解肌疏表的作用，不是“温热病”正治的方剂。

至于吴氏“自注”中所谓：“温病忌汗，最喜解肌，桂枝本为解肌，温病初期恶风寒，是温自内发，风寒外搏之证，用桂枝辛温法，以微汗解肌”，他的这种论点，王孟英有一段评注很好。其大意是：鞠通是宗叶香岩，而《临证指南医案》中的温热第三案明确指出："温邪上受，内入乎肺，肺主周身之气，气窒不化，外寒似战栗，其温邪内郁，必从热化"，风温第五案也说："风温入肺，气不肯降，形寒内热……乃郁之象"，都应治以辛凉轻剂。临床也正是这样。"温热"或"风温"早期，如叶案那样，发热恶风寒，甚至有似战栗的，并不鲜见，岂有用"桂枝"这一辛温剂的道理。即以吴氏所谓"温自内发"而论，既是温从内发，其恶寒当是卫分郁遏之象，这时只宜辛凉轻透以疏表，哪能仍用桂枝以解肌。若用之，不是成了"以火济火"了么？所以，桂枝汤只能用于风寒伤表，内无伏热而营卫不和之证，这才为合法。

温病为阳热毒邪，从鼻入而上犯手太阴。一般是热象高，热变快，易于伤津耗阴，所以，它与"伤寒"不同，不宜辛温，忌用发汗。误汗，则津伤血燥，不但病不得解，反而会发生逆变。因为血与心通，汗为心液，阳蒸汗出，汗泄液亏。如是则心阴被耗、心阳也伤，那就会导致热陷心营，扰及神明而出现谵妄、神昏，甚至有内闭外脱的危险。这就是它为什么忌用发汗的道理。

银翘散是《温病条辨》治温热病上焦证的首方，吴氏在"本论起银翘散论"中，已有说明。他本《内经》"风淫于内，治以辛凉，佐以苦，以甘缓之"，"热淫于内，治以咸寒，佐以甘苦"的治则，参考喻嘉言芳香逐秽的意见，以李东垣的清心凉膈散为主。病属初期，邪在卫表，除去入里的黄芩，加入辛凉的银花，芳香的芥穗，以解毒热，用牛蒡子的辛润，以利咽散结，合而成为轻清宣上，辛凉解表之平剂。吴氏说："此方之妙，预护其虚，纯然清肃上焦，不犯中、下，无开门揖盗之弊，有轻以去实之能。"证之临床，用它治温热病初期的肺、卫表证，确是一个具有卓效的好方子。

五、太阴温病，恶风寒，服桂枝汤已，恶寒解，余病不解者，银翘散主之，余证悉减者，减其制。

太阴温病，总上条所举而言也。恶寒已解，是全无风寒，止余温病，即禁辛温法，改从辛凉。减其制者，减银翘散之制也。

〔评释〕本条紧接上条，论服桂枝汤后的证治。

前条首列的四种温病，由于初起有"恶风寒"的症状，吴氏以其为风寒外搏，而用桂枝汤主治。但桂枝辛温助阳，毕竟为温病所禁忌，初起用它已很勉强，所以服了之后，必须改用辛凉解表的银翘散。这是吴氏为上条而写的补笔。

前条用桂枝汤的依据是"恶风寒"，本条当然也应以这一症状的有无来决定。温病本为热邪，它的"恶风寒"是卫阳被遏，正邪相抗所致。假使兼有风寒，也非桂枝汤的适应证，而是应于辛凉解表剂中加入疏风解表药，才合治法。吴氏在前边既主用桂枝汤，如本条所设想的那样，幸好未造成"汗后热炽"的结果，而是出现了下列两种较好的情况。即：

一是"恶风寒"的症状已消失，而发热、口渴、咳嗽、脉浮数等症状并未减轻，这是温自内发的现象。此时，绝不能再用桂枝汤，应改用辛凉的银翘散主治。

一是发热、咳嗽等症状也随着减轻。是不是可以因这些症状的减轻而再用桂枝汤呢？也不能用。因温为热邪，连"风寒"的症状都没有了，那就不能犯以温治温的禁忌，而也应改用辛凉平剂银翘散。不过，症状既已减轻，用量也应减轻，所以说"减其制"。

总之，临床辨证用药，必须灵活，药不及病，杯水车薪而无济于事，若病轻药重，反伤脾胃，也有损无益，都应注意。

六、太阴风温，但咳，身不甚热，微渴者，辛凉轻剂，桑菊饮主之。

咳，热伤肺络也；身不甚热，病不重也；渴而微，热不甚也；恐病轻药重，故另立轻剂方。

辛凉轻剂桑菊饮方

杏仁二钱　连翘一钱五分　薄荷八分　桑叶二钱五分　菊花一钱
苦梗二钱　甘草八分　苇根二钱

水二杯，煮取一杯，日二服。二三日不解，气粗似喘，燥在气分者，加石膏、知母；舌绛，暮热甚燥，邪初入营，加元参二钱、犀角一钱；在血分者，去薄荷、苇根，加麦冬、细生.地、玉竹、丹皮各二钱；肺热甚，加黄芩；渴者，加花粉。

方论：此辛甘化风，辛凉微苦之方也。盖肺为清虚之脏，微苦则降，辛凉则平，立此方所以避辛温也。今世咸用杏苏散通治四时咳嗽，不知杏苏散辛温，只宜风寒，不宜风温，且有不分表里之弊。此方独取桑叶、菊花者，桑得箕星之精，箕好风，风气通于肝，故桑叶善平肝风。春乃肝令而主风，木旺金衰之候，故抑其有余。桑叶芳香有细毛，横纹最多，故亦走肺络，而宣肺气。菊花晚成，芳香味甘，能补金水二脏，故用之以补其不足。风温咳嗽，虽系小病，常见误用辛温重剂，销烁肺液，致久嗽成劳者，不一而足。眉批：吃紧语。圣人不忽于细，必谨于微，医者于此等处，尤当加意也。

[评释] 论风热兼燥犯肺的证治。

本证较上两条证为轻。上两条是身热、口渴，本条是身不甚热而口微渴。不过，本条有咳嗽，而前两条"咳"是或有的症状。因之，咳嗽便是本条的主要症状。这是由于风热兼燥，邪气犯肺，肺失宣畅的缘故。但因病势轻，热不重，所以用辛凉轻剂的桑菊饮，以宣肺清热止咳。

吴氏在上焦篇论治温热邪犯手太阴时，虽都主用辛凉，但有轻、平、重之分。桑菊饮为其轻剂，是治风热兼燥，侵犯肺卫邪浅病轻的方子。现在制成片剂，名为"桑菊感冒片"。用治"普通感冒""气管炎""流行性感冒"等属于风热犯肺的轻证，都有较好的效果。方中的桑、菊，是甘凉轻宣药，且菊华于秋，味芳香，能宣上清肺而制心火，桑叶经霜，其纹如络，平肝疏风，入肺络而宣肺气。二药合用既能疏散上焦风热，又能清肃肺中热邪，是为方中主药。辅以薄荷的辛凉，助桑、菊疏风散热；用连翘的苦寒，以清热解毒；杏仁、桔梗辛宣肺气且止咳；苇根本应用茎，取其上升入肺，既能生津止渴，又能导肺热下行；甘草配桔梗，缓急利咽，并可调和诸药。全方共起疏风清热，宣上止咳的作用。

此外，叶霖在评注中说："方中苇根、甘草当去，宜加前胡、牛蒡。"我觉得苇根改用苇茎较好。如咳痰黄稠不爽，可加瓜蒌、川贝、黄芩，以清肺化痰。如痰中带血，可加白茅根、侧柏叶。口渴，可加花粉。至于吴氏在加减法中，按"四分"加减用药，我认为与本方有些不太相称。因为桑菊饮本为治风热上焦证之轻剂，并不是统治"四分"的主方，那样加减，反而喧宾夺主，失其制方原则，不如据证立法选方为当。

七、太阴温病，脉浮洪、舌黄①、渴甚、大汗、面赤、恶热者，辛凉重剂白虎汤主之。

脉浮洪，邪在肺经气分也；舌黄，热已深；渴甚，津已伤也；大汗，热逼津液也；面赤，火炎上也；恶热，邪欲出而未遂也。辛凉平剂，焉能胜任？非虎啸风生，金飙退热，而又能保津液不可，眉批：篇中屡言保津液，读者不可忽也。前贤多用之。

辛凉重剂白虎汤方

生石膏一两，研　知母五钱　生甘草三钱　白粳米一合

水八杯，煎取三杯，分温三服，病退减后服，不知再作服。

方论：义见法下，不再立论，下仿此。

〔词解〕

①舌黄：指舌苔色黄。

〔评释〕论热入气分，肌肤热重，肺、胃同病的症状和治法。

温邪感人，病在手太阴，现恶热不寒，口渴脉洪，说明邪已深入一层而不在卫表，即由手太阴肺、卫，进而涉及阳明气分，实是肺胃同病了。怎样得知呢？因肺合皮毛而主气和卫表，阳明属胃，为脾之府而主肌肉。现症见恶热，是肌肤热盛，表罢及里，邪犯肺、胃气分的象征。且舌苔由白转黄，脉象由浮数、两寸独大，转为洪盛。阳明之脉荣于面，热邪循经上炎而面赤。特别是大渴、大汗，更是热盛逼津外泄而引水自救之象，它和原来的微汗、微渴大有不同。综合整个脉症，已具备肺、胃气分阳明热盛的四个特征，即"恶热，大渴，大汗，脉洪盛"。所以，是表罢及里，热入肺、胃气分。病以上焦气分为主而肌肤热盛，治法当仍用辛凉清透。但邪深热盛，已不是桑菊、银翘等轻剂所可治，因二方不仅力弱，且不能保津。因此，必须用重剂白虎汤，才能达辛透退热，甘寒保津的目的。

白虎汤方是《伤寒论》阳明篇治邪从火化，阳明热盛的主方。吴氏把它列为辛凉重剂，以主治温邪入里，热在肺、胃气分之证，方证是很确切的。方中石膏甘辛而寒，寒能清热降火，辛能透热解肌，甘可缓脾止渴，而为热入气分的要药。知母辛苦，性寒，而有清润作用，能滋水降火，清热保津。粳米、甘草甘平养胃，滋液生津。合成清泄气热、保护津液的有效名方。现在临床上普遍用于各种温病气分热毒炽盛之证，确有较强的清热泻火作用。

八、太阴温病，脉浮大而芤，汗大出，微喘，甚至鼻孔扇①者，白虎加人参汤主之。脉若散大者，急用之，倍人参。

浮大而芤，几于散矣，阴虚而阳不固也。补阴药有鞭长莫及之虞，惟白虎退邪阳，人参固正阳，使阳能生阴，乃救化源欲绝之妙法也。汗涌、鼻扇、脉散，皆化源欲绝之征兆也。

白虎加人参汤方

即于前方内，加人参三钱。

〔词解〕

①鼻孔扇：指鼻翼随着呼吸扇动的状态。鼻扇是气喘的一种表现，有虚，有实。本条所指的是虚象。

〔评释〕本条是紧接上条而论气分热盛津伤的症状和治法。其证是从前边演变而来，是其发展的结果。从两条的内容来比较，上条是邪气炽盛，正气抗邪有力；本条则邪势未减，阴液被耗，阳气失固，肺之化源欲竭，已是实中夹虚了。因此，本条证的特点是两个"大"字，一个"喘"字。即"汗大出"，"脉浮大而芤"，气喘鼻扇。因为"汗大出"是热盛逼津外泄，阳气无力外固之象，脉应指"浮大"，按之中空无力，是津从汗泄，营血失充，脉气不固之征；气喘鼻扇是肺之化源欲竭之兆。这时的矛盾，不只是热盛，更重要的是正虚。治疗必须清邪扶正，两面兼顾。急用白虎汤清热邪，更加人参固正气，以达清邪扶正的目的。

如果脉象散乱，大而无力，那是正气更虚，甚至肺气将绝，大有虚脱的危险，治疗时应大力扶正，应将固气的人参加倍用之，以挽救垂危的病势。

九、白虎本为达热出表，若其人脉浮弦而细者，不可与也；脉沉者不可与也；不渴者，不可与也；汗不出者，不可与也。常须识此，勿令误也。

此白虎之禁也。按白虎剽悍，邪重非其力不举，用之得当，原有立竿见影之妙。若用之不当，祸不旋踵。懦者，多不敢用，未免坐误事机；孟浪者，不问其脉证之若何，一概用之，甚至石膏用至斤余之多，应手而效者固多，应手而毙者亦复不少。皆未真知确见其所以然之故，故手下无准的也。

〔评释〕论应用白虎汤所禁忌的脉症。

白虎汤是主治邪犯气分，里热炽盛所引起的高热、口渴、汗出、脉洪盛等脉症的一种透泄热邪，保护津液的重剂。其性剽悍，临床上用之得当，真是立竿见影。若用之不当，那也会祸不旋踵。这里根据张仲景对其应用的法规，结合温病的特点，提出四条禁忌的脉象和症状，即：脉象浮弦而细，脉见沉象，口不渴，汗不出。

这四种脉象症状若见其中之一，就忌用白虎汤。为什么不能用呢？因为脉浮为病在表，弦细是阴脉。见此，不是表有阴邪，就是里虚，"白虎"当不能用。脉沉主病在里，沉脉也是阴脉，如沉无数象，是说明里有阴寒，若沉实有力而大便干结，虽属里，但为热结在里，也非其适应证。口不渴，是热微而津未伤，用之则有药重病轻之弊。汗不出，多是表邪郁闭，或是热难蒸腾作汗，用之则药过病所，更非其所宜（里热内郁无汗者例外）。因此，把它列为禁忌之例，临床上是应加以注意的。

十、太阴温病，气血两燔①者，玉女煎去牛膝加元参主之。

气血两燔，不可专治一边，故选用张景岳气血两治之玉女煎，去牛膝者，牛膝趋下，不合太阴证之用。改熟地为细生地者，亦取其轻而不重，凉而不温之义。且细生地能发血中之表也。加元参者，取其壮水制火，预防咽痛、失血等证也。眉批：此思患预防之义。

玉女煎去牛膝熟地加细生地元参方辛凉合甘寒法

生石膏一两　知母四钱　元参四钱　细生地六钱　麦冬六钱

水八杯，煮取三杯，分二次服；渣，再煮一钟服。

〔词解〕

①气血两燔：指气血同病，以温邪入里，如火燃烧于气血之间，故谓之"两燔"。

〔评释〕论温热毒邪传入气分的同时，又传入血分的治法。温邪在太阴肺、胃气分，热势未减，进而又侵入血分，呈现出气分和血分热象都重的情况，既见壮热、口渴、汗多、苔黄燥的气热津伤症状，又见烦扰不寐、舌绛、脉数等热灼血分的症状，即为气血同病。这时单治气，或单治血都不行，而必须"双管齐下"，气血同治。应于玉女煎中减去牛膝、熟地，加入细生地、元参，以两清气血，泄热救阴。

玉女煎是《景岳全书》中清胃滋肾的方子，为白虎汤的变方。吴氏本叶香岩《温热论》用治"斑出热不解"的津亏证，《临证指南医案》（以下简称"叶案"）中温热门第三十七某氏案之"气血两伤"证（脉数右大，烦渴舌绛）的原方加减（去丹皮、竹叶、甘草，加元参、麦冬）而成。这个方剂去玉女煎中牛膝的下行，熟地的滋腻，用石膏、知母清气热，加生地的清凉，以"发血中之表"，麦冬、元参益阴生津，并可预防咽痛、失血等的发生，共达清气凉血的目的。吴氏可谓善于运用前人的方子。

十一、太阴温病，血从上溢者，犀角地黄汤合银翘散主之。有中焦病者，以中焦法治之。若吐粉红血水者，死不治。血从上溢①，脉七八至以上，面反黑者，死不治。可用清络育阴法。

血从上溢，温邪逼迫，血液上走清道，循清窍而出，故以银翘散败温毒，以犀角地黄清血分之伏热，而救水即所以救金也。

至粉红水，非血非液，实血与液交迫而出，有燎原之势，化源速绝。血从上溢，而脉至七八至，面反黑，火极而似水，反兼胜已之化也，亦燎原之势莫制。下焦津液亏极，不能上济君火，君火反与温热之邪合德，肺金其何以堪？故皆主死。化源绝，乃温病第一死法也。仲子曰：敢问死？孔子曰：未知生，焉知死？瑭以为医者不知死，焉能救生。细按温病死状百端，大纲不越五条，在上焦有二：一曰肺之化源绝者死；二曰心神内闭，内闭外脱者死；在中焦亦有二：一曰阳明太实，土克水者死；二曰脾郁发黄，黄极则诸窍为闭，秽浊塞窍者死；在下焦则无非热邪深入，销烁精液涸尽而死也。

犀角地黄汤方见下焦篇

银翘散方见前

已用过表药者，去豆豉、芥穗、薄荷。

〔词解〕

①血从上溢：指血从面部各窍而出。这里指口、鼻出血。

〔评释〕论温热毒邪入血伤络，而口、鼻出血的辨证和治法。

温病在发病过程中，出现吐血和鼻腔流血，这是温热毒邪入血伤络，迫血妄行，上循清窍而从口鼻出。但由于出现的阶段不同，治法也不能尽同。

如早期，多为温邪怫郁，热灼肺阴，迫血伤络而血从上溢，必有发热，头目昏痛，面赤口渴，或胸背红疹，舌绛，脉浮数等症状，由于这时病主在上，邪伤血络，治法既要除上焦温热，又要凉血安络。所以，用银翘散的辛凉宣透，以解热毒，犀角地黄汤的凉血益阴，以宁血络，合之共达退热止血的目的。这对于发病就犯血络的温热毒邪所致的病证（如"出血热"）确是一个很有效的疗法。当然，一般的温热病，早期也往往有见衄血的，当即用此，似有药过于病之嫌。如《伤寒论》所谓："太阳病……表证仍在，此当发其汗，服药已微除，其人发烦，目瞑，剧者必衄，衄乃解"，以及"发热身无汗，自衄者愈"。此是阳气盛，迫血上逆，衄后热随血泄之故。温热毒邪虽较伤寒化火为甚，但较之中焦病，还是不太盛而易于外越。治应根据银翘散加减法中的"衄者去芥穗、豆豉，加白茅根、侧柏炭、栀子炭"的原则，就不一定用犀角地黄汤重剂了。

如果在中期，邪传中焦，气热过盛，或热结于肠，以致动血伤络，迫血上溢，必有壮热、烦渴、汗多，或腹满便结，苔黄燥，脉洪数或沉数等症状。这时的出血，既是中焦实热所导致，治疗应以清下法为主，如白虎汤、承气汤之类，可以随证选用。当然，中期出血较之病初起时，是要重得多，如选用上方，还必须加一定的清血、活血、止血之品，如犀角、生地、丹皮、茜草、小蓟、茅根、藕节等药。这样不但使热毒可清、燥结可去，而且更可使血热清、脉络宁而血自止。

至于所谓"吐粉红血水"，这可能是多种原因所造成的：

一是大吐衄血后，失血过多，以致津血交并而出，必然形成亡血、失水的肢凉目陷，面色苍白，气微脉弱之脱证。这时需急用参姜饮，以人参、黑姜固脱摄血，待正气恢复后，再据证用药。

一是素有肺、胃之病，又因热邪熏灼而咯吐出淡红色血水。以肺而论，它是热灼肺阴，津血交迫，化源欲竭之象。因此，首先应查明原因而治。曹炳章说："急则治标，先服犀角地黄汤；缓则治本，后服润肺雪梨膏（验方：雪梨煎浓汁，加冰糖熬成膏）、琼玉膏（朱丹溪方：鲜生地汁四斤，茯苓十二两，研细面，白蜜二两，制成膏）皆效。"此可作为参考。不过，在温病中，由于触动旧疾，而致吐粉红血水，其严重性是可想而知的。

此外，口鼻出血而脉象一息搏动七八至以上，即一分钟，脉搏跳动在120次左右，颜面反呈现晦暗无泽的气色，这按吴氏的原注，谓之火极似水，也就是下焦阴液亏极，不能上济心火，心火与热相合，形成燎原无制之势，上灼肺阴，化源告竭，病情十分险恶，治疗就很困难了。从温热病出现吐衄的预后说，见数疾脉象，确是预后不良的象征。因为吐衄血，是热盛迫血伤络所致，在出血时，或出血后，脉静为热邪消退，血脉宁静之征象，标志着出血将止，或已无动乱之象。如脉数疾到七八至，那就象征着邪势难煞，血脉动乱已极。其出血不只难止，还将有更大的出血，或由于血液脱失过多，营阴耗竭，心阴失济而慌乱不宁（脉疾，空虚无力），这样都有导致阴阳离决的危险。因此，吴氏提出可用清络育阴法，即凉血安络，甘寒养阴的法则。方可选用黄连阿胶汤（"下焦篇"）合犀角地黄汤加减。

十二、太阴温病，口渴甚者，雪梨浆沃①之。吐白沫黏滞不快者，五汁饮沃之。

此皆甘寒救液法也。

雪梨浆方_{甘冷法}

以甜水梨大者一枚，薄切，新汲凉水内浸半日，时时频饮。

五汁饮方_{甘寒法}

梨汁　荸荠汁　鲜苇根汁　麦冬汁　藕汁或用蔗浆

临时斟酌多少，和匀凉服。不甚喜凉者，重汤炖温服。

〔词解〕

①沃（wò）：灌溉也。《素问·痹论》："若沃以汤。"王冰注："沃，犹灌也。"这里作"饮"解。

〔评释〕手太阴温病，热邪进入气分，病在肺、胃，口渴多是热盛津伤的一个表现。如果热不过盛，口渴反而厉害，那是患者平素阴分不足，不能耐受热邪的消灼，以致阴液亏耗，无津上承的缘故。由于这种口渴主肺、胃津亏，不是邪热过盛，治疗时可用甘凉濡润的雪梨浆作饮料，以救肺、胃的津液。

至于所谓"吐白沫黏滞不快"，属于热伤津液，临床上虽偶有之，但在一般情况下，其恰恰是湿热浊邪困阻脾阳，气机郁遏津不上布，或为湿热熏蒸上泛的表现。对此，就必须结合整个形症、苔脉进行详辨。

如由初起的肺、胃风热，并无夹湿的脉象、症状，进而出现舌红，苔干燥，口液量少，黏稠不利，此为热邪煎迫津液的现象，可以用甘寒的五汁饮。

如口吐浊厚涎沫，舌苔白而黏腻，或舌上罩一层黏液，似苔非苔，并感胃脘痞闷，这都是湿热秽浊之邪困阻脾气，酝酿熏蒸所致。叶香岩在《温热论》中，曾数论之，并主用芳香、清化之品，以辟秽清邪，此是正治的方法。对此，五汁饮是不能妄用的。

甜梨味甘酸而性寒滑润，能清肺、胃烦热而生津止渴，是一种很好的清凉饮料。新汲水是指从井中提取的水，其虽然性甘寒而能止渴，但生水不洁，不如改用纯梨汁较好。

五汁纯属生津滋液之物，也是一种很好的清凉饮料。用于邪去津伤，最为适宜。如邪热仍盛而津液已伤，其作清宣、清泄等方药的配合剂也可，但对湿热证，或夹有湿热的，不能用。

十三、太阴病得之二三日，舌微黄，寸脉盛[①]，心烦懊侬，起卧不安，欲呕不得呕，无中焦证，栀子豉汤主之。

温病二三日，或已汗，或未汗，舌微黄，邪已不全在肺中矣。寸脉盛，心烦懊侬，起卧不安，欲呕不得，邪在上焦膈中也。在上者，因而越之，故涌之以栀子，开之以香豉。

栀子豉汤方 酸苦法

栀子 五枚，捣碎　香豆豉 六钱

水四杯，先煮栀子，数沸后，纳香豉，煮取二杯。先温服一杯，得吐止后服。

〔词解〕

①寸脉盛：指脉大有力。

〔评释〕 论热郁胸膈的症状和治法。

这一条的证治，是仿《伤寒论》栀子豉汤证而成。但栀子豉汤证，是为汗、吐、下后的虚烦证立法，而吴氏是以烦闷、懊憹为温邪郁扰胸膈的主证，并以栀子豉汤为主方而立法。所以，它的成因是温邪由卫犯气。临床上表现为身热，心烦懊憹，坐卧不安，想吐又吐不出，舌质红，苔微黄，寸部脉大而有力。这些脉象、症状，都说明是卫分表邪已解，邪热内扰胸膈气分，郁而不达的现象。但因内传之热，仍留滞上焦胸膈，热势不盛而未致伤津，仅见苔黄，而尚无燥渴的症状，当然就更无中焦阳明化火、化燥之证了。证既是热郁胸膈，治疗自应以辛开苦降、宣透膈热为法，方以栀子豉汤为主。可见本条的成因和病机，虽与《伤寒论》中的栀子豉汤证略有区别，但其病变部位和表现的主要症状，则与之基本相同，所以，就可用同一个法方论治了。

栀子豉汤方用栀子苦降以清热，香豉辛开以宣郁达邪，合之为清宣胸膈瘀热之剂。根据有想呕的症状，叶霖认为，应加入竹茹、枇杷叶，以使降逆之效更好。

此外，吴氏"自注"中谓："在上者，因而越之"，是以本方为吐剂。其实本方在临床应用中很少引起呕吐，且张仲景以此治吐后虚烦，岂有吐后而再用吐剂之理。再从呕吐加生姜一法，更可知其意了。叶霖之说极是。

十四、太阴病得之二三日，心烦不安，痰涎壅盛，胸中痞塞，欲呕者，无中焦证，瓜蒂散主之。虚者加参芦。

此与上条有轻重之分，有有痰无痰之别。重剂不可轻用；病重药轻，又不能了事。故上条只用栀子豉汤，快涌膈中之热。此以痰涎壅盛，必用瓜蒂散急吐之，恐邪入包宫而成痉厥也。瓜蒂、栀子之苦寒，合赤小豆之甘酸，所谓酸苦涌泄为阴，善吐热痰，亦在上者，因而越之方也。

瓜蒂散方酸苦法

甜瓜蒂一钱　　赤小豆二钱，研　　山栀子二钱

水二杯，煮取一杯，先服半杯，得吐止后服，不吐再服。虚者，加入参芦一钱五分。

〔评释〕论痰热留滞胸膈的症状和治法。所谓"太阴病，得之二三日"，即指具有太阴温病的身热自汗，咳嗽，脉浮数，滑动或两寸独大等脉象、症状而说。在出现这些脉症的两三天后，更突出的是咳嗽时痰涎壅盛，胸膈之间感到痞闷塞滞而想呕吐，这是由于无形热邪和有形痰浊留滞胸膈，以致气机失宣而造成的。

在温病中，像这样痰热留滞胸膈的证候，往往是夹有湿邪，或素有宿饮与热邪相搏所致。其临床表现也随着痰热的程度而有轻、有重。轻的为"痰热互结"，叫作"痞"；重的为"痰热凝聚"，叫作"结胸"。

那么，本条证究属于哪一种呢？从证而论，"痞"和"结胸"，多半兼有里实之证，而后者较前者为重。本条既谓"无中焦证"，就说明只是痰热留滞，尚未互结，更未涉及中焦胃、肠，当是属于"痞"证而较轻，病在上焦而有上越之势。治疗时就其

势以涌而越之，方用瓜蒂散，以吐胸膈热痰，免得痰热内陷心包而阻络闭窍，转为痉厥等逆证，也免得痰热凝聚成为"结胸"的实证。但吐法易伤胃气，体弱的人，可加入参芦，以兼顾正气。参芦不仅能扶正，也能取吐，虚人独用最好。

本条和上条比较，上条是单纯的热郁胸膈，本条则是既有热，又有痰。前条用栀子豉汤，重在宣泄郁热。本条用瓜蒂散，重在涌吐热痰。痰热滞膈，吐法本是一个简捷治法，用之得当，力专效速。此法现在用得很少，一般多改为清热化痰，开结降逆的方法，随证选药，疗效也很可观。

瓜蒂性苦寒而善引吐。《伤寒论》以其为主，配以甘酸的赤小豆，轻宣的香豉，用以吐胸中痰浊，吴氏用此，配以山栀的苦寒，赤小豆的甘酸，合为酸苦涌泄之剂，以吐胸膈痰热。可是，瓜蒂有毒，属于"瞑眩"之品，《伤寒论》中，量仅四五分，而吴氏的瓜蒂用量竟达一钱之多，每个瓜蒂重量以三厘计，一钱约30～40个，用量似嫌过大，临床上宜据证详酌。

十五、太阴温病，寸脉大，舌绛而干，法当渴，今反不渴者，热在营中也，清营汤去黄连主之。

渴乃温之本病，今反不渴，滋人疑惑。而舌绛且干，两寸脉大，的系温病。盖邪热入营，蒸腾营气上升，故不渴。不可疑不渴非温病也。故以清营汤清营分之热，去黄连者，不欲其深入也。

清营汤见暑温门中

[评释] 论温病初期，热邪直入营分的症状和治法。

温病始于上焦，在手太阴。今病初起，脉见两寸独大，是上焦热重，也是手太阴温病所应有的脉象。从舌干燥、色绛，就可知病位虽在上焦，病邪不在卫、气，而是直入营分了。因为"舌绛"在温病中是热入营分的一个重要征象，所以，本条辨证的第一个着眼点是"舌绛而干"四字，第二个着眼点是"今反不渴"一句。因为温为热邪，最易伤津，渴是其必有的症状。邪入营分，热蒸营气升腾，则舌虽无津而口反不渴。当然，所谓"反不渴"，是与卫分的微渴和气分的大渴相比较而言的。在这里应注意一个"干"字，即舌干燥。如舌苔滑润或上罩一点薄腻灰白苔而口不渴，就系"湿温"而非本证了，应当详辨。

病在营分，当以清营分热邪为主。用清营汤去黄连者，以黄连味苦入心化燥之故。

十六、太阴温病，不可发汗。发汗而汗不出者，必发斑疹；汗出过多者，必神昏谵语。发斑者，化斑汤主之。发疹者，银翘散去豆豉，加细生地、丹皮、大青叶、倍①**元参主之。禁升麻、柴胡、当归、防风、羌活、白芷、葛根，三春柳**②**。** 眉批：此等处皆深得仲景意，而人不解此久矣。**神昏谵语者，清宫汤主之，牛黄丸、紫雪丹、局方至宝丹亦主之。**

温病忌汗者，病由口鼻而入，邪不在足太阳之表，故不得伤太阳经也。时医不知而误发之，若其人热盛血燥不能蒸汗，温邪郁于肌表血分，故必发斑疹也。若其人表疏，一发而汗出不止，汗为心液，误汗亡阳，心阳伤而神明乱，中无所主，故神昏。心液伤而心血虚，心以阴为体，心阴不能济阳，则心阳独亢。心主言，故谵语不休也，且手经逆传，世罕知之，手太阴病不解，本有必传手厥阴心包之理，况又伤其气血乎！

化斑汤方

石膏一两　知母四钱　生甘草三钱　元参三钱　犀角二钱　白粳米一合

水八杯，煮取三杯，日三服。渣，再煮一钟，夜一服。

方论：此热淫于内，治以咸寒，佐以苦甘法也。前人悉用白
虎汤作化斑汤者，以其为阳明证也。阳明主肌肉，斑家遍体皆
赤，自内而外，故以石膏清肺胃之热，知母清金保肺而治阳明独
胜之热，甘草清热解毒和中，粳米清胃热而保胃液，白粳米阳明
燥金之岁谷也。本论独加元参、犀角者，以斑色正赤，木火太
过，其变最速，但用白虎燥金之品，清肃上焦，恐不胜任，故加
元参启肾经之气，上交于肺，庶水天一气，上下循环，不致泉源
暴绝也。眉批：微妙可思。犀角咸寒，禀水木火相生之气，为灵
异之兽，具阳刚之体，主治百毒蛊疰，邪鬼瘴气，取其咸寒，救
肾水，以济心火，托斑外出，而又败毒辟瘟也；再病至发斑，不
独在气分矣，眉批：着眼。故加二味凉血之品。

银翘散去豆豉加细生地丹皮大青叶倍元参方

即于前银翘散内去豆豉，加细生地四钱，大青叶三钱，丹皮
三钱，元参加至一两。

方论：银翘散义见前。加四物，取其清血热；去豆豉，畏其
温也。

按：吴又可有托里举斑汤，不言疹者，混斑疹为一气也。考
温病中发疹者十之七八，发斑者十之二三。盖斑乃纯赤或大片，
为肌肉之病，故主以化斑汤，专治肌肉；疹系红点高起，麻、
瘄、痧皆一类，系血络中病，故主以芳香透络，辛凉解肌，甘寒
清血。其托里举斑汤方中用归、升、柴、芷、穿山甲，皆温燥
之品，岂不畏其灼津液乎？且前人有痘宜温，疹宜凉之论，实属
确见，况温疹更甚于小儿之风热疹乎！其用升、柴，取其升发之
义，不知温病多见于春夏发生之候，天地之气，有升无降，岂用
再以升药升之乎？且经谓：冬藏精者，春不病温。是温病之人，
下焦精气久已不固，安庸再升其少阳之气，使下竭上厥乎？经谓
"无实实，无虚虚，必先岁气，无伐天和"，可不知耶？后人皆尤

而效之，实不读经文之过也。

再按：时人发温热之表，二三日汗不出者，即云斑疹蔽伏，不惟用升、柴、羌、葛，且重以山川柳发之。不知山川柳一岁三花，故得三春之名。俗传音三春为山川。此柳古称柽木，《诗》所谓"其柽其椐"者是也。其性大辛大温，生发最速，横枝极细，善能入络，专发虚寒白疹，若温热气血沸腾之赤疹，岂非见之如雠仇乎？夫善治温病者，原可不必出疹，即有邪郁二三日或三五日，既不得汗，有不得不疹之势，亦可重者化轻，轻者化无。若一派辛温刚燥，气受其灾，而移热于血，岂非自造斑疹者乎？再时医每于疹已发出，便称放心，不知邪热炽甚之时，正当谨慎，一有疏忽，为害不浅。再，疹不忌泻，若里结，须微通之，不可令大泄致内虚下陷。法在中焦篇。

汪按：三春柳一名西河柳，又名观音柳，《图经》《别录》未载，自缪希雍《广笔记》盛推其治疹之功，而用者遂多。不知寒疹须发，温疹不须发，可用辛凉，不可用辛温也。木棉纱之类同此。疹以泻为顺，忌升提，忌补涩，亦不宜下，以犯中下二焦。其疹痢者，当苦寒坚阴，治属中下。

清宫汤方

元参心三钱　莲子心五分　竹叶卷心二钱　连翘心二钱　犀角尖二钱，磨冲　连心麦冬三钱

加减法：热痰盛，加竹沥、梨汁各五匙；咯痰不清，加瓜蒌皮一钱五分；热毒盛加金汁人中黄，渐欲神昏加银花三钱、荷叶二钱、石菖蒲一钱。

方论：此咸寒甘苦法，清膻中之方也。谓之清宫者，以膻中为心之宫城也。俱用心者，凡心有生生不已之意，心能入心，即以清秽浊之品，便补心中生生不已之生气，救性命于微芒也。火能令人昏，水能令人清。神昏谵语，水不足而火有余，又有秽浊

也。且离以坎为体，元参味苦属水，补离中之虚；犀角灵异味咸，辟秽解毒，所谓灵犀一点通，善通心气，色黑补水，亦能补离中之虚，故以二物为君。眉批：体会入微。莲心甘苦咸，倒生根，由心走肾，能使心火下通于肾，又回环上升，能使肾水上潮于心，故以为使。连翘象心，心能退心热。竹叶心锐而中空，能通窍清火，故以为佐。麦冬之所以用心者，《本经》称其主心腹结气、伤中伤饱、胃脉络绝，试问去心，焉能散结气、补伤中、通伤饱、续胃脉络绝哉？盖麦冬禀少阴癸水之气，一本横生，根颗连络，有十二枚者，有十四五枚者，所以然之故，手足三阳三阴之络，共有十二，加任之尾翳，督之长强，共十四，又加脾之大络，共十五。此物性合人身自然之妙也，惟圣人能体物象，察物情，用麦冬以通续络脉。命名与天冬并称门冬者，冬主闭藏，门主开转，谓其有开合之功能也。其妙处全在一心之用。从古并未有去心之明文。张隐庵谓不知始自何人，相沿已久而不可改。瑭遍考始知自陶弘景始也。盖陶氏惑于"诸心入心，能令人烦"之一语。不知麦冬无毒，载在上品，久服身轻，安能令人烦哉？如参、术、芪、草，以及诸仁诸子，莫不有心，亦皆能令人烦而悉去之哉！陶氏之去麦冬心，智者千虑之失也。此方独取其心，以散心中秽浊之结气，故以之为臣。

安宫牛黄丸方

牛黄一两　郁金一两　犀角一两　黄连一两　朱砂一两　梅片二钱五分　麝香二钱五分　真珠五钱　山栀一两　雄黄一两　金箔衣　黄芩一两

上为极细末，炼老蜜为丸，每丸一钱，金箔为衣，蜡护。脉虚者，人参汤下；脉实者，银花薄荷汤下；每服一丸。兼治飞尸卒厥、五痫、中恶、大人小儿痉厥之因于热者。大人病重体实者，日再服，甚至日三服；小儿服半丸，不知再服半丸。

方论：此芳香化秽浊而利诸窍，咸寒保肾水而安心体，苦寒通火腑而泻心用之方也。牛黄，得日月之精，通心主之神；犀角主治百毒、邪鬼瘴气；真珠得太阴之精，而通神明，合犀角补水救火；郁金，草之香；梅片，木之香；<small>按冰片洋外老杉木浸成，近世以樟脑打成伪之，樟脑发水中之火，为害甚大，断不可用。</small>雄黄，石之香；麝香，乃精血之香。合四香以为用，使闭锢之邪热，温毒深在厥阴之分者，一齐从内透出，而邪秽自消，神明可复也。黄连泻心火，栀子泻心与三焦之火，黄芩泻胆、肺之火，使邪火随诸香一齐俱散也。朱砂补心体，泻心用，合金箔坠痰而镇固，再合真珠、犀角为督战之主帅也。

紫雪丹方<small>从《本事方》去黄金</small>

滑石一斤 石膏一斤 寒水石一斤 磁石水煮二斤，捣煎去渣，入后药 羚羊角五两 木香五两 犀角五两 沉香五两 丁香一两 升麻一斤 元参一斤 炙甘草半斤

以上八味，并捣锉入前药汁中煎，去渣，入后药：

朴硝、硝石各二斤，提净，入前药汁中，微火煎，不住手将柳木搅，候汁欲凝，再加入后二味：

辰砂三两，研细 麝香一两二钱，研细，入前药拌匀。合成，退火气，冷水调服一二钱。

方论：诸石利水火而通下窍。磁石、元参补肝肾之阴而上济君火。犀角、羚羊泻心、胆之火。甘草和诸药而败毒，且缓肝急。诸药皆降，独用一味升麻，盖欲降先升也。诸香化秽浊，或开上窍，或开下窍，使神明不致坐困于浊邪而终不克复其明也。丹砂色赤，补心而通心火，内含汞而补心体，为坐镇之用。诸药用气，硝独用质者，以其水卤结成，性峻而易消，泻火而散结也。

局方至宝丹方

犀角一两，镑 朱砂一两，飞 琥珀一两，研 玳瑁一两，镑

牛黄五钱　　麝香五钱

以安息重汤炖化，和诸药为丸一百丸，蜡护。

方论：此方荟萃各种灵异，皆能补心体，通心用，除邪秽，解热结，共成拨乱反正之功。大抵安宫牛黄丸最凉，紫雪次之，至宝又次之，主治略同，而各有所长，临用对证斟酌可也。

〔词解〕

①倍：指所加玄参的量，应比平常加重一倍。即通常用量为五钱，这里加至一两。

②三春柳：即赤柽柳，又名山川柳，或叫西河柳。吴氏说："山川柳一岁三花，故得'三春'之名。"俗把"三春"讹传为"山川"。

〔评释〕论温病误汗而见斑疹、昏谵的治法及用药禁忌。

首先，说明温病误用发汗药的变证。太阴温病误用发汗药，为什么会发生变证？这比较容易理解。因为温病和伤寒不同，伤寒是寒邪伤表，阴凝之气外束，当然应用辛温以"宣阳"，以使热达腠开，汗出邪解。温病是热邪，最易化火伤阴，所以，忌用辛温发汗。如果不顾这一原则而误用，就如以火就火，当然会促变证丛生的。

那么，误用发汗药，为什么有的不出汗，有的汗出过多而变证不一呢？

误汗，汗不出，而发斑疹的原因：这种情况，多见于平素腠理比较致密，感受温邪之后，热郁肌腠，或郁于太阴，阴液被灼而无汗，再误用辛温发汗，更是助火逼阴，致使瘀热不解，反而乘虚内灼营分。因之，液愈燥，血愈伤，更难以作汗。郁蒸既久，热毒郁滞，逼迫营血随热外出肌表而发斑疹。

误汗，汗出过多而昏谵的原因：感受温邪，腠理疏松的人，热邪逼液外泄，本多自汗。若再用辛温宣阳责汗，更是助热逼津而导致汗出过多。汗为心液，心液被耗，热毒乘虚内陷心包，进而扰及神明，就会出现神昏、谵语的严重症状。

其次，是说明误汗发斑疹的不同治法。因为斑疹虽同为误治邪陷营分之病证，但斑原是热郁肌腠，阳明毒盛，误治后热毒燔灼营血，逼血从肌肉而发于皮内；疹原是热郁太阴，误治后热毒内闭营分，郁于血络而随热发出肤表。治疗方法，前者，应气营两清，用化斑汤以清胃解毒，清营透邪；后者，则用银翘散加减，以轻宣透络，清营解热。

第三，是说明升麻、柴胡、当归、防风、羌活、白芷、葛根、三春柳等药，应禁忌使用。因为这些药，虽有升发托透的作用，但都药性辛温，有助热灼液之弊，故提醒不得作为托透斑疹的药用。不过，对葛根的作用尚有商榷的必要。葛根甘凉入胃，能升阳明的清气，解肌肤的热毒，加入清营解毒之剂，作托透热毒之用很好。

第四，是说明误汗神昏、谵语的治法。由于误汗液伤，热陷心包，治应以清心包的热邪为主，兼以通窍醒神。方用清宫汤，或根据病情选用牛黄丸、紫雪丹、至宝丹之一也可。因它们具有开窍和清心醒神的作用，是治昏谵的必用药。

化斑汤方吴氏在"自注"中说，是根据《内经》"热淫于内，治以咸寒，佐以苦甘"的治则而制定的。斑属胃，胃主肌肉，阳明热毒内闭营中，外郁肌表，所以，用白虎汤清气解肌，化斑救阴。但斑色红赤，是热毒重而内逼营血，白虎汤只能清气而不能清营，因而加犀角、玄参，以清营解毒。如再加丹皮、大青叶、竹叶、蝉蜕等味，则不仅能加强清营散血解毒的效力，而且更有透邪外出的作用。

斑和疹，都是热闭营中，但疹属太阴风热，走窜血络，治宜透络解热的银翘散，以轻宣透络为主。惟邪犯血络，涉及营分的病变，银翘散只能宣透，不能清营，因而加入细生地、丹皮、大青叶、元参，以清解营热。元参加倍使用，是为加强清热护阴的作用。

至于"去豆豉"，"自注"说是"畏其温"。这是涉及豆豉的药性问题。豆豉的药性，一般是味苦而平，或辛凉，也有偏寒、偏温的。不过，除云南的加工品，是用麻黄、酒曲、甘松、山柰等药末与黑豆拌匀发酵，其性偏温外，其他如成都、浙江、山西等地，多不加药，河北虽附加有药，实又是辛温、寒凉合剂的"清瘟解毒汤"，发酵后，多味苦性平，或偏寒。但也有用青蒿、桑叶炮制的，其性属辛凉，如山东、辽宁、苏州等地的加工品。因此，去否应根据其中附加药物的药性而定。

清宫汤方也是本"咸寒、苦甘"治则所拟定的清膻中（心包）热邪秽浊的方子。以膻中为心的"宫城"（外围），故方名"清宫"。方中以犀角清心，元参滋水为主。连翘、竹叶心既能宣泄热邪，又能兼通心窍。麦冬配合元参养阴生津而清心络邪热。各药用心（应是连心用），是心能入心，善清秽浊之邪的缘故。

安宫牛黄丸方为芳香辟秽，清心开窍之药。方中以牛黄、犀角、麝香清心醒神，凉血解毒，豁痰开窍。郁金、梅片合麝香、牛黄芳香辟秽，内透包络而通窍开闭。雄黄为矿石之精，善解秽浊毒邪，并能助牛黄以豁痰利窍，都作为辅药。又以黄连、山栀、黄芩的苦寒，直泄心包而解热毒为佐。朱砂、真珠镇心宁神，合金箔既可涤痰，又能加强镇静安定的作用。"自注"中说，本方"芳香化秽浊而利诸窍，咸寒保肾水而安心体，苦寒通火府而泻心用之方也"。

紫雪丹方虽同样是治热邪内陷心包，神昏窍闭的凉开剂，但以热盛动风的高热痉厥为主，是清热开窍，破结解痉的良方。方中滑石、石膏、寒水石泻火除热；犀角、羚羊角清心凉肝，息风解痉；麝香开窍；元参滋水；升麻解毒；甘草缓急；朱砂、磁石重镇安神；木、丁、沉三香，通行三焦，调畅气机，宣通经络。更用二硝，散结泄热；妙在三石、二硝泻火散结，通下窍；诸香化浊宣气开上窍。上、下窍开而祛邪外出，心肝热清而神宁风息，此是挽救温病痉厥危证的要药。

局方至宝丹方是治热邪内扰，痰浊内闭，以昏谵、痰盛为主证的疾病。有清热解毒，豁痰开窍，回苏镇静的功效。方中以冰、射、安息合雄黄辟秽醒脑，豁痰开窍为主。犀、黄、玳瑁清心开窍，清营解毒为辅。朱砂、琥珀镇静宁神为佐，合为清热豁痰，开窍醒脑之剂。

以上三方，都是治温热炽盛，内陷心、脑，且具有凉开作用的名方。现在通称为"三宝"。三方中，以牛黄丸清热之力独胜；紫雪则更善于破结解痉；至宝丹是以豁痰开窍醒脑为优，温热、湿热都可用。它们既有共同性，又独具特点，临床上应据证酌情选用。

十七、邪入心包，舌蹇①肢厥，牛黄丸主之，紫雪丹亦主之。

厥者，尽也。阴阳极造其偏，皆能致厥。伤寒之厥，足厥阴病也。温热之厥，手厥阴病也。眉批：着眼。舌卷囊缩，虽同系厥阴现证，要之舌属手、囊属足也。盖舌为心窍，包络代心用事。肾囊前后，皆肝经所过，断不可以阴阳二厥混而为一，若陶节庵所云冷过肘膝，便为阴寒，恣用大热。再热厥之中，亦有三等：有邪在络居多，而阳明证少者，则从芳香，本条所云是也。有邪搏阳明，阳明太实，上冲心包，神迷肢厥，甚至通体皆厥，当从下法，本论载入中焦篇；有日久邪杀阴亏而厥者，则从育阴潜阳法，本论载入下焦篇。

牛黄丸、**紫雪丹方**并见前

[词解]

①舌謇（jiǎn）：指舌体卷缩，或强硬而转动不灵。

[评释] 温邪逆传心包，不外卫分误治、失治，或平素心阴不足，以致逆陷或直中心包。邪入心包到了舌体转动不灵，四肢清冷的时候，是病情更为急重的表现。其神昏的程度，自然也就较前更重了。在这种情况下，病变至为复杂，必须就其主要脉象、症状，进行详细分析。

舌謇：舌为心之苗，邪陷于手厥阴，心为热灼，或痰浊阻窍而舌体失灵。但舌必干燥，色绛，或绛而有黄燥苔。

肢厥：热邪深入手厥阴，心阳被郁，不能外达四肢，手足冷及肘、膝，但必胸腹灼热，有时指甲反现殷红色，这是"热深厥深"的热厥。然而热厥也有由于中焦阳明腑实，浊犯心包，以及下焦真阴被灼，气血运行艰滞，阳不外达所致的。它们虚实不同，治法各异，应与中、下焦有关条文详辨互参。

脉沉伏而细：脉是由洪数、实大，随着病情变化，突然变为沉伏。但重按细察，必有劲急之感。这和"寒厥"的由弱到微细如无不同。

从中详察，如辨明它是热陷心包的厥逆证，那就要急用安宫牛黄丸，或用紫雪丹以清心开闭。对此，叶霖在评注中认为：这种热厥是心神被热浊熏蒸围困所致，属有形之邪，不如磨服紫金锭，涤浊开闭，清热解毒较好。

十八、温毒咽痛喉肿，耳前耳后肿，颊肿，面正赤①，**或喉不痛，但外肿，甚则耳聋，俗名大头瘟**②、**虾蟆瘟**③**者，普济消毒饮去柴胡、升麻主之，初起一二日，再去芩、连，三四日加之佳。**

温毒者，秽浊也。凡地气之秽，未有不因少阳之气而自能上升者。春夏地气发泄，故多有是证；秋冬地气间有不藏之时，亦或有是证；人身之少阴素虚，不能上济少阳，少阳升腾莫制，亦多成是证；小儿纯阳火多，阴未充长，亦多有是证。咽痛者，经谓"一阴一阳结，谓之喉痹"。盖少阴少阳之脉，皆循喉咙，少阴主君火，少阳主相火，相济为灾也。耳前、耳后、颊前肿者，皆少阳经脉所过之地，颊车不独为阳明经穴也。面赤者，火色也。甚则耳聋者，两少阳之脉，皆入耳中，火有余则清窍闭也。治法总不能出李东垣普济消毒饮之外。其方之妙，妙在以凉膈散为主，而加化清气之马勃、僵蚕、银花，得轻可去实之妙；再加元参、牛蒡、板蓝根，败毒而利肺气，补肾水以上济邪火。去柴胡、升麻者，以升腾飞越太过之病，不当再用升也，说者谓其引经，亦甚愚矣！凡药不能直至本经者，方用引经药作引，此方皆系轻药，总走上焦，开天气，肃肺气，岂须用升、柴直升经气耶！去黄芩、黄连者，芩、连里药也，病初起未至中焦，不得先用里药故犯中焦也。

普济消毒饮去升麻柴胡黄芩黄连方

连翘一两　薄荷三钱　马勃四钱　牛蒡子六钱　芥穗三钱　僵蚕五钱　元参一两　银花一两　板蓝根五钱　苦梗一两　甘草五钱

上共为粗末，每服六钱，重者八钱，鲜苇根汤煎，去渣服。约二时一服，重者一时许一服。

〔词解〕

①面正赤：即不杂有其他色的"纯赤色"。

②大头瘟：病名。一般发生于冬春季节，起病急，病情重。在巢氏的《诸病源候论》、孙氏的《千金要方》、王氏的《外台秘要》中都叫作"丹毒"，刘河间称之为"大头"，李东垣谓之为"大头天行"，李梴、嘉言叫作"大头瘟"，也有叫"大头

风"的。

③虾蟆瘟：病名，即"痄腮"。

〔评释〕温毒，是感受时行热毒所致的多种疾患的总称。即凡具有一般温病的初期症状，而又出现头面局部红肿热痛或有溃烂等病变，古人就把它叫作"温毒"。

本条指出的咽痛、喉肿、耳前及耳后肿、颊肿面纯赤，就都是温热秽浊毒邪所导致的临床表现。这当然不完全是一种病所独具的特征，其中已包括了"大头瘟""虾蟆瘟"及"疫喉痧""白喉"等一些传染病。不过，从文中论治的方药来看，这里主要论述的是"大头瘟"的证治，兼及"虾蟆瘟"。就此，后来有的人认为，以颈项肿大为主要特征，连及头面，状如虾蟆的，也叫"虾蟆瘟"，这实是因吴氏此说而混淆。因此，必须指出，二者不是同一种病。它们虽都有颜面局部病变和全身性症状等相似之处，但其部位和肿痛表现则各有不同。

大头瘟、虾蟆瘟，病变开始都有恶寒、发热、头痛等上焦卫分或气分证的症状，并在发生不久或同时，出现局部肿痛，这一点两病大体相同，而在具体病变表现方面，各有其不同特征。它们的特征是：

大头瘟，感邪以后，病发肺、胃（内在），温热毒邪，上壅头目（外在）。由于阳明之脉绕于面，头为诸阳之会，故一般循经先从鼻颊上及头部。其病变特征已详于第二章。

虾蟆瘟，是外感温毒邪气与胃肠、肝胆伏热壅阻少阳经络而发病。小儿由于阴气未足，感邪机会较多。病开始多一侧颊旁先肿，后又波及对侧，以耳垂为中心，向内外、下方肿大，肿胀延及颈、颌及颊部（不到鼻旁和眼睑），呈特殊的虾蟆面容。局部皮肤紧张发亮，但不红，与健康皮肤之间没有边缘锐利、明晰高起的界限。触之有弹性和轻度痛感。成年人一般容易合并一侧睾丸肿痛，小儿重证可有嗜睡、呕吐、头项强痛等症状出现。

上述是两个具有传染及流行性的不同疾患，不能混为一谈。不过，由于二者都是温热一类毒邪所致的上焦病变，所以在治疗方面，都应以清宣上焦，解毒消肿为主，在异病同治的原则下，都可以用普济消毒饮加减应用。至于加减法，吴氏原意是，因为病在上部，故减去升提的升麻、柴胡。初起一二日，怕芩、连苦寒遏伏或引邪深入，故也应减去。三四日以后，里热盛时，可再加芩连清热。临床上，应随证灵活加减应用。

普济消毒饮是李东垣治大头瘟的名方。方中用芩、连清火解毒，薄荷、僵蚕、牛蒡子、连翘、马勃等轻清宣上，板蓝根、元参降火解毒，用少量升、柴以转枢开上，配合芩、连的苦泄，有开合得宜之妙，无过于提升、下泄之弊。用桔梗以载药上行，陈皮以疏导气机，甘草能和诸药而解毒。吴氏本条，于其中除去升、柴、芩、连，是畏其"升腾飞越"和"无犯中焦"，并去陈皮，加银花、芦根。

不过，当病开始，恶寒表证重时，黄连是可减去，但恶寒一去，非重用芩、连不能折其火势。升麻虽嫌升散，但有较强的辟温解毒作用，且与芩、连并用，是不会有害的，如肿胀过甚，可以不用。加银花、苇根，以助清热护津之用也好。如血热较盛，可再加丹皮、大青叶、夏枯草，以加强清热败毒、凉血的作用。大便不通，可加酒大黄，以导下撤热。

本方用治虾蟆瘟，可去黄连、升麻、陈皮，加蒲公英、大青叶。有睾丸痛的，可加桔核、荔核。嗜睡、项强痛，可加牛黄、紫雪或止痉散。

温毒一类病，一般多单独发生，但在临床上也有大头瘟和虾蟆瘟同时出现，或者大头瘟和疫喉痧并见的，也有虾蟆瘟和疫喉痧并发的情况。

病案：1948 年春，榆林李学士下巷马某，女，八岁。偶因感冒发热而右侧颊旁肿痛，服用中西药后，热势更高，颊肿增重，喉痛不能饮食，其父以为前医误治，特邀诊视。患儿耳下面颊肿痛，已波及对侧，但鼻旁、眼睑不肿，高热（体温 40.2℃）烦躁，神志时昧，喉两侧红肿，并有溃腐现象。周身皮肤丹痧初露，指压有白印，口干燥而渴，小便短赤，口鼻色苍白无疹，舌赤，前部近尖绛红，颗粒突起，中后部苔厚腐，脉数带弦。病为温毒兼感风热，肺胃受邪，毒邪夹内热不得外泄，循经上攻面颊、咽喉，而颊肿、喉腐，外郁肌肤，而发为丹痧，热扰神明而神昏。这是热毒极盛，气营同病的表现。属于"虾蟆瘟"并发"疫喉痧"。当即以清热泄毒为主。先用刮放法，以三棱针刺两少商、十宣，放出紫黑热血，并用铜钱蘸麻油，刮四肢屈面及背脊两侧，随刮随即皮肤紫赤，瘀斑叠叠。又用鸡蛋清拌雄黄粉频频搅起泡沫，涂面颊肿处，日六次。另用黑膏药两张，于每张中心撒少许喉科异功散，贴颈部两侧，与喉的肿处相对，约三时许药下起一大泡，用针刺破，放出黄水，另换干净膏药覆盖。并仿丁氏治喉痧的气营两清法，用犀角一钱、生地四钱、丹皮三钱、山栀二钱、连翘三钱、金银花三钱、生石膏五钱、板蓝根四钱、马勃二钱、牛蒡子二钱、贝母二钱、前胡二钱、桔梗二钱、枳壳二钱、蝉蜕一钱、竹叶二钱、芦根五钱。水煎，连服两剂。喉肿痛减轻，热降（38.4℃）神清，丹痧色减，部分消退，惟颊肿依旧。继用前方，以清热凉营，解毒消肿，生津调气等药物加减，治疗多日而愈。

十九、温毒外肿，水仙膏主之，并主一切痈疮。眉批：此治瘟毒第一捷径法门也。

按：水仙花得金水之精，隆冬开花，味苦微辛，寒滑无毒。苦能降火败毒，辛能散邪热之结，寒能胜热，滑能利痰。其妙用全在汁之胶粘，能拔毒外出，使毒邪不致深入脏腑伤人也。

水仙膏方

水仙花根，不拘多少，剥去老赤皮与根须，入石臼捣如膏，敷肿处，中留一孔出热气，干则易之，以肌肤上生黍米大小黄疮为度。

〔评释〕本条是对温毒头面肿的外治法。

水仙花根，为清热消肿药。它味苦微辛，寒滑有毒，能疏散邪热，降火败毒，其汁胶黏，能拔火外出，故制膏外敷本病，并用作一切痈肿的外用药。

二十、温毒敷水仙膏后，皮间有小黄疮如黍米者，不可再敷水仙膏，过敷则痛甚而烂，三黄二香散主之。

三黄取其峻泻诸火，而不烂皮肤；二香透络中余热而定痛。

三黄二香散方苦辛芳香法

黄连一两　黄柏一两　生大黄一两　乳香五钱　没药五钱

上为极细末，初用细茶汁调敷，干则易之，继则用香油调敷。

〔评释〕温毒病灶肿胀的表面中心出现小疱疹，虽是病变增重时发展的必然趋势，不是水仙膏的副作用，但既见疱疹，是应停用，以免使疱疹糜烂而增重疼痛。三黄二香散清火定痛，可以作为其外敷药。民间常用瘦猪肉切成薄片外贴，干即另换，以肿消为度，特别是治初生儿丹毒，有较好疗效。

虾蟆瘟药外敷剂，除前面所说的鸡蛋清加雄黄外，还可用鲜蒲公英打烂外敷。

二一、温毒神昏谵语者，先与安宫牛黄丸，紫雪丹之属，继以清宫汤。

安宫牛黄丸、紫雪丹、清宫汤方法并见前

〔评释〕温毒出现神志不清，说胡话，是毒邪陷入营血，内

犯心包所致。在这种毒热内犯的严重情况下，在于前方中加重清泄热毒药的同时，送服芳香凉开的"牛黄"或"紫雪"最好。

暑 温

二二、形似伤寒，但右脉洪大而数、左脉反小于右①，口渴甚，面赤，汗大出者，名曰暑温，在手太阴，白虎汤主之；脉芤甚者，白虎加人参汤主之。

此标暑温之大纲也。按温者热之渐，热者温之极也。温盛为热，木生火也。热极湿动，火生土也。上热下湿，人居其中，而暑成矣。若纯热不兼湿者，仍归前条温热例，不得混入暑也。形似伤寒者，谓头痛、身痛、发热恶寒也。水火极不同性，各造其偏之极，反相同也。故经谓：水极而似火也，火极而似水也。伤寒，伤于水气之寒，故先恶寒而后发热，寒郁人身卫阳之气而为热也，故仲景《伤寒论》中，有已发热或未发之文。若伤暑则先发热，热极而后恶寒。盖火盛必克金，肺性本寒，而复恶寒也。然则伤暑之发热恶寒，虽与伤寒相似，其所以然之故实不同也，学者诚能究心于此，思过半矣。脉洪大而数，甚则芤，对伤寒之脉浮紧而言也。独见于右手者，对伤寒之左脉大而言也，右手主上焦气分，且火克金也，暑从上而下，不比伤寒从下而上，左手主下焦血分也，故伤暑之左脉反小于右。口渴甚面赤者，对伤寒太阳证面不赤，口不渴而言也。火烁津液，故口渴。火甚未有不烦者，面赤者，烦也。烦字从火从页，谓火现于面也。汗大出者，对伤寒汗不出而言也。首白虎例者，盖白虎乃秋金之气，所以退烦暑，白虎乃暑温之正例也，其源出自《金匮》，守先圣之成法也。眉批：不知守先圣成法者，不可与读此书。

白虎汤、白虎加人参汤方 并见前

〔词解〕

①左脉反小于右："右手主上焦气分，左手主下焦血分"，暑热伤气，右手脉一般大于左手。这里举此，也是为和伤寒初起脉紧左盛相区别。

〔评释〕 本条所论，是暑温病的提纲证及其辨证论治。

夏季气候由温转热，人感暑热病邪，表现为头晕痛，高热，恶寒，多汗，面色赤，口渴较厉害，右手脉洪大而数。这就是暑温的特征，是它所必有的提纲证。

所谓"形似伤寒"，是说明不要把暑热开始出现的头痛，高热，恶寒等类似伤寒的症状误认为是伤寒。因为这些症状虽然类似，而继之出现的主要脉症，如脉的右手洪大而数，左手反较右手小，症的口渴比较厉害，面颊发赤，经常冒汗，则不一样。而且这些脉症的病机，都具有暑热浸淫气分，热盛伤气逼津的特点。再结合发病季节，就更可以肯定它不是伤寒，而是"暑温"。

手太阴暑温，临床上有邪盛的实证和邪盛正虚证的不同，必须据证给予不同的治疗。凡症状同上，脉见洪数有力，即为邪盛，治疗必须清泄热邪，应采用辛凉重剂的白虎汤以清热保津。凡症状一样，而脉现中空无力，如按葱管那样，即为邪盛正虚，气阴被伤较甚，治疗上除用白虎汤清热保津外，还必须加人参补益气阴，以防虚脱。

此外，本条是"暑温"证，治用"白虎"法，而"风温"的手太阴证，也用"白虎"法。二者的病因，有"暑"和"风"的区别，发病有"夏"和"春"的不一。那为什么对其治疗又都一样呢？因为：其一，暑温和风温都属于急性温热病；其二，感邪后，病变部位都在手太阴；其三，病机都是热盛而邪入气分；其四，见症都具有高热，口大渴，多汗，脉洪数等特征。因此，在这种性质、病机、证候相同的情况下，对其治疗自然也就一样。

二三、《金匮》谓太阳①中暍②，发热恶寒，身重而疼痛，其脉弦细③芤迟④，小便已，洒然毛耸⑤，手足逆冷；小有劳，身即热，口开，前板齿燥，若发其汗，则恶寒甚；加温针⑥，则发热甚，数下，则淋⑦甚。可与东垣清暑益气汤。

张石顽注谓：太阳中暍，发热恶寒，身重而疼痛，此因暑而伤风露之邪，手太阳标证也。手太阳小肠属火，上应心包，二经皆能制金烁肺，肺受火刑，所以发热恶寒似足太阳证。其脉或见弦细，或见芤迟，小便已，洒然毛耸，此热伤肺胃之气，阳明本证也。愚按小便已，洒然毛耸，似乎非阳明证，乃足太阳膀胱证也。盖膀胱主水，火邪太甚而制金，则寒水来为金母复仇也。所谓五行之极，反兼胜己之化。发汗则恶寒甚者，气虚重夺当作伤其津当作阳也。温针则发热甚者，重伤经中之液，转助时火，肆虐于外也。数下之则淋甚者，劫其在里之阴，热势乘机内陷也。此段经文，本无方治，东垣特立清暑益气汤，足补仲景之未逮。愚按：此言太过。仲景当日，必有不可立方之故，或曾立方，而后世脱简，皆未可知。岂东垣能立而仲景反不能立乎？但细按此证，恰可与清暑益气汤。曰可者，仅可而有所未尽之词，尚望遇是证者，临时斟酌尽善。至沈目南《金匮要略注》谓当用辛凉甘寒，实于此证不合。盖身重疼痛，证兼寒湿也。即目南自注，谓发热恶寒，身重疼痛，其脉弦细芤迟，内暑而兼阴湿之变也。岂有阴湿而用甘寒，柔以济柔之理？既曰阴湿，岂辛凉所能胜任！不待辩而自明。

清暑益气汤方辛甘化阳、酸甘化阴，复法

黄芪一钱　黄柏一钱　麦冬二钱　青皮一钱　白术一钱五分　升

麻三分　　当归七分　　炙草一钱　　神曲一钱　　人参一钱　　泽泻一钱　　五味子八分　　陈皮一钱　　苍术一钱五分　　葛根三分　　生姜二片　　大枣二枚

水五杯，煮取二杯，渣再煮一杯，分温三服。虚者得宜，实者禁用；汗不出而但热者禁用。

［词解］

①太阳：是指《伤寒论》辨证纲领"六经"之一。他认为暑病也是从"太阳"开始。

②中暍：《金匮要略》中的病名之一。同《素问》中所说的伤暑。

③脉弦细：是阴不足。

④芤迟："芤"是脉不收敛，"迟"是气不足而脉运缓慢。

⑤洒然毛耸：寒貌。《素问·诊要经终论》："秋刺冬分，病不已，令人洒洒时寒。"这里是寒粟的形容词。"毛耸"是毫毛竖起的形容词。这种在小便后的表现，是自觉有从背脊部到颈项的上行冷感，随之发生战粟，但只是很短暂地抖动一两次即止。

⑥温针：是"针法"之一。即在毫针刺入穴位后，在针体部燃烧艾绒，以达温热刺激的作用。

⑦淋：是小便频急短数，并有灼热涩痛感的一种病。这里是指下后，下焦虚而膀胱失于约束。

［评释］本条前半段论述伤暑或中暑的脉症，后半段论误治的变证。

"中暍"，在《金匮要略·痉湿暍病脉证并治第二》里，是"伤暑"或"中暑"的一类病。暑邪致病的早期临床表现是恶寒发热，身体重痛，遇劳动热势就增高，口开齿燥，脉弦细芤迟，甚至小便后微寒而粟，手足发凉。其中，恶寒、发热、身痛是邪犯肌肤的表证，即所谓"太阳证"，也就是温病的"卫分证"。由于暑多兼湿，湿性重着，暑湿郁于经络、肌肉之间，并有身重的感觉。暑伤气阴，脉见弦细芤迟，身劳则阳气弛张，阴气更伤而热势增高；口开齿燥，则更是热灼津伤的象征。膀胱经循背脊而主表，小便后出现一时性的背部微寒、战栗、肤腠紧缩、毫毛耸起和手足发凉，是阳气因溺而偶然下降，经气暂虚，不能外达的缘故。

综如上述，都以暑湿为主而为外郁肌表，内伤气阴之证。治法应以清解暑湿，益气生津为宜。吴氏选用李东垣的清暑益气汤，以养阴和阳，清暑除湿，对体虚，证偏气阴两伤而汗多身重痛的较为合适。

此外，文中指出如误用汗下、温针，会发生变证。是何原因呢？因为汗法是疏风散寒的一种方法。暑为阳邪，本易蒸腾津液而使汗外泄，如妄用或过用汗下等法，则阳随汗泄而阳气更虚，遂身凉怕冷。下法是治热结腑实的方法，暑则伤气耗阴，如果无热结而用下法，则下虚津伤，膀胱腑气失于约束，以致小便有如淋病那样频数短少。温针是一种温热刺激疗法，用于暑病，那就火热相合，内扰迫阴，热势反会更高。因此，汗、下、温针都不是治暑病的方法，临床上应加以注意。

清暑益气汤方是由补中益气汤和生脉散化裁而成。溽暑浸淫，气津被伤而表虚不固，方中的生脉散合黄芪生津消暑，益气固表。暑盛热炽，水亏阴衰，用黄柏、泽泻，泻火壮水，滋生化源。暑多兼湿，二术合泽泻祛湿，配青皮、陈皮，以理气降浊；神曲、甘草，以调胃和中。肺津伤而胃液亏，当归、葛根可滋养胃液。表热郁而肌燔灼，升麻、葛根可解肌退热。姜、枣可调和营卫。合而成为暑、湿并治，清、补兼施的方子。

二四、手太阴暑温，如上条证，但汗不出者，新加香薷饮主之。

证如上条，指形似伤寒，右脉洪大，左手反小，面赤口渴而言。但以汗不能自出，表实为异，故用香薷饮发暑邪之表也。按香薷辛温芳香，能由肺之经而达其络。鲜扁豆花，凡花皆散，取其芳香而散，且保肺液，以花易豆者，恶其呆滞也。夏日所生之物，多能解暑，惟扁豆花为最。如无花时，用鲜扁豆皮。若再无此，用生扁豆皮。厚朴苦温，能泻实满。厚朴，皮也，虽走中焦，究竟肺主皮毛，以皮从皮，不为治上犯中。若黄连、甘草，纯然里药，暑病初起，且不必用，恐引邪深入，故易以连翘、银花取其辛凉达肺经之表，纯从外走，不必走中也。

温病最忌辛温，暑证不忌者，以暑必兼湿，湿为阴邪，非温不解。眉批：分别极明晰。故此方香薷、厚朴用辛温，而余则佐以辛凉云。下文湿温论中，不惟不忌辛温，且用辛热也。

新加香薷饮方辛温复辛凉法

香薷二钱　银花三钱　鲜扁豆花三钱　厚朴二钱　连翘二钱

水五杯，煮取二杯。先服一杯，得汗，止后服；不汗，再服；服尽不汗，再作服。

〔评释〕本条是暑热夹湿兼寒的辨证论治。

所谓"手太阴暑温，如上条证"，就是指前面暑热之气分证第一条的形似伤寒症状而说的。但那一条是"汗大出"（虽有恶寒，必轻而短暂），本条则是"汗不出"（必恶寒重），这一个"大"和"不"再加上恶寒的轻重、有无，就是本条辨证的要点，是决定治法的关键。

因为恶寒轻或不恶寒而"汗大出"，是暑热蒸腾，腠理疏泄，迫津外泄的热盛津伤证；恶寒而"汗不出"，则是夹湿兼寒，外束于表，腠理致密，热为寒束的表实证。

可见恶寒与否，有无汗出，性质有别，治法自然不同。既是暑为寒遏的无汗表实证，就绝不能用清热保津的白虎汤，而应用散寒清暑、略兼化湿的新加香薷饮进行治疗，才为合法。

新加香薷饮方是由《局方》中的香薷散化裁而成，为清暑解表、化湿的方子。香薷辛温芳香，一药具备散寒、祛暑、化湿三种作用。配以银花、连翘辛凉达表，可以宣透暑热。鲜扁豆花，清而不滞，味芳香，既可清暑热，又能化在表的湿浊，稍佐厚朴，取其苦温开气化湿，以降在里的浊邪。数药合用，解表清暑化湿浊而不燥，清暑热而不滞，真是治暑兼湿寒无汗的好方子。临床上用治夏季感冒（即"冒暑"而恶寒发热无汗）效果很好。

二五、手太阴暑温，服香薷饮，微得汗，不可再服香薷饮重伤其表，暑必伤气，最令表虚[①]**，虽有余证，知在何经**[②]**，以法治之。**

按：伤寒非汗不解，最喜发汗；伤风亦非汗不解，最忌发汗，只宜解肌。此麻、桂之异其治，即异其法也。眉批：如庖丁解牛，奏刀騞然。温病亦喜汗解，最忌发汗，只许辛凉解肌，辛温又不可用，妙在导邪外出，俾营卫气血调和，自然得汗，不必强责其汗也。若暑温、湿温，则又不然。暑非汗不解，可用香薷发之。发汗之后，大汗不止，仍归白虎法。固不比伤寒、伤风之漏汗不止，而必欲桂、附护阳实表，亦不可屡虚其表，致令厥脱也，观古人暑门有生脉散法，其义自见。

〔词解〕

①表虚：古人认为"暑是火邪，火盛克金"。所以，发病后，多气短体倦，神疲脉虚，此就是暑热伤气的表现。肺主皮毛，统卫固表，发病后自汗，就是肺气被伤、体表失固的表现。

②知在何经：指根据所见症状，可以得知是那一经的病变。

〔评释〕暑热伤气，本多自汗，治必以清解暑热为主，是忌用辛温发汗的。前条用新加香薷饮，是治暑热为寒、湿外束，症见无汗的表实证，不是治暑热的。因此，文中谓服后得微汗，外寒一解，就不可再服，以免"重伤其表"。因为"暑必伤气，最令表虚"，多服过汗，必导致津泄气耗而表虚失固。所以，吴氏认为当时虽还有其他症状，也应据证分析，随机辨治，这是很正确的。

综上所述，根据暑热忌用发汗的道理，可知"自注"中"暑非汗不解"一语，显然有语病。应是指前条暑为寒束而说。

二六、手太阴暑温，或已经发汗，或未发汗，而汗不止，烦渴而喘①，**脉洪大有力者，白虎汤主之；脉洪大而芤者，白虎加人参汤主之；身重者，湿也，白虎加苍术汤主之；汗多脉散大，喘喝**②**欲脱者，生脉散主之。**

此条与上文少异者，只已经发汗一句。

白虎加苍术汤方

即于白虎汤内，加苍术三钱。

汗多而脉散大，其为阳气发泄太甚，内虚不可留恋可知。生脉散酸甘化阴，守阴所以留阳，阳留，汗自止也。以人参为君，所以补肺中元气也。

生脉散方酸甘化阴法

人参三钱　麦冬二钱，不去心　五味子一钱

水三杯，煮取八分二杯，分二次服，渣再煎服。脉不敛，再作服，以脉敛为度。

〔词解〕

①喘：指呼吸粗快有力。

②喘喝：《素问·生气通天论》云："因于暑，汗，烦则喘喝。"是形容喘息的声音，说明少气之喘，喝喝声微。

〔评释〕本条是在上条的基础上，进一步说明暑热与夹湿及虚、实证等的辨治方法。

本条前半段和上条比较，从对暑热实证和实中夹虚证的辨治而论，基本上是相同的。其中所不同的是"已经发汗"一语。说明温病本不应当责汗，而暑热伤气耗津，常多自汗，更不得误作伤寒而随便发汗。在开始的治疗中，如误用发汗剂，虽未至酿成败证，但也促使热势加重，迫津外泄而汗出淋漓。这时辨治虚实的原则，还是和前条一样，症脉合参，以脉为主。

本条后半段，一是说明暑热夹湿的辨治方法，暑多夹湿，但一般以热为主，今症见身体沉重，这是夹湿较重的表现。因为湿多重着，身重是湿邪留滞肌腠的象征，这时如单用"白虎"，则热为湿恋而热难以清。所以，除用"白虎"以清暑热外，还必须加苍术以燥太阴之湿，才能达湿去热清的目的。二是说汗出过多，则阳气发泄太过，以致肺元大虚，阴液脱失的辨治方法，症见汗多、脉散、喘喝少气，是阴阳失恋已蒙虚脱的征象。这时的关键是"固脱"，即"留阳守阴"，应急用生脉散以"酸甘化阴"，固气敛汗，自可获阴阳固守，汗敛喘平的效果。

生脉散为治气阴不足的名方。暑为阳邪，易伤气耗津，所以，用于暑热汗多，气喘，脉散欲脱之证，更为相宜。方中参麦、五味相伍，共起补气益阴，生津敛汗的作用，而达"留阳守阴"的目的。其药仅有三味，实是力专效宏。

二七、手太阴暑温，发汗后，暑证悉减，但头微胀，目不了了①，余邪不解者，清络饮主之。邪不解而入中下焦者，以中下法②治之。

既曰余邪，不可用重剂明矣，只以芳香轻药，清肺络中余邪足矣。倘病深而入中下焦，又不可以浅药治深病也。

清络饮方辛凉芳香法

鲜荷叶边二钱　　鲜银花二钱　　西瓜翠衣二钱　　鲜扁豆花一枝

丝瓜皮二钱　鲜竹叶心二钱

水二杯，煮取一杯，日二服。凡暑伤肺经气分之轻证皆可用之。

〔词解〕

①目不了了：指眼睛看东西模糊，不太清楚。

②中下法：指用治中焦证或下焦证的方法治疗。

〔评释〕论手太阴暑温，汗后余邪未清的症状和治法。

所谓"汗后"，是指以上有关条文暑兼寒、湿无汗的卫分证，经过发汗治疗而说。暑热初起，病多发于气分而多汗，是忌用发汗的。惟有兼感寒、湿，表为邪束而无汗，才见卫分证，需用清暑、解表、发汗。用后得汗，恶寒、发热、身重痛等一般症状都减退，只留有身微热，口微渴，头有些发胀，视物有些模糊，舌淡红，苔薄白，这是上焦余热不清的现象。治疗就不需要再用重剂，只用辛芳轻清的清络饮，以清余邪就行了。

如果初起治不得法，见中、下焦的一些症状，那就是暑湿病邪深入，应根据症状选用治疗中、下焦的一些方法治疗。

清络饮方是吴氏用治暑伤肺经气分的轻剂，有解暑清肺的作用。方中，银花、荷叶消暑清热；翠衣清暑生津；豆花、丝瓜解暑化湿，并清肺络；竹叶清心除烦，还能利水导热。各药辛芳轻清，鲜品功效更优，既能治上焦暑病和余邪未解等邪浅病轻之证，又可煎汤当茶饮，以作为暑热证补充水分之用。本方原用量较轻，临床应用时，一般都应加重剂量。

二八、手太阴暑温，但咳无痰，咳声清高者，清络饮加甘草、桔梗、甜杏仁、麦冬、知母主之。

咳而无痰，不嗽可知。咳声清高，金音清亮，久咳则哑，偏于火而不兼湿也。即用清络饮，清肺络中无形之热，加甘、桔开提，甜杏仁利肺而不伤气，麦冬、知母保肺阴而制火也。

清络饮加甘桔甜杏仁麦冬汤方

即于清络饮内，加甘草一钱、桔梗二钱、甜杏仁二钱、麦冬三钱。

〔评释〕这条与上条是相互关联的，也是余邪不解所致。本条更由于火邪偏重，证较上条为重。所谓"咳声清高"，显系火灼肺燥；"但咳无痰"，当是不兼湿邪。所以，治用清络饮以解余邪而清肺热。由于病主在肺，故又用杏仁、甘、桔，辛润开肺，麦冬、知母，清肺润燥，以加强其宣清肺热的作用。不过，症见干咳声高，主是火盛失肃，加甘、桔，似不恰当，不如加炙枇杷叶、兜铃较好。

二九、两太阴①暑温，咳而且嗽②，咳声重浊，痰多，不甚渴，渴不多饮者，小半夏加茯苓汤再加厚朴、杏仁主之。

既咳且嗽，痰涎复多，咳声重浊，重浊者，土音也，其兼足太阴湿土可知。不甚渴，渴不多饮，则其中之有水可知，此暑温而兼水饮者也。故以小半夏加茯苓汤蠲饮和中，再加厚朴、杏仁，利肺泻湿，预夺其喘满之路。水用甘澜，取其走而不守也。

此条应入湿温，却列于此处者，以与上条为对待之文，可以互证也。

小半夏加茯苓汤再加厚朴杏仁方 辛温淡法

半夏八钱　茯苓块六钱　厚朴三钱　生姜五钱　杏仁三钱

甘澜水八杯，煮取三杯，温服，日三。

〔词解〕

①两太阴：指手太阴肺和足太阴脾，因湿痰咳嗽与肺脾有关。

②咳而且嗽："咳"指有声无痰；"嗽"指有痰无声。不过，

二者在临床上除干咳无痰者外，一般常并见。

〔评释〕论湿重痰多的治法。

本条"自注"说："证属湿温，列于暑温，是为与上文对照互证。"既如此，则所谓"两太阴暑温"，是应为"湿温"方对。

湿温病初期咳嗽痰多，咳声重浊，口不很渴，或渴不多饮，这与脾气素虚，内停水饮，又感湿热毒邪，以致内外邪并，邪从湿化，郁久酿痰，上贮于肺，影响肺气下降有关。从而构成太阴肺、脾两经的病变，证属气分，为邪从湿化，湿重痰多的"湿痰"证。治用小半夏加茯苓汤，再加厚朴、杏仁，宣肺化痰。

《金匮要略》中的小半夏加茯苓汤，是治停饮呕逆、眩悸的方子。尝用于饮停中脘，胃气失和，或上见呕逆，咳嗽痰涎，或下见小便短少，大便溏泄，确很有效。吴氏在本条中，用它加厚朴、杏仁，以辛开气机，和中化饮而燥湿祛痰。对于病在肺脾，湿重痰多之证，如此化裁很不错。

三十、脉虚，夜寐不安，烦渴舌赤，时有谵语，目常开不闭，或喜闭不开，暑入手厥阴①也。手厥阴暑温，清营汤主之。舌白滑者，不可与也。

夜寐不安，心神虚而阳不得入于阴也。烦渴，舌赤，心用恣而心体亏也。时有谵语，神明欲乱也。目常开不闭，目为火户，火性急，常欲开以泄其内火，且阳不下交于阴也；或喜闭不开者，阴为亢阳所损，阴损则恶见阳光也。故以清营汤急清营中之热，而保离中之虚也。若舌白滑，不惟热重，湿亦重矣。湿重忌柔润药，当于湿温例中求之，故曰不可与清营汤也。

清营汤方咸寒苦甘法

犀角三钱　生地五钱　元参三钱　竹叶心一钱　麦冬三钱　丹

参二钱　黄连一钱五分　银花三钱　连翘二钱，连心用

水八杯，煮取三杯，日三服。

〔词解〕

①手厥阴：即"心包络"的经脉。本条从证型论，实是"营分证"，不是"心包证"。

〔评释〕论暑热入营的主要脉症及辨治方法。全文可分为三段：

第一段，所列的舌、脉、症，是热邪进入营分阶段的主要症状。因为本条是专论"暑温"，所以是"暑入手厥阴"。

第二段，主要说明，出现上面热入营分的症状，治疗应以清营汤为主。

第三段，说明舌苔如果色白滑腻，就不是单纯暑邪或湿热，而是热未完全入营，气分夹有湿邪，湿热并重，热为湿邪所郁遏的现象。在这一情况下，治暑热入营的清营汤会助湿碍邪，故不能用。应采用治湿温气分证的清化之法。

以上是各段大意，下面再分析一下"热入营分"的具体证治：

第一，证机分析。营血同源，营是血之清者，与血并行脉中。当营分为热邪所淫，病变属于血之浅层；营又与心相通，当热入营分，往往容易影响到心包而见轻度的神志异常表现。因之，其见症及机理有：

心烦，夜寐不安，时有谵语：都是邪入营分，扰及心包所致。由于病主在营，心包仅受到间接影响，所以，神志被扰的症状较轻。

舌赤：已是血热的征象。心主血，舌为心苗，热入营分，舌先色赤。

口渴：是热盛津伤，邪初入营的征兆。

目喜开不闭，或喜闭不开：不闭是火热上冲所致，喜闭是阴伤畏光的缘故。

脉虚：是指暑温说。暑热灼津耗气，脉多虚象而兼数。如果是温热病脉现虚数，就是阴虚血热。

文中未提到发热，因为热证没有不发热的，所以从略。不过，营分的发热，应是灼热，入夜尤甚，此是热入阴分，阴虚则内热的缘故。

第二，治疗方法。营分有转气、入血之机。热入营分的治法，当以清营为主，必须透热转气。清营汤就是具备了清营和透热的作用，是治"热入营分"证的主方。

三一、手厥阴暑温，身热，不恶寒，精神不了了①，时时②谵语者，安宫牛黄丸主之，紫雪丹亦主之。

身热，不恶寒，已无手太阴证。神气欲昏，而又时时谵语，不比上条时有谵语，谨防内闭，故以芳香开窍，苦寒清热为急。

安宫牛黄丸、紫雪丹 方义并见前

〔词解〕

①精神不了了：意同神志不清。

②时时：即经常持续。

〔评释〕论暑热逆传心包的症状和治法。

"温邪上受，首先犯肺，逆传心包"，此即逆传心包之证。本证从"不恶寒"三字可知初时有恶寒，或兼感他邪而有恶寒的卫分证。这时只觉发热而不觉恶寒，是已无手太阴卫分证了。暑为阳邪，易伤气阴，兼邪去，恶寒解，按一般的规律，应是显现气伤津耗的气分证，但这时表现出的是神志不清，经常说胡话等邪传心包、热扰神明的特征，所以，它属于"逆传手厥阴心包"

之证。

本条和前条比较，前条是"时有谵语"而尚未见神志不清，它是邪入营分，间接影响心包。本条是"时时谵语"，且已见神志不清，是直接传入心包，将有内闭机窍之势。可见同一营分证，同样有谵语，其属于营热，还是进犯心包，关键在于神志症状的有无、轻重，通过其可判断病邪对心包的影响和病变部位的主次。这样再结合其他脉症进行分析，自可明确无误。前后两条，由于部位不同治疗也有区别。前条主要属于"营热"，只用清营汤以清营透热就行了，本条主在心包，并有内闭机窍的趋势，单纯清营就不行了，非加用牛黄丸、紫雪丹等芳香开窍、清热解毒之剂，就不能扭转局面。

三二、暑温，寒热，舌白不渴，吐血者，名曰暑瘵①，为难治，清络饮加杏仁薏仁滑石汤主之。

寒热，热伤于表也；舌白不渴，湿伤于里也，皆在气分。而又吐血，是表里气血俱病，岂非暑瘵重证乎？此证纯清则碍虚，纯补则碍邪，故以清络饮清血络中之热，而不犯手；加杏仁利气，气为血帅故也；薏仁、滑石利在里之湿，冀邪退气宁而血可止也。

清络饮加杏仁薏仁滑石汤方

即于清络饮内加杏仁二钱，滑石末三钱，薏仁三钱，服法如前。

〔词解〕

①暑瘵：急性热性病病名。发生于暑热季节，以突然咯吐血、咳嗽为主要症状，并伴全身性外感症状而状似痨瘵的病证。

〔评释〕论暑热兼湿，病在气营而咯吐血的症状和治法。

　　吴氏在本条内指明论的是"暑瘵"病。这一病证是根据叶案"暑门"第48案王姓案而来。将所述症状结合现代医学的传染病来看，近似于"钩端螺旋体病"的"肺出血型"。

　　这一病证的原因，有暑热和暑热兼湿的不同。它发病较急，以暑湿犯肺，络伤血溢为本条病证的主要病机。症状以咯吐血为主外，还必具咳嗽、胸闷痛等邪壅于肺，肺失宣降和邪伤于表的寒热等全身性症状。由于本条有舌苔白滑，口不渴的症状，其类型应属于暑热夹湿。这种证是比较难治的。因为失血之后，阴伤邪留，单独治以清热滋阴则恋邪碍湿，单独进行宣化湿浊则助热化燥，所以，选用清络饮轻清、透解肺络热邪，加杏仁、薏仁、滑石的辛淡开气化湿，以此用治轻浅病证，可获湿热两清，邪退血止的效果。若是重证，则病重药轻，力不能济，还必须再加入清热凉营，止血宁络的药，如鲜生地、丹皮、黄芩、白茅根、侧柏叶等味。叶子雨在按语中指出，宜用"栀、翘、蒌、贝、通、滑、豉、薏等味"，可作加减时的参考。

　　本条应与上两条参合研究。

　　三三、小儿暑温，身热，卒然痉厥，名曰暑痫，清营汤主之，亦可少与紫雪丹。

　　小儿之阴，更虚于大人，况暑月乎！一得暑温，不移时有过卫入营者，盖小儿之脏腑薄也。眉批：脏腑薄则传变速也。血络受火邪逼迫，火极而内风生，俗名急惊，混与发散消导，死不旋踵。惟以清营汤清营分之热而保津液，使液充阳和，自然汗出而解，断断不可发汗也。可少与紫雪者，清包络之热而开内窍也。

　　三四、大人暑痫①，亦同上法②。热初入营，肝风内动③，手足瘈疭，可于清营汤中加钩藤、丹皮、羚羊角。

清营汤、紫雪丹 方法并见前

〔词解〕

①暑痫："痫"是以一时性的突然昏倒，口吐涎沫，痉挛，醒后一如常人为特征的病。这里应是"暑风"，是感受暑热毒邪，热盛动风所致的突然项背强直、高热、神迷等痉厥症状，不能当作痫证。

②亦同上法：指同上条。因本书以每一条为一法。

③肝风内动：指病中出现肢体动摇，抽搐，眩晕等症状。有虚、实之分。虚是阴液损耗，称为"虚风内动"；实是热毒过盛，又叫"热盛动风"。本条属于后一种。

〔评释〕论暑风重证和暴发证的症状和治法。

以上两条，都是暑风证。所不同的是，小儿由于年龄幼小，体属"稚阴稚阳"，病则有"易寒易热，易虚易实"的特点。所以，当感受暑热毒邪，病发就病势暴急，表现出高热、神迷、直视、项背强直等邪侵心、脑，直达下焦肝经的征象。

至于成人则由于身体发育成熟，抵抗病邪的力量强盛，除暴发者外，一般多在入营以后，热炽毒盛，才引动下焦肝风，而出现或轻或重的抽搐。这种差别，是因年龄、体质发育的不同，而非病因、病机的相异。现归纳如下：

病因：暑热毒邪。

病机：热毒逆犯心、脑而热极生风，或营热引动下焦肝风，风火相扇，病属两厥阴实证。

症状：高热，神志昏迷，项强直，甚至角弓反张，或四肢抽搐，挛急，牙关紧闭。脉象沉而弦数。如四肢逆冷，多有面垢齿燥。

治法：小儿出现痉厥，多是暑热毒邪侵凌心、脑，热极生风，治应以清营息风为主，用清营汤加羚羊角、钩藤、丹皮，或加少许紫雪丹以清热解毒。成人则因热盛伤阴引动肝风，以致两厥阴同病。其中以心包热炽为主的，治以清心息风法，用清宫汤清心开窍，加羚羊角、钩藤、丹皮凉肝息风；以营热伤阴，肝亢风动为主的，治以凉肝息风法，用羚角钩藤汤加牛黄丸以清心开窍，凡抽搐较甚的，可加服止痉散以镇痉息风。

暑温出现痉厥，都是危重之证，特别是小儿，不得以一般消散药治疗，如误用耗伤阴液，会更生他变，临床上应十分注意。

伏　暑

三十五、暑兼湿热，偏于暑之热者为暑温，多手太阴证而宜清；偏于暑之湿者为湿温，多足太阴证而宜温；湿热平等者两解之。各宜分晓，不可混也。

此承上启下之文。按暑温、湿温，古来方法最多精妙，不比前条温病毫无尺度，本论原可不必再议，特以《内经》有"先夏至为病温，后夏至为病暑"之明文，是暑与温，流虽异而源则同，不得言温而遗暑，言暑而遗湿。又以历代名家，悉有蒙混之弊。盖夏日三气杂感，本难条分缕析。惟叶氏心灵手巧，精思过人，案中治法，丝丝入扣，可谓汇众善以为长者；惜时人不能知其一二；然其法散见于案中，章程未定，浅学者读之，有望洋之叹，无怪乎后人之无阶而升也。故本论摭拾其大概，粗定规模，俾学者有路可寻。精妙甚多，不及备录，学者仍当参考名家，细绎叶案，而后可以深造。再按张洁古云：静而得之为中暑，动而得之为中热；中暑者阴证，中热者阳证。呜呼！洁古笔下如是不了了，后人奉以为规矩准绳，此医道之所以难言也。试思中暑，竟无动而得之者乎？中热，竟无静而得之者乎？似难以动静二字分暑、热。又云：中暑者阴证。暑字从日，日岂阴物乎？暑中有火，火岂阴邪乎？暑中有阴耳，湿是也，非纯阴邪也。中热者阳证，斯语诚然，要知热中亦兼秽浊，秽浊亦阴类也，是中热非纯无阴也。盖洁古所指之中暑，即本论后文之湿温也；其所指之中热，即本论前条之温热也。张景岳又细分阴暑、阳暑，所谓阴暑者，即暑之偏于湿，而成足太阴之里证也；阳暑者，即暑之偏于热，而成手太阴之表证也。学者非目无全牛，不能批隙中窾。宋元以来之名医，多自以为是，而不求之自然之法象，无怪乎道之常不明，而时人之随手杀人也，可胜慨哉！

汪按：偏湿偏热，伤手伤足，挈领提纲，可谓不易之论。学者从此认清，自不患动手便错矣。又按洁古所谓动者，指奔走劳役之人，触冒天地之热气而病者也；所谓静者，指富贵安逸之人，纳凉于高堂大厦以避热而中湿者也。然动者亦有时中湿，静者亦有时中热，未可拘执。静者一种内，又有乘凉饮冷，无湿气而但中寒气，应用桂枝，大顺，甚则理中、四逆者，此即夏月伤寒，当一一条分缕析也。至景岳于六气治法，全未入门，无足置论。

〔评释〕从暑邪之偏热、偏湿而分"暑湿""湿温"及其证型、治法。所谓"暑兼湿热"，从本条全文及"自注"中的"暑中有阴耳，湿是也"之论看，是指暑邪本身就包括热和湿两方面，即"暑中必有湿"之意，此说似不确切。实际上是"暑多兼湿"，而不是"暑中必有湿"。王孟英论辨较详。

所谓"偏于暑之热者，为暑温……偏于暑之湿者，为湿温"，就是把暑病热重湿轻的命名为"暑温"，湿重热轻的命名为"湿温"。其实，"暑温"是以暑热毒邪为主因的一类病，"湿温"是以湿热毒邪为主因的一类病，是不能从暑邪中热和湿的偏轻、偏重来分的。就以暑是湿热合邪之说为是而论，那也只能是同一病的不同证候，而不能混证为病。条文里所分的三个证型，恰恰是"湿热病"的不同证型。

所谓暑温多手太阴证，湿温多足太阴证，就这两者的见证来论是对的。因为手太阴属肺，肺主气。暑为热邪，多伤气液，暑热病一开始就见气短、体倦的气分证。足太阴属脾，脾为湿土，湿热内侵，邪从湿化而湿重于热，病变一开始多见脘痞身重的足太阴气分证。

病既有"暑温""湿温"之分，治法当然有别。暑温是气分阳热亢盛证，治当以清热为法，而湿温是湿热合邪，虽湿重热轻，也与"寒湿"的有湿无热不同。所谓"宜温"之法，对"寒湿"则可，对"湿热"则非。至于对"湿温"中湿偏重的治法，是应以化湿为主，而必兼清热邪，才为合法。再从其最后所谓"湿热平等者，两解之"，即湿热并重的，应以清热化湿并重为治。

三六、长夏受暑，过夏而发者，名曰伏暑①。霜未降②而发者少轻，霜既降而发者则重，冬日发者尤重，子、午、丑、未之年③，为多也。

长夏盛暑，气壮者不受也；稍弱者但头晕片刻，或半日而已；次则即病；其不即病而内舍于骨髓，外舍于分肉之间者，气虚者也。盖气虚不能传送暑邪外出，必待秋凉金气相搏而后出也。金气本所以退烦暑，金欲退之，而暑无所藏，故伏暑病发也。其有气虚甚者，虽金风亦不能击之使出，必待深秋大凉、初冬微寒相逼而出，故为尤重也。子、午、丑、未之年为独多者，子、午君火司天，暑本于火也；丑、未湿土司天，暑得湿则留也。

〔词解〕

①伏暑：病名。指夏感暑邪，秋冬发生，内热很重，或如疟

状的一种病。

②霜未降："霜降"是节气名，为秋季的最后一个节气，属于九月（农历）的后半月。"霜未降"指节前，下边的"霜既降"指节后。

③子、午、丑、未之年：指十二地支执年中，每逢子、午、丑、未的年份，如甲子、甲午、乙丑、乙未等年。其在甲子六十年中，各占五年。

〔评释〕论"伏暑"的病因，以及发病季节与病变轻重的关系。

"伏暑"一词，首见于明代王肯堂的《证治准绳》，吴氏在本条中，用了这一病名。对于"伏暑"病发生的原因，他在王氏"暑邪久伏而发"的基础上，阐明是"长夏受暑，过夏而发"。这就指出了感受的时间是在农历的六七月之际，发病时间是在夏季以后，把它跟发于夏暑季节的"暑温"病，从时间上进行了区别。

为什么感邪以后，"过夏"才发病呢？吴氏在"自注"中说：暑邪袭人，体气壮的，邪不能犯；气稍弱的，虽有所感，亦仅"头晕片刻"而无大伤害；体气虚弱的人，则有感而即病的，但也有感而不即病的。那是因邪气乘虚内伏于骨髓或"分肉"（这里指的是近骨而与骨相分的肌肉）之间，待到夏后天冷，复感寒凉之气，激动"伏邪"而外发。

正由于暑邪是乘虚入侵内伏的，所以邪气潜伏的时间越长，就说明正气排外的力量越弱，发病越迟，说明引出病邪越难，只有当邪势暴涨，或经新感时邪的触动而外发时，病势才越重。因此，吴氏说发于"霜未降（初秋）"的病稍轻，发于"霜已降（深秋）"的病就重，"冬日"发病的，那就更重了。

至于所谓"子午丑未之年为多"。他是根据《内经》运气学说，认为子午是"少阴君火司天"之年，丑未是"太阴湿土司天"之年。暑是火邪，其势更盛；暑与湿合，其气感人，则易留滞。故说每逢子、午、丑、未的年份，"伏暑"病要比其他年份多一些。当然，这是他的一种推论，仅可作为参考。

三七、头痛，微恶寒，面赤烦渴，舌白，脉濡而数者，虽在冬月，犹为太阴伏暑也。

头痛，恶寒，与伤寒无异；面赤烦渴，则非伤寒矣，然犹似伤寒阳明证；若脉濡而数，则断断非伤寒矣。盖寒脉紧，风脉缓，暑脉弱，濡则弱之象，弱即濡之体也。濡即离中虚，火之象也；紧即坎中满，水之象也。火之性热，水之性寒，象各不同，性则迥异，何世人悉以伏暑作伤寒治，而用足六经羌、葛、柴、芩，每每杀人哉！象各不同，性则迥异。故曰虽在冬月，定其非伤寒而为伏暑也。冬月犹为伏暑，秋日可知。伏暑之与伤寒，犹男女之别。一则外实中虚，一则外虚中实，岂可混哉！

〔评释〕论"伏暑"的脉症及辨别。

"伏暑"是"长夏受暑，过夏而发"，是暑湿合邪内伏为主因的病。多于深秋、冬初为外寒所诱发。它在临床表现上，常有类似伤寒的表证，即温病的卫分证。当冬季发病，更须与"伤寒"加以区别：

第一，本证"头痛""恶寒"，是伤寒、温病所共有的症状。但是，伤寒的脉是浮紧，中风的脉是浮缓，而本条的脉则是濡数。濡，是浮而柔细的一种脉象，为暑湿所必有，显然可见它不是伤寒了。

第二，"面赤烦渴"，也是暑湿内郁和伤寒阳明病都有的症状。但伤寒阳明病是脉洪大，舌苔黄，而本条是舌苔白，脉濡数，可知它不是伤寒阳明病。所以，本文说"虽在冬月，犹为太阴伏暑也"，以示临证有所区别，不要混淆。

再就本条脉症分析，其面色赤，心烦，口渴，舌苔白腻，脉象濡数，是暑湿内伏，化热外发的主要脉症。湿邪久郁，则阻滞气机，暑邪久伏，则化火灼阴，必还有脘闷，尿赤，舌红等症状。而头痛、恶寒、发热，既是病发的全身反应，也是新寒诱发的表现，所以，它是"新寒触发伏邪"。

三八、太阴伏暑，舌白口渴，无汗者，银翘散去牛蒡、元参，加杏仁、滑石主之。

此邪在气分而表实之证也。

〔评释〕本条是论表实无汗的治法。

所谓"太阴伏暑"，就是指具有上条症状而说。苔白，口渴，无汗，是辨证论治的重点。口渴，苔白（较厚而干），是病在气分，无汗则是卫分表实。治用辛凉解表的银翘散，以使邪从表出。暑兼有湿，所以减去滑泄的牛子，加杏仁、滑石，一以开气，一以利湿，使气开湿化，导邪从小便去。

此外，银翘散中没有玄参，文中谓"去玄参"，当是去豆豉之误。这从方后之胸闷"加香豉四钱"可知。下面原文第40条，同此。

三九、太阴伏暑，舌赤，口渴，无汗者，银翘散加生地、丹皮、赤芍、麦冬主之。

此邪在血分，而表实之证也。

〔评释〕本条和上一条所不同的，只是"舌赤"一症。舌质色赤而无汗，见于病之早期，当是邪在营分，伏暑化燥的卫表实证。因此，也用银翘散辛凉透表，以解卫分之邪，加生地、丹皮、赤芍、麦冬，一以泄热，一以滋液，而共清营分热邪。

四十、太阴伏暑，舌白口渴，有汗，或大汗不止者，

银翘散去牛蒡子、元参、芥穗，加杏仁、石膏、黄芩主之；脉洪大，渴甚，汗多者，仍用白虎法；脉虚大而芤者，仍用人参白虎法。

此邪在气分而表虚之证也。

〔评释〕论邪在气分的表虚证和气分热盛、气阴亏耗的辨治。

前面"卫气同病"的第二条是"无汗"，本条是"有汗，或大汗不止"。无汗而口渴、苔白是表实，表实则不忌疏表，所以，在辛凉清解化湿的银翘散加减方中，不去荆芥。有汗而口渴、苔白是表虚，是由于暑湿化燥，蒸腾津液外泄，则忌用疏表，所以用银翘散必去荆芥，也应去薄荷，并加入杏仁、石膏、黄芩而清热化湿，目的是使湿热得清，津无所逼，自不外泄。

如果伏邪化燥太过，气热更盛，或热盛而气阴亏耗，症见汗大出，口大渴，脉洪大，或脉象虚大而芤，这和"风温"气分热炽、气津耗伤等证基本相同。本"异病同治"的原则，仍用"白虎法"或"白虎加人参法"，以清热保津，或兼益气阴。

四一、太阴伏暑，舌赤，口渴，汗多，加减生脉散主之。

此邪在血分表虚之证也。

银翘散去牛蒡子元参加杏仁滑石方

即于银翘散内去牛蒡子、元参，加杏仁六钱，飞滑石一两。服如银翘散法。胸闷，加郁金四钱、香豉四钱；呕而痰多，加半夏六钱，茯苓六钱；小便短，加薏仁八钱，白通草四钱。

银翘散加生地丹皮赤芍麦冬方

即于银翘散内加生地六钱，丹皮四钱，赤芍四钱，麦冬六钱。服法如前。

银翘散去牛蒡子元参芥穗加杏仁石膏黄芩方

即于银翘散内去牛蒡子、元参、芥穗，加杏仁六钱，生石膏一两，黄芩五钱，服法如前。

白虎法、白虎加人参法俱见前

加减生脉散方酸甘化阴法

沙参三钱　麦冬三钱　五味子一钱　丹皮二钱　细生地三钱

水五杯，煮二杯，分温再服。

〔评释〕本条和前面"营卫同病"的症状相同的是"舌赤口渴"；相异的是前者"无汗"，本条"汗多"。所以，一是营兼表实；一是热在营血而津液耗伤。由于血热阴亏，汗多表虚，因而用补益气阴的生脉散以生津敛汗。加丹皮、生地，以凉血滋阴。

四二、伏暑、暑温、湿温，证本一源，前后互参，不可偏执。

〔评释〕暑季是暑热、湿浊同盛的季节。这一季节滋生的病邪，都具有热的特性，或热和湿的双重特性。

所谓"伏暑、暑温、湿温"，都是暑季感邪。概括地说，这些邪又都具有热的特性，故认为是"证本一源"。然而这并不等于说三类病证的原因都一样。它们毕竟有着暑热、湿热的差异和体气对病邪反应的相殊。正由于此，其在临床表现上，也就有同、有异。这就要求在辨证论治时，应本"同病异治""异病同治"的原则，对证候相同的，就可用同一法方治疗，证候相异的，就辨明是热、是湿，或湿热相兼而孰轻、孰重，予以不同治法。所以，要"前后互参（指出所论三病的各条互参），不可偏执"。

湿温　寒湿

四三、头痛，恶寒，身重疼痛，舌白不渴，脉弦细而濡，面色淡黄，胸闷不饥，午后身热，状若阴虚，病难速已，名曰湿温。汗之则神昏耳聋，甚则目瞑不欲言；下之则洞泄①；润之则病深不解。长夏、深秋、冬日同法，三仁汤主之。

头痛，恶寒，身重疼痛，有似伤寒，脉弦濡，则非伤寒矣。舌白，不渴，面色淡黄，则非伤暑之偏于火者矣。胸闷不饥，湿闭清阳道路也。午后身热，状若阴虚者，湿为阴邪，阴邪自旺于阴分，故与阴虚同一午后身热也。眉批：此条人多误认阴虚，当知此理。湿为阴邪，自长夏而来，其来有渐，且其性氤氲粘腻，非若寒邪之一汗即解，温热之一凉即退，故难速已。世医不知其为湿温，见其头痛恶寒、身重疼痛也，以为伤寒而汗之，汗伤心阳，湿随辛温发表之药，蒸腾上逆，内蒙心窍则神昏；上蒙清窍则耳聋、目瞑、不言。见其中满不饥，以为停滞而大下之，误下伤阴，而重抑脾阳之升，脾气转陷，湿邪乘势内渍，故洞泄。见其午后身热，以为阴虚，而用柔药润之，湿为胶滞阴邪，再加柔润阴药，二阴相合，同气相求，遂有锢结而不可解之势。惟以三仁汤轻开上焦肺气，盖肺主一身之气，气化则湿亦化也。眉批：至理。解此二语，则于湿温思过半矣。湿气弥漫，本无形质，以重浊滋味之药治之，愈治愈坏。伏暑湿温，吾乡俗名秋呆子，悉以陶氏《六书》法治之，不知从何处学来。医者呆，反名病呆，不亦诬乎！再按湿温较诸温病势虽缓而实重。上焦最少，病势不甚显张，中焦病最多，详见中焦篇，以湿为阴邪故也，当于中焦求之。

三仁汤方

杏仁五钱　飞滑石六钱　白通草二钱　白蔻仁二钱　竹叶二钱
厚朴二钱　生薏仁六钱　半夏五钱

甘澜水八碗，煮取三碗，每服一碗，日三服。

〔词解〕

①洞泻：是"泄泻"的类型之一，即大便稀溏，持续不已。

〔评释〕论湿温病的主要脉症、法方及治疗禁忌。湿温，是感受湿热毒邪发生的一类病证。当内郁之邪病发于表，外而阳为湿遏，内而气机被阻，胸阳受蒙，就表现出头痛恶寒，午后发热较重，身体沉重疼痛，面色淡黄，胸中气闷不舒，没有饿感，口不渴，舌苔白微腻，脉象弦细或濡细。这是湿温病的主要脉症。凡见这些脉症的，就叫作"湿温"。

湿温病的主要脉症，有些和"伤寒""暑温""阴虚"等病证相似，还需要加以辨别。

第一，本证之"头痛寒恶，身重疼痛，舌白不渴"等症状，应和伤寒、暑温区别。其首要之点，在脉象上，伤寒的脉是浮紧的，暑温的脉是右寸独大，本证的脉则是弦细或濡细。这是湿温病的主脉，它和伤寒、暑温的脉象显然不同。另一点，从症状来分析，伤寒恶寒，有明显的发热，并有项强痛，身虽疼痛，但无沉重感，本证则是午后热重，无项强而有身重、胸闷。这是湿温病所必见的，它和伤寒有着明显的区别。暑温则高热面赤，口渴，汗大出。本证是午后身热，舌苔白，口不渴，面色淡黄，胸闷。这是湿温病湿邪中阻所具有的症状，其和暑温也有区别。

第二，本证"午后身热"，应和阴虚进行区别。发热在午后比较重，像阴虚病人的"潮热"。但阴虚病人的伴随症状是两颧潮红，五心烦热，甚至出盗汗，脉象细数。这是阴虚虚阳偏亢所致之证，与本条所列症状有着显著的区别。

通过上述辨别，说明它既不是伤寒，也不是暑温、阴虚，而是湿温。湿温上焦证的治疗方法，是要轻开上焦肺气。因为病虽主在阳明、太阴，但肺主一身之气，为化湿所必须依赖的力量。肺气开湿才能化，这就是"治上焦如羽"的原则。因此，凡具有本条所列症状，无论长夏、深秋、冬天，都可以用辛开淡渗的三仁汤进行治疗。

此外，湿温病是湿热合邪而性属阴。它既有热的成分，也有湿的特性。二者相恋，胶着难解，致使病程较长而不易速愈。因之，在治疗上，它既不像伤寒的汗出热退，也不像温热病的清泄身凉，往往是汗出复热，泄而不解。正因这样，吴氏特把汗、下、润三法，列为禁忌。

其一，忌汗。发汗本是解表法之一，为初期表实无汗的首要治法。但发汗药多辛温升散，温散为寒邪束表所必用，温病是热邪，热本劫阴，最忌温散。至于湿，虽然是阴邪，但性质实不同于寒邪的纯阴，它不仅性质黏滞，容易恋邪，且湿与热合，最难化解。初期虽有恶寒、头痛等症状，也不得误为寒邪而纯用温散发汗。因它是阳为湿遏的表现，它的病本在脾，病标在肺，只能从辛开芳化论治。如果误用温燥发汗，那就会因汗出过多而损伤心液，同时也会导致湿热病邪被辛温药蒸腾上升，导致内蒙心窍而神昏，上蔽清阳而耳聋、目闭。即使未必都到这种程度，也会招致汗出复热，加重病情。因此，对湿热病来说必须禁忌纯用温散。

其二，忌下。在湿热病的初、中期过程中，由于湿热阻滞中焦，多有胸脘痞闷且没有饥饿等感觉，如果误以其为胃肠积滞而用攻下的药，那就会伤害脾阳，使脾气不能升化而反下陷，形成泄泻不止的变证。所以说，湿热病"忌下"。这是指中气偏虚，湿郁气阻而说。若浊滞毒邪，聚于胃肠，则下法是导滞涤浊所必用的。

其三，忌润。润燥养阴，是温病治疗中的一个要法。湿热病既属于温病，为何会忌用滋润呢？这是由于湿热之邪性质不同的缘故。湿热病病邪中的湿，其特性本是阴浊黏滞。滋润一法，药多柔腻，最易碍湿，所以忌用。如误以"午后身热"为阴虚而用之，则湿邪再遇滋腻，犹如胶中加鳔，更会造成邪气固结不解的后果，这是必须注意的。

总而言之，本条所谓的"三忌"，是湿热病治疗中的一般常规。当然，这不能看作是绝对的。如在不同阶段的特殊情况下的确需用时，只要根据湿热的特点并运用汗、下、润的原则，就可灵活掌握应用。

三仁汤方确是治湿热病，湿邪偏重，郁阻中焦气分的一个名方。本条用它治邪在表分，湿遏卫阳而症见恶寒，头身疼痛，则淡渗有余，芳化不足。即使要用，也必须加入藿香、佩兰、青蒿、豆卷等芳化透表的药。至于当湿郁中焦，气机阻滞的时候，用本方后，也有汗出溱溱，热势顿挫，那是气开湿化，热无所恋而外出的间接作用，不得认为本方就有解表的功能。

曾有农民李某，新中国成立前患水肿，从腰至股浮肿，按之没指，恶寒无汗而小便不利，经用麻桂五皮饮，两剂而肿消病愈。1971年（住榆林星明楼下巷）又病水肿，以头面、下肢为著，久经治疗，时轻时重。于1972年托人带信求我治疗。据说病发于感风冒雨之后，现时正当暑天，汗少不渴、头顶痛重一直不解，脘闷纳差，小便短少，大便溏腻，日2~4次。肿以头顶、眼泡、下肢显著。舌苔白腻根厚，脉寸浮而弦，尺滑。当为暑湿相淫，三焦气机受阻，风水相搏，水湿流溢肌肤，上聚头目，下注足胫。方用三仁汤加藁本、浮萍、荷梗，三剂后，身微汗出，小便增多，头痛止，浮肿消。特附记于此，以作为参考。

四四、湿温邪入心包，神昏肢逆，清宫汤去莲心、麦冬，加银花、赤小豆皮，煎送至宝丹，或紫雪丹亦可。

湿温着于经络，多身痛身热之候，医者误以为伤寒而汗之，遂成是证。仲景谓湿家忌发汗，发汗则病痉。湿热相搏，循经入络，故以清宫汤清包中之热邪，加银花、赤豆以清湿中之热，而又能直入手厥阴也。至宝丹去秽浊，复神明。若无至宝，即以紫雪代之。

清宫汤去莲心麦冬加银花赤小豆皮方

犀角一钱　　连翘心三钱　　元参心二钱　　竹叶心二钱　　银花二钱
赤小豆皮三钱

至宝丹、紫雪丹方并见前

〔评释〕论湿热浊邪上犯心包的症状和治法。

本条根据叶氏原案（见"湿门"第十张姓案）记载，患者体壮有湿，又感长夏湿邪，内犯太阴而自利，外着经络而身痛、发热。当时误用发汗，一方面助热劫津，耗伤心液；另一方面湿热相搏，酝酿交蒸，浊气为辛温所蒸腾而循经入络，上蒙心包，扰乱神明，湿热内郁，阳不外达，以致造成神志障碍，四肢逆冷等厥闭的逆变。这时病以昏厥为主，故治用清宫汤加减，并加用至宝丹、紫雪丹等。

清宫汤去莲心、麦冬，加银花、赤小豆皮方与原案比，多了竹叶，少了菖蒲。从"湿闭"而论，菖蒲是芳香辟秽开窍药，为治湿浊闭窍所必用，不应该减去，竹叶能清心除烦，加入倒也可以。叶霖说："湿温邪入心包，此方宜去元参、银花，加丹皮、郁金、石菖蒲以开之。若因痰火内闭，更加牛黄、天竺黄，清火豁痰"，可参考。

四五、湿温喉阻①咽痛，银翘马勃散主之。

肺主气，湿温者，肺气不化，郁极而一阴一阳谓心与胆也之火俱结也。盖金病不能平木，木反夹心火来刑肺金。喉即肺系，其闭在气分者即阻，闭在血分者即痛也，故以轻药开之。

银翘马勃散方辛凉微苦法

连翘一两　牛蒡子六钱　银花五钱　射干三钱　马勃二钱

上杵为散，服如银翘散法。不痛但阻甚者，加滑石六钱，桔梗五钱，苇根五钱。

〔词解〕

①喉阻：指喉间阻塞不利。

〔评释〕温病中发生咽痛的情况很多，在湿温中，咽痛也是早期的一个伴发症状。因此，为了明确与其他温病咽痛的区别，再进行如下补充。

第一，以咽喉痛为主要特征的病，肿痛来势猛烈，发展迅速，喉部色红有黏液，或有伪膜，并且在发热的同时，就突出了咽痛这一特征。其他伴发咽痛的病，则咽喉部的肿痛不很重，出现也较迟缓。

第二，伴发咽痛的病，其咽痛也不完全一样。一般来说，风温其痛较重，颜色较红有滤泡；湿温则相对较轻。至于秋燥则以咽喉部干燥而痛、干咳为特征，也和湿温不同。另外，风温等病的主证，都有热盛毒重的特点。湿温除咽部阻塞疼痛外，又必具有头胀痛如裹，身重耳聋，胸脘痞闷，舌苔白腻等湿热的主要症状。

第三，湿温咽痛的在气、在血。"自注"谓："只感喉间阻塞
不利，无痛感，或疼痛很轻的，闭在气分；有痛感或较重，闭在
血分。"这种气血之分，应该说只是说明程度的轻重不同，不是
证候在气分、血分的辨别依据。

从以上的分析，结合湿温所具有的主要症状，始可明确其为
湿温的伴发症状。这一症状的出现，主要是由于湿热病邪犯中阻
气，酝酿交蒸，浊气上腾，既蒙扰清窍，更闭塞肺气，以致肺气
为郁火熏灼，热循肺系达于喉部，同上扰的浊气相结，形成咽喉
病变而致阻塞疼痛。这种伴发症状，是肺气失宣，浊热郁结，治
疗当用银翘马勃散以宣开肺气，清解瘀热。

银翘马勃散方是叶案"湿门"第六案，治周姓"咽喉欲闭，
邪阻上窍"的方子。鞠通将本案整理编入，减去原方中的"金
汁"。他以银、翘清热解毒，牛蒡子辛开肺气，并合射干、马勃
开闭结以利咽喉，用于本病，确是一个轻清宣肺、开闭清热的
方子。

四六、太阴湿温，气分痹郁①而哕者俗名为呃，**宣痹汤
主之。**

上焦清阳膹郁，亦能致哕，治法故以轻宣肺痹为主。眉批：
痹证治法，备载《金匮》，学者细详之。本论专详温病，不及备
论，疟痢仿此。

宣痹汤苦辛通法

枇杷叶二钱　郁金一钱五分　射干一钱　白通草一钱　香豆豉
一钱五分

水五杯，煮取二杯，分二次服。

〔词解〕

①气分痹郁：指湿邪郁滞上焦气分，气机闭阻不通。

〔评释〕论呃逆见于湿热病证的治法。

呃逆一证，在"风温"中焦证"燥结于肠"第八条中，已作了论述，可参看该条的"评释"。

本条所论，是根据叶氏治某姓"肺气郁"一案整理的。吴氏认为是由湿热之邪留滞上焦气分，郁阻清阳，肺气失宣，冲逆于胸喉之间所致。所以说它的病位在"太阴"，病机是气分"痹郁"，是声音短频而咽中有不快感的一种呃逆。证既属湿阻肺气，治当用宣痹汤以轻清宣肺。

湿热郁阻肺气，气不开则湿不化，湿不化则冲逆难已。因用郁金、射干解郁开气，香豉芳化，通草甘淡，入肺以导湿下行，稍佐杷叶以降冲逆，使郁解气开，湿化热清，冲逆自平。此为治"呃逆"的又一妙法。

四七、太阴湿温，喘促者，千金苇茎汤加杏仁、滑石主之。

《金匮》谓：喘在上焦，其息促。太阴湿蒸为痰，喘息不宁，故以苇茎汤轻宣肺气，加杏仁、滑石利窍而逐热饮。若寒饮喘咳者，治属饮家，不在此例。眉批：着眼。

千金苇茎汤加滑石杏仁汤 辛淡法

苇茎五钱　薏苡仁五钱　桃仁二钱　冬瓜仁二钱　滑石三钱
杏仁三钱

水八杯，煮取三杯，分三次服。

〔评释〕气喘息促，见于湿温病，为其并发症之一。它除具有湿热郁阻中、上焦的症状外，从所用的方药来看，还必有咳嗽痰浊的表现，这才能属"太阴湿温"证。

湿温病咳喘痰浊，主要是湿热病邪内侵，郁蒸脾湿为痰，痰热上递于肺，壅阻肺络，使肺气不得下降，于是表现为痰喘息促的症状。对这一症状的治疗，应用《千金要方》中的苇茎汤加杏仁、滑石，以宣肺平喘，清热利湿。

此外，湿温咳喘应和"寒饮"加以区别。本证是新病而兼喘咳，寒饮是宿疾，往往历年不愈，以喘满难卧，咳吐稀白痰沫为主要症状，伴有面浮神疲，背寒肢凉等寒饮伤阳的现象。二者的病史、表现显然有别，治疗当然不一样。因此，"自注"中说："若'寒饮'喘咳者，治属饮家，不在此例。"

苇茎汤是《千金要方》用治痰热郁肺，酿脓成痈的一个名方。本证虽非郁结成痈，但痰热阻肺则一，故以苇茎汤加味治疗。方中苇茎是清除肺络中痰浊的要药，它甘寒中空，能清络泄热，并协同苡仁清热利湿而导浊下行。桃仁行滞逐瘀，瓜仁涤痰排脓，加杏仁以宣肺平喘，以滑石加强清利湿热的作用。用它治疗本证，效果当然不会错。不过，主药的用量应当加重。热重者，加入金银花、鱼腥草，或加黄芩。喘甚者，加入桔梗、枇杷叶较好。

四八、《金匮》谓太阳中暍，身热疼痛①而脉微弱，此以夏月伤冷水②，水行皮中③所致也。一物瓜蒂汤主之。

此热少湿多，阳郁致病之方法也。瓜蒂涌吐其邪，暑湿俱解，而清阳复辟矣。

一物瓜蒂汤方

瓜蒂二十个

上捣碎，以逆流水八杯，煮取三杯。先服一杯，不吐再服，吐停后服。虚者，加参芦三钱。

〔词解〕

①痛：湿多重着，《金匮要略》原文为"重"。

②伤冷水：指冷水浴、过多接触冷水或雨淋等造成外湿侵犯。

③水行皮中：指水湿邪气郁滞肌肤之间。

〔评释〕 论暑伤气分，湿郁肌腠的脉症和治法。

《素问·刺志论》谓"气虚身热，得之伤暑。"本条症见身发热，脉微弱，所以说是"中暍"。

身痛重是兼湿，所谓"夏月伤冷水"，就指明其病因是暑兼湿。身重是湿郁肌腠。脉微弱既是暑伤气阴的表现，又是湿滞阳遏，经脉不利的象征。

病既是暑湿相搏，湿多热少，留滞肌腠气分，以致清阳郁遏，用瓜蒂散借其开越涌泄作用以除湿解暑。

瓜蒂味苦性寒，是强有力的催吐药。以暑湿而论，如属胃有水湿停聚，用它一吐，倒还可以。本条证属外感暑湿，则非它所能治。有谓用瓜蒂散是借吐的作用以自然汗出，而达祛除暑湿，是此，对病轻体壮者，未尝不可，而体弱病重者，用此强烈吐剂，不惟不能愈病，反而徒伤正气，则不可不慎。丹波元简说："此方与证不符，恐是错出。"其有一定的道理。

四九、寒湿①伤阳，形寒脉缓，舌淡或白滑，不渴，经络拘束②，桂枝姜附汤主之。

载寒湿，所以互证湿温也。按寒湿伤表阳、中经络之证，《金匮》论之甚详，兹不备录。独采叶案一条，以见湿寒、湿温不可混也。形寒脉缓，舌白不渴，而经络拘束，全系寒证，故以姜、附温中，白术燥湿，桂枝通行表阳也。

桂枝姜附汤苦辛热法

桂枝六钱　干姜三钱　白术三钱，生　熟附子三钱

水五杯，煮取二杯；渣，再煮一杯，服。

〔词解〕

①寒湿：指因脾胃阳气虚弱，水湿停聚所导致的具有"寒

湿"表现之证。也指寒与湿相合的外在病邪。本条属于后者。

②经络拘束：指体表肌肉有紧束不舒的感觉，是由于寒湿病邪滞于经络所致。

〔评释〕所谓"伤阳"，主要是指伤了在表的卫阳。寒与湿都是阴邪，邪从外袭，卫阳被伤，则形寒怕冷。寒湿客于经络，经脉拘急，它的表现是肌肉有如绳带紧束的感觉。这是由于在表的经脉，都纵横罗织于肌肉内外的缘故。病是寒湿所伤，人体表里相应，则脾寒生湿，舌质淡而苔白滑，口不渴。至于脉见缓象，自是湿病所应有。不过，既夹寒邪，并有"经络拘束"之感，脉必是缓慢而带弦象。证属寒湿，治用桂枝姜附汤，目的是为了振阳散寒与逐湿。

桂枝姜附汤方证，是对叶案"湿门"第三十王姓案进行剪裁、补充而成。方中以桂枝为君，且借干姜走而不守之性，合力以散寒邪，并佐白术以祛湿气；附子温运中阳，且合姜、术能健脾实里，阻邪内入。则阳气一鼓可振，寒湿一齐逐出。不过，逐在表寒湿，用白术不如用苍术好。

温　疟

五十、骨节疼烦①，时呕，其脉和平②，但热不寒，名曰温疟③，白虎加桂枝汤主之。

阴气先伤，阳气独发，故但热不寒。令人消烁肌肉，与伏暑相似，亦温病之类也。眉批：是故入本论。彼此实足以相混，故附于此，可以参观而并见。治以白虎加桂枝汤者，以白虎保肺清金，峻泻阳明独胜之热，使不消烁肌肉。单以桂枝一味，领邪外出，做向导之官，得热因热用之妙。眉批：谁人能言，谁人能解此言。经云"奇治之不治，则偶治之。偶治之不治，则求其属以衰之"是也。又谓之复方。

白虎加桂枝汤方 辛凉苦甘复辛温法

知母六钱　生石膏一两六钱　粳米一合　桂枝木三钱　炙甘草二钱

水八碗，煮取三碗，先服一碗，得汗为度。不知再服，知后仍服一剂，中病即已。

〔词解〕

①骨节烦疼：指周身骨关节疼痛不安，并有热感的症状。

②脉和平：指脉象和无病时一样。疟疾的脉象多弦，如热势很高时，仍可见弦大而数的脉象。

③温疟：《素问·疟论》中的疟疾名称之一。以"先热而后寒，亦以时作"为特点。《金匮要略》则说其以"身无寒，但热"为特征。本文属后者。

〔评释〕疟疾无论是间日一发，还是三日一发，都有周期性定时发作的规律，有脉弦而恶寒、战栗、高热、口渴、汗出及汗后热退身凉等典型特征。如果确是疟疾而没有这种规律性，发作过程表现得也不典型，那么，除二重或三重感染，以及不同种类疟邪的混合感染外，以疫疟为多见。疫疟之所以发作不规律，表现复杂多样，是由于疫疟之邪舍于营，出合于卫没有常规（见《素问·疟论》）的缘故。

本条所说的"温疟"就是以但发热，不恶寒，没有疟疾典型症状和规律为特点的一个类型。其内容是从《金匮要略·疟病脉证并治第四》中引录而来，并结合叶案"疟门"第八胡姓案的证治。就其所论的因、机、症、治归纳如下：

其一，成因是先感风寒，复受暑热疫疠，疟邪伏郁而发病。

其二，病机是邪气内蕴，郁久化火，以致阴气先伤，阴伤则阳盛，阳气与邪相并而热炽。

其三，症状是只发热，不恶寒，周身骨节热痛不安，时时想呕，脉象和平常一样而无多大变化。但是，由于阳盛伤阴，必然还应有口渴，汗出不畅，或热多寒少而头痛，舌红苔黄，或脉弦数等特征。总的是以发热多不典型为特征。

其四，治法以清热护阴，领邪出表为主。

其五，方药以白虎加桂枝汤为主。

吴氏"自注"谓：白虎能清肺和阳明的热邪，上保肺的清肃，外免肌肉的消灼。单以桂枝一味，可领邪外出作为向导，有热因热用的妙处。如热过盛，也可将桂枝改为柴胡或青蒿。

病案：陈某之弟，农民。1947 年初秋患疟，日发一次或两次，发时寒战高热，热多寒少，面赤舌红，大渴烦躁，小便短赤，汗后病减而热不全除，脉弦数有力。此为暑热内蓄，郁久化火，以致阴气先伤，阳与邪并，邪正相搏，成战而不溃之象。即《金匮要略》中所谓之"温疟"。宜急予清暑热，护阴液，领邪外出。当予白虎柴胡汤加青蒿、山栀、竹叶等味。三剂后，热退疟止。并嘱继服鸦胆子七日，每次 15 粒，用龙眼肉分包，温开水吞服，以防再发。

五一、但热不寒，或微寒多热，舌干口渴，此乃阴气先伤，阳气独发①，名曰瘅疟②，五汁饮主之。

仲景于瘅疟条下，谓以饮食消息之，并未出方。调如是重病，而不用药，特出饮食二字，重胃气可知。阳明于脏象为阳土，于气运为燥金，病系阴伤阳独，法当救阴何疑。重胃气，法当救胃阴何疑。制阳土燥金之偏胜，配孤阳之独亢，非甘寒柔润而何！此喻氏甘寒之论，其超卓无比伦也。叶氏宗之，后世学者，咸当宗之矣。

五汁饮 方见前

加减法：此甘寒救胃阴之方也。欲清表热，则加竹叶、连翘；欲泻阳明独胜之热，而保肺之化源，则加知母；欲救阴血，则加生地、元参；欲宣肺气，则加杏仁；欲行三焦，开邪出路，则加滑石。

〔词解〕

①阳气独发：意思为孤阳无所制约。也有由于阴伤不能制阳，阳气独盛的意思。

②瘅（dān）疟："瘅"是热气极盛之意。"瘅疟"是《素问·疟论》篇的疟疾名称之一。它以"但热不寒，少气烦冤，手足热而欲呕"为特点。本文与此略有差异。

〔评释〕本条与上条比较，其主要症状都是"但热不寒"。又因脏腑所伤的程度不同，兼证略有差异。前条是热盛消灼肾精而骨节热痛，扰胃上逆而欲呕；本条则是热盛消灼胃津而舌干口渴为著。因此，宗喻嘉言"甘寒"之论，以五汁饮柔润救液为法。

五汁饮，纯属生津滋液的药品，用于邪去津伤最为适宜。如津伤而热邪未尽去，应配合清宣等味。吴氏参考叶案"疟门"第一、第二之孙、施两案列出的加减方法可从。如津伤太过而邪热仍盛，叶霖在按语中认为，"赵氏以白虎汤加入育阴之品，最为两得"，可参考。所谓育阴之品，即元参、生地、麦冬、石斛、芦根等味。

五二、舌白渴饮，咳嗽频仍，寒从背起，伏暑所致，名曰肺疟①，杏仁汤主之。

肺疟，疟之至浅者。肺疟虽云易解，稍缓则深，最忌用治疟印板俗例之小柴胡汤。眉批：吃紧。盖肺去少阳半表半里之界尚远，不得引邪深入也。故以杏仁汤轻宣肺气，无使邪聚则愈。眉批：仆尝以此方治人，一二剂辄效，阅此，心怦怦有动也。

杏仁汤方苦辛寒法

杏仁三钱　黄芩一钱五分　连翘一钱五分　滑石三钱　桑叶一钱五分　茯苓块三钱　白蔻皮八钱　梨皮二钱

水三杯，煮取二杯，日再服。

[词解]

①肺疟：是《素问·刺疟》中的疟疾名之一。以心中发冷，冷甚发热，热的时候容易发惊、害怕为特征。吴氏这里是因疟疾兼以咳嗽为主，而名"肺疟"的。

[评释] 疟疾发作时，恶寒由背部开始，舌苔白，口渴想喝水，并见频繁的咳嗽，这叫作"肺疟"。《素问·阴阳应象大论》说："夏伤于暑，秋必痎疟。"暑多兼湿，它应是感受疟邪，兼夹暑湿伏肺所导致的疟疾兼咳之证。因此，治用杏仁汤轻宣肺气，祛除暑湿。

杏仁汤方方是吴鞠通参考叶氏治"肺疟"各案的处方化裁而成（"疟门"第五十七某姓案，原方为桂枝白虎汤加杏仁)。他以桑、杏、翘、芩合梨皮，宣肺透邪，清热润燥；用白蔻皮，辛芳化浊；滑石、茯苓，辛淡利湿。合为宣肺透邪，清热利湿的方子，使肺气宣通，暑湿外解，虽不截疟而疟除。朱武曹在眉批中说："尝以此方治人，一二剂辄效。"我亦曾用此方加减，治疟疾兼咳获效良多。

病案：魏某，男，30 岁。在榆林邮电局工作。1950 年 9 月，患疟疾，每于子初发作，寅后汗出。开始时，寒从背起，战栗鼓颌，头额两侧疼痛，面色发青，继而高热达40.5℃，面部两颊转红，口渴喜凉饮，持续约 4～5 小时之久，汗出热退。从发作开始直到汗前，都兼有气急咳嗽，连连不已，痰少色白，咳剧则呕，汗后咳虽减而不除，胸脘闷而不舒，纳差，小便短黄，大便不利，舌苔白薄，质红，脉在高热时，浮弦有力而数，发作后，弦而力减等症状。此为疟发少阳，袭于肺络，肺反受侮，气失肃降，似"肺疟"证，实"少阳疟"逆犯肺络所致。仿《温病条辨》杏仁汤法，加青蒿四钱，厚朴二钱，以宣肺清热，祛疟降逆。连进三剂，气平咳止，疟发时，寒热也较前减轻，时间亦缩短。惟汗后体倦，舌干口渴，脘仍微闷，大便仍不利。这是肺气宣通，邪却津伤的征象。改用祛余邪，益气阴，兼润大便法。青蒿四钱，黄芩二钱，太子参四钱，花粉三钱，枳壳一钱五分，首乌四钱，甘草一钱，水煎服。两剂后，疟止便通而愈。

五三、热多昏狂，谵语烦渴，舌赤中黄，脉弱而数，名曰心疟①，加减银翘散主之。兼秽，舌浊②，口气重③者，安宫牛黄丸主之。

心疟者，心不受邪，受邪则死。疟邪始受在肺，逆传心包络。其受之浅者，以加减银翘散清肺与膈中之热，领邪出卫；其受之重者，邪闭心包之窍，则有闭脱之危，故以牛黄丸，清宫城而安君主也。

加减银翘散方辛凉兼芳香法

连翘十分　银花八分　元参五分　麦冬五分，不去心　犀角五分
竹叶三分

共为粗末，每服五钱，煎成去渣，点荷叶汁二三茶匙，日三服。

安宫牛黄丸方见前

〔词解〕

①心疟：《素问·刺疟》中的疟疾病名之一。以心中烦热，想喝冷水，反恶寒重，发热轻为特征。本文证候，是以高热神志失常为特征的，属"心疟"的另一证型，与此有异。

②舌浊：指舌苔浊腻。

③口气重：指口中浊秽气味很重。

〔评释〕疟疾出现高热，谵妄，神昏，甚至狂躁，烦渴，舌质色赤，舌中间布有黄苔，这是疟邪侵入营分，热毒灼伤营血，进犯心、脑的严重征象。所以，叫作"心疟"。疟邪侵害心、脑，虽因感受的邪毒过重，但与心营内虚，抵御邪气的力量不足，也有一定的关系。从脉象弱、数看，数是热盛，弱是正虚。对此，应当急用清心达邪的加减银翘散治疗。如舌苔浊腻，口气秽浊，是受秽浊病邪过重，须防内闭外脱，可急用安宫牛黄丸，以辟秽化浊，清心开窍。其实，前面所见的昏谵狂躁，牛黄丸已是必用的药，不必等到舌浊口秽才用。再者，苔浊、口秽与神昏并见，则是浊邪过重的蒙蔽现象，牛黄凉开，反不够贴切。还不如在前方中加菖蒲、郁金，以及甘露消毒丹（包煎），以辟秽化浊，芳香开窍。

本方证是从叶案"疟门"第五十五乐姓案而来，并参考了第五十四王姓案的第二诊，开闭辟秽用牛黄丸法。方中用犀角、竹叶清心热，元参、麦冬滋阴清热，银花、连翘合荷叶汁，解毒清凉透邪，更加辟秽开窍的药，则浊化热清，邪透毒解。

秋　燥

五四、秋感燥气，右脉数大，伤手太阴气分者，桑杏汤主之。

前人有云：六气之中，惟燥不为病，似不尽然。盖以《内经》少秋感于燥一条，故有此议耳。如阳明司天之年，岂无燥金之病乎？大抵春秋二令，气候较夏冬之偏寒偏热为平和，其由于冬夏之伏气为病者多，其由于本气自病者少，其由于伏气而病者重，本气自病者轻耳。其由于本气自病之燥证，初起必在肺卫，眉批：着眼。故以桑杏汤清气分之燥也。

桑杏汤方 辛凉法

桑叶—钱 杏仁—钱五分 沙参二钱 象贝—钱 香豉—钱 栀皮—钱 梨皮—钱

水二杯，煮取一杯，顿服之。重者再作服。轻药不得重用，重用必过病所。再一次煮成三杯，其二三次之气味必变，药之气味俱轻故也。

〔评释〕温燥毒邪，由鼻侵入，上受伤肺，这种病证四季都有。文中为什么说明为"秋感"呢？是因秋凉气爽，湿度大减，气候干燥，秋季燥金当令，是燥气盛行的季节，故燥气感人致病以秋天较多见。

燥邪致病随其兼邪的寒热不同，而有"温""凉"之分。今从脉象大数及用桑杏汤主治而论，当属"温燥"。

秋伤温燥毒邪，它的临床表现主要是干咳痰少，口鼻干燥，口渴，舌红，苔薄白微燥，脉象数而右大，或有头痛身热。这是燥邪侵袭手太阴，肺、卫受病的表现。

因为病由燥伤，法用辛凉清润。桑杏汤有清宣兼凉润的作用，是治秋燥的主方，凡一般燥咳，有热而燥伤不重的，用它最好。

本方是叶案"燥门"第一案原方。方中药量似嫌过轻。虽说"轻药不得重用"，但过轻也难以愈病，必须以适应病情为主。

病案：周某，女，22岁。榆林补浪河公社农民。1973年8月20日就诊。一周前病外感，经治疗，寒热头痛已解，惟咳嗽未止。前天又发热，咳逆加重，胸闷，右侧痛，咳则痛剧，痰黄稠味浊。口苦，乳部作胀。纳差，大便秘，四日未去，小便短黄，月经正常。舌红，苔薄黄而腻。脉大略弦，两寸独盛。

燥邪留上，热郁气分，津伤失宣，咳逆痰黄，痰热郁结则胸膈痞塞，并犯少阳则口苦乳胀。肺与大肠相表里，肺燥失肃则腑气不降。仲秋病此，火不退位。拟以清宣润燥，化痰开结，兼理气机而和少阳为法。药用：桑白皮三钱，杏仁三钱，沙参三钱，山栀二钱，瓜蒌四钱，枳实二钱，黄芩、骨皮、炙把叶、贝母、六曲各三钱，柴胡、青皮各二钱。水煎，每六小时服一次，日夜连服。

三剂服后，闷痛、乳胀已除，昨晚便燥屎一次。惟仍咳而痰少不利。此邪解结开，腑气已降，但肺热不清。再予清热润肺，止嗽祛痰之法。药用：百部、桑皮、杏仁、沙参、麦冬各三钱，桔梗、贝母、前胡、黄芩各二钱，远志一钱五分，甘草一钱。水煎，每日服一剂，连服三日。

药后，咳痰利，参加劳动三四日，今又觉胸闷不舒，咳嗽痰黏，小便短赤，舌红，苔薄微黄，脉缓寸大。此余热未净，因劳复郁。再予清肺润燥，降气导热之法。药用：沙参、百部各四钱，瓜蒌、丝瓜各三钱，苇茎四钱，杏仁、贝母、炙把叶各二钱，木通一钱二分，甘草一钱，枳壳一钱二分。

9月10日，其夫来说，三剂服后，病已痊愈。已参加劳动多日。

五五、感燥而咳者，桑菊饮主之。

亦救肺卫之轻剂也。

桑菊饮方 见前

〔评释〕上条是为秋感"温燥"所立的法方。本条更进一步阐明，一般感受燥邪，或在其他季节里兼感燥邪，邪伤肺、卫，肺气失宣，发生以干咳为主的症状，当其邪浅病轻时，都可用辛凉剂的桑菊饮主治。但应知道，肺为娇脏，不任邪淫，病虽轻浅，也必及时治愈。否则，如曹炳章先生在眉批中所说那样，若"迁延误治，必成重证"，不得忽视。

病案：张某，女，23岁。榆林红旗下巷人。1968年7月17日就诊。

时当夏末秋初，气候转燥，产前染患，经治未愈，适值分娩，气血大伤，复染秽浊，新旧相合。遂恶风发热，头闷少汗，鼻塞而燥，咳逆加重。医以产后多虚而投温散补益之剂，致燥热内郁，上则肺燥失宣，身热鼻塞，干咳气逆，连连不已而胸痞脘满，下则血瘀胞宫，小腹时痛，恶露不绝，色紫暗而有瘀块。舌暗红少津，苔白有浊垢。当此正虚邪实，气燥血病之际，所幸年轻首胎，热郁津伤不甚，脉象浮取小数，沉取略滞而应指有力，正气未至大衰，故可先辛润宣肺，并消瘀热，使气血调和，表里通达，以期转机。药用：菊花、沙参各三钱，杏仁、瓜蒌、炙杷叶各二钱，前胡、炙桑皮、白芥子、川芎各一钱五分，当归四钱，丹皮二钱，红花、香附、甘草各一钱。水煎，连服两剂，每四小时服一次。

药后，肺气得宣，咳嗽顿减，已能平卧。鼻为肺窍，前之鼻干燥，是燥热郁肺，气道闭塞失润之故，今鼻塞除，则气道通，涕黄浊，为余炎未消，小腹痛止，恶露量少。舌转红，苔薄白。脉显流畅，是冲任血活，瘀热渐消之象。拟于原方中去菊花、桑皮、白芥子、瓜蒌、丹皮、香附，加辛夷二钱。水煎，服二剂。后以甘润和胃理气之剂，调理而愈。

五六、燥伤肺胃阴分，或热或咳者，沙参麦冬汤主之。

此条较上二条，则病深一层矣，故以甘寒救其津液。

沙参麦冬汤甘寒法

沙参三钱 玉竹二钱 生甘草一钱 冬桑叶一钱五分 麦冬三钱

生扁豆－钱五分　花粉－钱五分

水五杯，煮取二杯，日再服。久热久咳者，加地骨皮三钱。

〔评释〕感受燥邪以后，病中出现干咳无痰，是燥热灼伤肺阴所致，身热是气分阴伤有热的象征。再从所用的药和所谓胃阴伤的情况，可以得知还具有舌干口渴的症状。既然是以肺胃阴伤为主，治疗当然应用甘寒救津润燥，以滋养肺胃津液。方用沙参麦冬汤。

本方即叶案"燥门"第二下姓案去地骨皮。方中用沙参、麦冬、花粉、玉竹等养阴生津之品，以滋养肺、胃津液为主，用扁豆、甘草益胃气，则液生燥解，津复热除。所以，只用一味桑叶，以达疏邪布津的目的。

五七、燥气化火，清窍不利者，翘荷汤主之。

清窍不利，如耳鸣、目赤、龈胀、咽痛之类。翘荷汤者，亦清上焦气分之燥热也。

翘荷汤辛凉法

薄荷－钱五分　连翘－钱五分　生甘草－钱　黑栀皮－钱五分桔梗二钱　绿豆皮二钱

水二杯，煮取一杯，顿服之，日服二剂，甚者日三。

加减法：耳鸣者加羚羊角、苦丁茶；目赤者加鲜菊叶、苦丁茶、夏枯草；咽痛者加牛蒡子、黄芩。

〔评释〕论燥伤清窍的治法。

所谓"清窍不利"，是指感受燥热毒邪以后，邪从火化，上扰清空，以致头面清窍为燥火所伤，出现耳鸣、目赤、龈肿、咽痛等一些热象而说。

由于病在上焦而属于燥火，所以法用辛凉轻宣，方用翘荷汤，清散燥热之邪，以解诸窍之火。

本方证是从叶案"燥门"第三案选入。对风热、燥火上郁头面诸窍的一般热象，有辛凉轻宣上焦的作用。吴氏对其随证的加减方法，除羚羊角宜换成龙胆草外，余都相宜，可参考应用。

五八、诸气膹郁①，诸痿喘呕②之因于燥者，喻氏清燥救肺汤主之。

喻氏云：诸气膹郁之属于肺者，属于肺之燥也。而古今治气郁之方，用辛香行气，绝无一方治肺之燥者。诸痿喘呕之属于上者，亦属于肺之燥也，而古今治法，以痿呕属阳明，以喘属肺，是则呕与痿属之中下，而惟喘属之上矣，所以千百方中亦无一方及于肺之燥也。即喘之属于肺者，非表即下，非行气即泻气，间有一二用润剂者，又不得其肯綮。总之，《内经》六气，脱误秋伤于燥一气，指长夏之湿为秋之燥。后人不敢更端其说，置此一气于不理，即或明知理燥，而用药夹杂，如弋获飞虫，茫无定法示人也。今拟此方，命名清燥救肺汤，大约以胃气为主，胃土为肺金之母也。其天门冬虽能保肺，然味苦而气滞，恐反伤胃阻痰，故不用也；其知母能滋肾水、清肺金，亦以苦而不用；至如苦寒降火正治之药，尤在所忌。盖肺金自至于燥，所存阴气不过一线耳，倘更以苦寒下其气，伤其胃，其人尚有生理乎？诚仿此增损以救肺燥变生诸证，如沃焦救焚，不厌其频，庶克有济耳。

清燥救肺汤方辛凉甘润法

石膏二钱五分　甘草一钱　霜桑叶三钱　人参七分　杏仁七分，泥　胡麻仁一钱，炒，研　阿胶八分　麦冬二钱，不去心　枇杷叶六分，去净毛，炙

水一碗，煮六分，频频二三次温服。痰多加贝母、瓜蒌；血

枯加生地黄；热甚加犀角、羚羊角，或加牛黄。

〔词解〕

①诸气膹郁：语出《素问·至真要大论》"病机十九条"。气逆叫作"膹"，是指气喘息促；气滞叫作"郁"，是指郁结不通。总的指胸部痞塞，呼吸迫促。由于这种表现的位置在胸，为一般气机失常的病证所多见，所以在病机中说它"皆属于肺"。

②诸痿喘呕：语出同上。又"痿"在《素问·痿论》中，有"五痿"（脉、筋、肉、骨、皮毛等）之分。《素问·生气通天论》说："秋伤于湿，上逆而咳，发为痿厥。"因此，一般表现在内脏的以"肺痿"为多，表现在体表的以"肢痿（筋、肉）"为多。肺痿，有燥伤肺液所致，有久病肺虚所致。肢痿，是肢体软弱不用，它与肺热津气耗伤有关。呕，本是胃上脘病变，但胃上脘以上统属上焦，且外感燥证，有时也有呕的症状，所以病机中说它"皆属于上"。

〔评释〕本条是从喻嘉言《医门法律》卷四"伤燥门"选来。燥气为病，元代刘河间在《素问玄机原病式》中认为，"燥"既是"六淫"之一，岂不为害致病，且《内经》明白指出"阳明所至为皴揭"及"燥淫所胜……身无膏泽"。这些都说明燥胜必火化，当具有干燥皴揭表现。因而补入"诸涩枯涸，干劲皴揭，皆属于燥"一条。喻嘉言更作《秋燥论》，以详辨"诸气膹郁，皆属于肺"，"诸痿喘呕，兼属于上"两条病机，认为都是由于金化为燥，实指燥气致病，力辟所谓"燥不为病"及"以燥治燥"之误。

当然，这种把"诸气""诸痿"都说成是属于肺燥所致，又都以一方统治，不能说他没有片面性和"矫枉过正"的偏弊。在当时要纠讹辟非，虽说不"过正"就不能"矫枉"，但临床辨治是个严肃问题，"过正"了仍是一种偏误，不能认为就是对的。

况吴氏在这里是专论外感燥邪，分条辨证，而也把"诸气""诸痿"列为一条属于燥的证，就太笼统了，并照例都以一方主治，那就更欠妥当。因"诸气""诸痿"范围很广，就是属于燥的证治也各有差异，怎能以一方通治呢？现就燥伤肺津而论，它的成因应是燥邪化火；病机应是肺为热灼，耗津劫液，津伤液燥，肺失清肃润降的正常功能；临床表现是干咳，气逆而喘，喉干鼻燥，甚则皮肤不润，胸闷，身热，心烦，舌红赤，苔薄干燥，以及由于燥病日久阴消所导致的津耗液涸、体气衰弱、身无膏泽等等。证既属肺燥津伤，治当以清肺润燥为法。选用清燥救肺汤，是很适当的。

本方是喻氏宗缪仲淳的清金保肺法而集多种润剂创制的治肺燥名方。他在方论中说："诸气郁之属于肺者，属于肺之燥也，而古今治气郁之方，用辛香行气，绝无一方治肺之燥者，诸痿喘呕之属于上者，亦属于肺之燥也，而古今治法，以痿呕属之阳明，以喘属肺，是则呕与痿属之中、下，而惟喘属之上矣。所以，千百方中，无一方及于肺之燥也。而喘之属于肺者，非表即下，非行气即泄气，间有一二用润剂者，又不得其肯綮……今拟此方，命名为清燥救肺汤。大约以胃气为主，胃土为肺金之母也。其天门冬虽能保肺，然味苦而气滞。恐反伤胃阻痰，故不用也。知母能滋肾水，清肺金，亦以苦而不用。至如苦寒降火正治之药，尤在所忌。盖肺自至于燥，所存阴气不过一线耳。倘更以苦寒下其气，伤其胃，其人尚有生理乎。诚仿此增损以治肺燥变生诸证，庶克有济耳。"因此，他以石膏清肃肺气而泄热，桑、杏、杷叶宣肺降逆而平喘，麦冬生津液，人参益气阴，甘草协石膏以清火，阿胶、麻仁滋阴润燥。全方共起清润肺燥，滋养肺阴的作用，以达恢复肺的肃降能力之目的。

补 秋 燥 胜 气 论

　　按：前所序之秋燥方论，乃燥之复气①也，标气②也。盖燥属金③而克木，木之子④，少阳相火⑤也，火气来复，故现燥热干燥之证。又《灵枢》谓：丙丁为手之两阳合明⑥，辰巳为足之两阳合明，阳明本燥，标阳⑦也。前人谓燥气化火，经谓燥金之下，火气承之⑧，皆谓是也。按古方书，无秋燥之病。近代以来，惟喻氏始补燥气论，其方用甘润微寒；叶氏⑨亦有燥气化火之论，其方用辛凉甘润，乃《素问》所谓燥化于天，热反胜之⑩，治以辛凉，佐以苦甘⑪法也。瑭袭前人之旧，故但叙燥证复气如前。书已告成，窃思与《素问》燥淫所胜不合，故杂说篇中，特著燥论一条，详言正化、对化、胜气、复气以补之。其于燥病胜气之现于三焦者，究未出方论，乃不全之书，心终不安。嗣得沈目南先生《医征》温热病论，内有秋燥一篇，议论通达正大，兹采而录于后，间有偏胜不圆之处，又详辨之，并特补秋燥证胜气治法如下。

　　再按：胜复⑫之理，与正化对化⑬、从本从标之道，近代以来，多不深求，注释之家，亦不甚考。如仲景《伤寒论》中之麻、桂、姜、附，治寒之胜气也，治寒之正化也，治寒之本病也。白虎、承气，治寒之复气也，治寒之对化也，治寒之标病也。余气俱可从此类推。太阳本寒标热，对化为火，盖水胜必克火。故经载太阳司天，心病为多。末总结之曰：病本于心，心火受病必克金。白虎所以救金也。金受病，则坚刚牢固，滞蓄不通，复气为土，土性壅塞，反来克本身之真水。承气所以泄金与土而救水也。再，经谓：寒淫所胜，以咸泻之。从来注释家，不过随文释义，其所以用方之故，究未达出。本论不能遍注伤寒，偶举一端，以例其余。明者得此门径，熟玩《内经》，自可迎刃而解；能解伤寒，其于本论，自无难解者矣。由是推之，六气皆然耳。
眉批：汪按此论平正通达，发前人所未发，但其立方用药，仍
不免袭前人窠臼，辛温表散与寒凉杂用，故存此论，而不用
其方。

　　沈目南《燥病论》曰：《天元纪大论》云：天以六为节，地
以五为制。盖六乃风寒暑湿燥火为节，五即木火土金水为制。然
天气主外，而一气司六十日有奇；地运主内，而一运主七十二有
奇。故五运六气合行而终一岁，乃天然不易之道也。《内经》失
去长夏伤于湿、秋伤于燥，所以燥证湮没，至今不明。先哲虽有
言之，皆是内伤津血干枯之证，非谓外感清凉时气之燥。然燥气
起于秋分之后，小雪以前，阳明燥金凉气司令。经云：阳明之
胜，清发于中，左胠胁痛，溏泄，内为嗌塞，外发㿗疝。大凉肃
杀，华英改容，毛虫乃殃。胸中不便，嗌塞而咳。据此经文，燥
令必有凉气感人，肝木受邪而为燥也。惟近代喻嘉言昂然表出，
可为后世苍生之幸；奈以诸气膹郁，诸痿喘呕，咳不止而出白血
死，谓之燥病，此乃伤于内者而言，诚与外感燥证不相及也。更
自制清燥救肺汤，皆以滋阴清凉之品，施于火热刑金，肺气受热
者宜之。若治燥病，则以凉投凉，必反增病剧。殊不知燥病属
凉，谓之次寒，病与感寒同类。《经》以寒淫所胜，治以甘热，
此但燥淫所胜，平以苦温，乃外用苦温辛温解表，与冬月寒令而
用麻、桂、姜、附，其法不同。其和中攻里则一，故不立方。盖
《内经》六气，但分阴阳主治，以风热火三气属阳同治，但药有
辛凉、苦寒、咸寒之异；湿燥寒三气属阴同治，但药有苦热苦温
甘热之不同。仲景所以立伤寒、温病二论为大纲也。盖《性理大
全》谓燥属次寒，奈后贤悉谓属热，大相径庭。如盛夏暑热熏
蒸，则人身汗出濈濈，肌肉潮润不燥也；冬月寒凝肃杀，而人身
干槁燥冽。故深秋燥令气行，人体肺金应之，肌肤亦燥，乃火令

无权，故燥属凉，前人谓热，非矣。

按：先生此论，可谓独具只眼，不为流俗所汩没者。其责喻氏补燥论用甘寒滋阴之品，殊失燥淫所胜，平以苦温之法，亦甚有理。但谓诸气膹郁，诸痿喘呕，咳不止，出白血，尽属内伤，则与理欠圆。盖因内伤而致此证者固多，由外感余邪在络，转化转热而致此证者，亦复不少。瑭前于风温咳嗽条下，驳杏苏散，补桑菊饮，方论内极言咳久留邪致损之故，与此证同一理也。谓清燥救肺汤治燥之复气，断非治燥之胜气，喻氏自无从致辨；若谓竟与燥不相及，未免各就一边谈理。盖喻氏之清燥救肺汤，即《伤寒论》中后半截之复脉汤也。伤寒必兼母气之燥，故初用辛温、甘热，继用辛凉、苦寒，终用甘润，因其气化之所至而然也。至谓仲景立伤寒、温病二大纲，如《素问》所云，寒暑六入，暑统风火，寒统燥湿，一切外感，皆包于内，其说尤不尽然，盖尊信仲景太过而失之矣。若然，则仲景之书，当名六气论，或外感论矣，何以独名《伤寒论》哉？盖仲景当日著书，原为伤寒而设，并未遍著外感，其论温、论暑，论湿，偶一及之也。即先生亦补《医征》温热病论，若系全书，何容又补哉？瑭非好辨，恐后学眉目不清，尊信前辈太过，反将一切外感，总混入《伤寒论》中，此近代以来之大弊，祸未消灭，尚敢如此立论哉！

汪按：谓善读仲景之书，不独可以治伤寒，并可以治六气则是；谓仲景之书，已包六气在内则非。

〔词解〕

①复气：指"五运六气"在一年中的相制之气，与"胜气"相联系。复是被动的，含有报复的意思。即指下半年与上半年发生相反的气候。它的规律是先胜后复。如上半年中太过的"胜气"是"热"，则下半年就见相反的"寒"气以报复。其中包含

着"五行"生克承制的道理。以"木运"为例，木运不及，金气胜木，"金"是"胜气"，但木郁化火，火克金，"火"就是"复气"。

②标气：本文所指与"复气"同义，即燥为次寒，燥是本气，火是"标气"。

③燥属金：指在天之气为"燥"，在地之物为"金"，二者同气，所以说"燥属金"。如《素问·六元正纪大论》云："在天之无形者为燥，在地之成形者为金，燥与金同气，西方之化也。"

④木之子：在"五行"学说的子母关系中，木之子是"火"。从脏腑的子母关系说，肝属木，心属火，木之子，应是"心火"。这里所谓"木之子，少阳相火"，是从木、火的母子关系而论，也是"复气为火"的意思。

⑤少阳相火：词属"运气"学说范畴。指五行之火，与君火（即心火）相对称。君火为少阴所主，相火（即命门之火寄于肝、胆、三焦）为少阳所主，故称"少阳相火"。

⑥两阳合明：词出《灵枢·阴阳系日月》。是按日月的天干、地支分主手、足各经进行推论的，即："丙"日主左手阳明经，"丁"日主右手阳明经。丙丁属火，火为阳，它与阳明经相合，就谓之"两阳合明"。"辰"在月建中为三月，主左足阳明，"巳"在月建中为四月，主右足阳明，三、四两月在上半年的中间，是阳气盛的阶段，其在太、少二阳的里面，故谓之"两阳合明"。

⑦本燥，标阳：指阳明本气为"燥"，标气为"火"，燥属阴，火属阳，故说"本燥、标阳"。

⑧燥金之下，火气承之：词出《素问·六微旨大论》。本亢害承制，制而化生的道理，以起制约作用。如秋属燥金主令，其下承之气是火，由于火能克金，可以制约金的太过。相反，如金

气不及则反化生为热。

⑨叶氏：指叶香岩。

⑩燥化于天，热反胜之：词出《素问·至真要大论》。意同"燥气司天"，燥属金，热属火，火能克金，所以说"反胜"。

⑪治以辛凉，佐以甘苦：是在《素问·至真要大论》上两句之后。意思是由于反胜的"热气"所生的病，治疗应以辛寒的药物，佐用苦甘之品，因为苦寒可以清热，辛甘可以润燥，这样便可热退气平。

⑫胜复：指"胜气""复气"。即"五运六气"在一年中的相胜相制、先胜后复的相互关系。其中，"胜气"即一年中的相胜之气，胜是主动的，含有强盛的意思，指上半年出现的不正常的气候。胜复并非每年都有。但有"胜气"，就必有"复气"。

⑬正化对化：词属"运气"学说范畴。"六气分上下、左右而行天令，十二支分节令、时日而司地化"（见刘温舒《素问入式运气论奥·论客气》），这样"上下相召"，正对临御，气化变生的道理，把一年中的十二个月，按十二支编号，从正月建寅到十二月建丑，排列成一个圆周。其中南午北子、东卯西酉等上下左右相对。即以一方为"正化"，而与之相对的另一方，就属"对化"。这种正、对，有的是取方位的所在，如午居正南方，五月建午，南方、五月为仲夏属火，所以"午"为"正化"；子在正北方，与正南方的午相对，所以"子"为"对化"。有的是含有相生的意义，如戌是九月月建，为秋金盛季，金生水，为水之母，所以"戌"为"正化"；辰为三月月建，属春季，与秋季戌月相对，所以"辰"为"对化"。正化为主，对化为从，二者一正一对，一主一从，两相冲激，化施六气。璇瑶从本从标：这里指治疗，即"金"之"正化"，本气为"燥"，治从"本"；"金"之"对化"，标气为"热"，治从"标"。

一、秋燥之气，轻则为燥①，重则为寒②，化气为湿③，复气为火。

揭燥气之大纲，兼叙其子母之气、胜复之气，而燥气自明。重则为寒者，寒水乃燥金之子也；化气为湿者，土生金，湿土，其母气也。《至真要大论》曰：阳明、厥阴，不从标本，从乎中也。又曰：从本者，化生于本；从标本者，有标本之化；从中者，以中气为化也。按：阳明之上，燥气治之，中见太阴。故本论初未著燥金本气方论，而于疟、疝等证，附见于寒湿条下。叶氏医案谓：伏暑内发，新凉外加，多见于伏暑类中；仲景《金匮》多见于腹痛、疟、疝门中。

〔词解〕

①轻则为燥：秋本燥气当令，感受本气发病，病在肺，表现为一般燥证，病多轻。

②重则为寒：燥为阴邪，性属次寒，《素问·至真要大论》篇有"阳明之胜，清发于中……大凉肃杀"之论，是燥胜则寒化的理论根据。燥胜为病，"自注"说：肾为寒水之脏，肺金为肾水之母，燥化为寒，是"母病及子"，所以"重则为寒"。

③化气为湿：出自"运气学说"。如《素问·六微旨大论》谓："阳明之上，燥气治之，中见太阴。"太阴为湿土之脏，所以不从标本，从中化而为"湿"。土是母气，能生金，可以自润，故又有"燥极而泽"之说。

〔评释〕本条是根据"运气"及"五行"学说，论燥病病机。对此，从其概念上可这样理解。即外感燥气致病的凉、温区分，主要从兼感病邪的寒、热性质而定。如兼热的，就是"复气为火"；兼寒的，就是"母病及子"；兼湿的，就是"化气为湿"或"子病及母"。至于"内伤"致燥，一是燥邪久蓄，化热灼津，一是津血亏虚，枯涸干燥。其中，上燥在肺，中燥在胃，下燥多在肝肾。这又要从其临床表现的特征上，进行客观分析研究，才能明确其机理的实际情况。

二、燥伤本脏①，头微痛，恶寒，咳嗽稀痰，鼻塞，嗌塞②，脉弦，无汗，杏苏散主之。

本脏者，肺胃也。《经》有"嗌塞而咳"之明文，故上焦之病自此始。燥伤皮毛，故头微痛、恶寒也。微痛者，不似伤寒之痛甚也。阳明之脉，上行头角，故头亦痛也。咳嗽稀痰者，肺恶寒，古人谓燥为小寒也。肺为燥气所搏，不能通调水道，故寒饮停而咳也。鼻塞者，鼻为肺窍。嗌塞者，嗌为肺系也。脉弦者，寒兼饮也。无汗者，凉搏皮毛也。按杏苏散，减小青龙一等。此条当与下焦篇所补之痰饮数条参看。再杏苏散乃时人统治四时伤风咳嗽通用之方，本论前于风温门中已驳之矣。若伤燥凉之咳，治之苦温，佐以甘辛，正为合拍；若受伤寒夹饮之咳，则有青龙；若伤春风，与燥已化火无痰之证，则仍从桑菊饮、桑杏汤例。

杏苏散方

苏叶　半夏　茯苓　前胡　苦桔梗　枳壳　甘草　生姜　大枣去核　橘皮　杏仁

加减法：无汗，脉弦甚或紧者，加羌活，微透汗。汗后，咳不止，去苏叶、羌活，加苏梗。兼泄泻、腹满者，加苍术、厚朴。头痛，兼眉棱骨痛者，加白芷。热甚，加黄芩，泄泻、腹满者不用。

方论：此苦温甘辛法也。外感燥凉，故以苏叶、前胡辛温之轻者达表；无汗脉紧，故加羌活辛温之重者，微发其汗。甘、桔从上开，枳、杏、前、苓从下降，则嗌塞、鼻塞宣通而咳可止。橘、半、茯苓逐饮而补肺胃之阳。以白芷易原方之白术者，白术，中焦脾药也，白芷，肺胃本经之药也，且能温肌肉而达皮毛。姜、枣为调和营卫之用。若表凉退而里邪未除，咳不止者，则去走表之苏叶，加降里之苏梗。泄泻、腹满，金气太实之里证也，故去黄芩之苦寒，加术、朴之苦辛温也。

〔词解〕

①燥伤本脏：肺属金，阳明为燥金。这里所谓"本脏"，是指肺、胃。

②嗌塞："嗌"，《说文》中谓："咽也。""嗌塞"，即咽喉干燥而有阻塞不利感。如《素问·至真要大论》谓："阳明之胜……胸中不便，嗌塞而咳。"

〔评释〕论"凉燥"肺、卫失宣的症状和治法。

燥邪上受，多由鼻入。鼻属肺窍，感受燥邪后，人的鼻、喉、肺等呼吸器官，首先被侵犯。当肺的所属器官受到伤害，就表现出鼻腔干塞不通，咽喉也有阻塞干燥的感觉。肺本脏受到伤害，影响其宣降和通调、敷布功能，则津液内结，变化为痰，留滞肺络，就表现为咳嗽、咯痰稀薄等症状。

肺主皮毛，气与卫通。肺受邪淫，卫表受困，加之燥兼寒（本气盛）邪，外犯于表，腠理紧束，就表现为怕冷、无汗。

阳明属燥金，为胃、肠的经脉，燥邪与之同气相亲。所以，同时又犯阳明，循经上扰头角而头痛。弦为诸病多见之脉，本证表现为咯痰、头痛、脉多浮弦。

由于燥属阴邪，仅次于寒，燥胜则寒，所以病属"凉燥"。治疗应用解表宣肺、调气消寒的杏苏散。

本方是由苦温甘辛的药品所组成的方剂。燥之本气盛则寒，药用辛温的苏叶以疏散风寒，甘、桔以开肺气，杏仁、枳、前，疏降肺气，并合二陈理气化痰，姜、枣调和营卫，共成为疏解表邪，宣降化痰的方子。加辛温的羌活，是用于无汗寒重，使邪从汗解；白芷是肺胃本经药，加入以温肌肉、达皮毛而止痛；当表寒已解，把苏叶换成苏梗，是为了通降里邪；有热可加黄芩以肃肺；苍术、厚朴，是用在脾运不健，中气不调而见腹满便溏的时候，并应减去黄芩，以免寒伤脾胃。

三、伤燥，如伤寒太阳证，有汗，不咳，不呕，不痛者，桂枝汤小和①之。

如伤寒太阳证者，指头痛、身痛、恶风寒而言也。有汗，不得再发其汗，亦如伤寒例，但燥较寒为轻，故少与桂枝小和之也。

桂枝汤方见前

〔词解〕

①小和：是轻微调和的意思，即少给一点桂枝汤，以微和营卫。

〔评释〕论"凉燥"有汗，营卫不和的辨别和治法。

凉燥病初起，有头痛身痛、怕冷怕风等表证。这些症状，虽像伤寒太阳表证，但由于它还具有口鼻干燥，唇燥咽干等津气内燥的特征，所以不是伤寒太阳证，而是燥甚则寒的"凉燥"。

凉燥如上条证的无汗而咳，应辛温解表，散寒宣肺。本条则有汗、身不痛，也不咳嗽、呕逆，它与上条不同，这是"卫气不共营气谐和"的缘故。由于凉燥较伤寒为轻，宜用小剂量桂枝汤以微和营卫，营卫和则津气内布，病就可愈。

四、燥金司令①，头痛，身寒热，胸胁痛，甚则疝瘕②痛者，桂枝柴胡各半汤加吴萸楝子茴香木香汤主之。

此金胜克木也。木病与金病并见，表里齐病，故以柴胡达少阳之气，即所以达肝木之气，合桂枝而外出太阳，加芳香定痛，苦温通降也。湿燥寒同为阴邪，故仍从足经例。

桂枝柴胡各半汤加吴萸楝子茴香木香汤方治以苦温，佐以甘辛法

桂枝　吴茱萸　黄芩　柴胡　人参　广木香　生姜　白芍

大枣_{去核} 川楝子 小茴香 半夏 炙甘草

〔词解〕

①燥金司令：这里指秋季，因秋三月为"太阴""阳明"燥金当令。

②疝瘕：病名。"疝"，古泛指腹部剧痛。后来多指各种肠疝，或生殖器、睾丸、阴囊的一些病证。这里指"寒凝肝脉"所致的少腹、阴囊抽痛。

"瘕"与"聚"同类。即腹内块痛，其特征是聚散无常，痛处不固定。"疝瘕"合称，又是古病名之一，为少腹烦满热痛，小便色白混浊的一种病，见《素问·玉机真脏论》。本条从所用的药来看，不是指此。

〔评释〕论凉燥初起，兼见胁痛"疝瘕"的症状和治法。秋天由热转凉，湿减燥盛，症见头痛、发冷、发烧，是凉燥病邪淫于肺、卫的表现。病为燥气所致，其鼻塞、咽喉不利，自不待言。

至于同时又见胸胁部疼痛，甚至少腹出现块痛而聚散无定处，是本《素问·至真要大论》所谓"燥淫所胜……丈夫㿗疝，妇人少腹痛"而提出的。可能是由于素有肝郁气滞，或阴气内聚，又为凉燥之气相加，以致营卫不和，邪气凝滞厥阴肝脉的缘故，属于肺病与肝病同见，即"自注"中所谓"表里齐病"。对此，宜用桂枝柴胡各半汤，即以"柴胡"疏达肝气、"桂枝"领邪外出太阳。"疝瘕"为气病，寒则气结，收引则痛，所以加吴萸、木香、川楝、茴香，辛温散寒，芳香通络而理气止痛。

五、燥淫传入中焦，脉短而涩，无表证，无下证，胸痛，腹胁胀痛，或呕，或泄，苦温甘辛以和之。

燥虽传入中焦，既无表、里证，不得误汗、误下，但以苦温甘辛和之足矣。脉短而涩者，长为木，短为金，滑为润，涩为燥也。胸痛者，肝脉络胸也。腹痛者，金气克木，木病克土也。胁痛者，肝木之本位也。呕者，亦金克木病也。泄者，阳明之上，燥气治之，中见太阴也。或者，不定之辞。有痛而兼呕与泄者，有不呕而但泄者，有不泄而但呕者，有不兼呕与泄而但痛者。病情有定，病势无定，故但出法而不立方，学者随证化裁可也。药用苦温甘辛者，经谓：燥淫所胜，治以苦温，佐以甘辛，以苦下之。盖苦温从火化以克金，甘辛从阳化，以胜阴也。以苦下之者，金性坚刚，介然成块，病深坚结，非下不可。下文即言下之证。

〔评释〕论病在中焦，肝郁气滞，逆犯胃脾的症状及治法原则。

文中指出无表证、无下证，即既无恶寒发热的表寒证，也无大便秘结的里实证，而是胸胁胀痛，并连及腹，或伴有呕吐，或伴有大便溏泄，这是肝为邪郁，横逆犯胃、克脾的缘故。是此，为什么又与伤燥有关呢？因为它一是病从上焦燥证而来，二是见"脉短而涩"，短本属肺，涩为燥象。所以，它是"燥淫传入中焦"，"金胜克木"所导致的。既无表寒、里实之证，汗下自当禁用。但由于病势不定，症状不一，对其治疗，原则上应本《内经》"燥淫所胜……治以苦温，佐以甘辛……以苦下之"的方法，随证选方用药而灵活施治。

六、阳明燥证，里实而坚，未从热化，下之以苦温；已从热化，下之以苦寒。

燥证阳明里实而坚满，经统言以苦下之，以苦泄之。今人用下法，多以苦寒，不知此证当别已化、未化，用温下、寒下两法，随证施治，方为的确。未从热化之脉，必仍短涩，涩即兼紧也；面必青黄。苦温下法，如《金匮》大黄附子细辛汤，新方天台乌药散见下焦篇寒湿门。加巴豆霜之类。已从热化之脉，必数而坚，面必赤，舌必黄，再以他证参之。苦寒下法，如三承气之类，而小承气无芒硝，轻用大黄或酒炒，重用枳、朴，则微兼温矣。

　　附治验：丙辰年，瑭治一山阴幕友，车姓，年五十五岁，须发已白大半，脐左坚大如盘，隐隐微痛，不大便数十日。先延外科治之，外科以大承气下之，三四次终不通；延余诊视，按之坚冷如石，面色青黄，脉短涩而迟。先尚能食，屡下之后，糜粥不进，不大便已四十九日。余曰：此癥也，金气之所以结也。以肝本抑郁，又感秋金燥气，小邪中里，久而结成，愈久愈坚，非下不可，然寒下非其治也。以天台乌药散二钱，加巴豆霜一分，姜汤和服。设三伏以待之；如不通，第二次加巴豆霜分半；再不通，第三次加巴豆霜二分，服至三次后，始下黑亮球四十九枚，坚莫能破。继以苦温甘辛之法调理，渐次能食。又十五日不大便。余如前法下，至第二次而通，下黑亮球十五枚，虽亦坚结，然破之能碎，但燥极耳。外以香油熬川椒熨其坚处。内服苦温芳香透络，月余化尽。于此证方知燥金之气伤人如此，而温下寒下之法，断不容紊也。

　　乙丑年，治通廷尉久疝不愈，时年六十八岁，先是通廷尉外任时，每发疝。医者必用人参，故留邪在络，久不得愈。至乙丑季夏，受凉复发，坚结肛门，坐卧不得，胀痛不可忍，汗如雨下，七日不大便。余曰：疝本寒邪，凡坚结牢固，皆属金象。况现在势甚危急，非温下不可。亦用天台乌药散一钱，巴豆霜分许，下至三次始通。通后痛渐定，调以倭硫黄丸，兼用《金匮》蜘蛛散，渐次化净。以上治验二条，俱系下焦证，以出阳明坚结下法，连类而及。

　　〔评释〕论凉燥里实的辨治原则。

　　凉燥出现腹部坚实满痛，大便闭结不通，是邪传中焦的阳明内结证。临床上都应用苦泄的方法治疗。但由于燥属阴邪，病至中焦，邪闭腑实，有化热和未化热的区别，治疗就有苦寒和苦温的不同。根据吴鞠通的治验，"按之坚冷如石，面色青黄，脉短涩而迟"，是邪未化热的燥阴内结，治用苦温的天台乌药散二钱，另加巴豆霜一分，则燥结下而病愈。如果按之坚实而热，面赤，苔黄燥，脉沉数坚实，当是邪已化热的燥结证，就需用苦寒的"承气"之类泻下药。

病案：姚某，年四十余。于仲秋感冒后，大便十余日不下，医用大黄等泻下剂无效。腹部满胀，按之坚实，且腹部怕冷，据述自用下药后腹及肛门有坠胀感，苔污垢色灰，脉沉迟。当以"燥阴内结"论治，仿半硫丸法，用石硫黄粉五分，生姜汁一茶匙调服，服后约三时许，下燥屎九块，而气通燥解，坠胀都除。

七、燥气延入下焦，搏于血分，而成癥者，无论男妇，化癥回生丹主之。

大邪中表之燥证，感而即发者，诚如目南先生所云，与伤寒同法，学者衡其轻重可耳。前所补数条，除减伤寒法等差二条、胸胁腹痛一条与伤寒微有不同；余俱兼疝瘕者，以经有燥淫所胜，男子癫疝，女子少腹痛之明文。疝瘕已多见寒湿门中。疟证、泄泻、呕吐已多见于寒湿、湿温门中。此特补小邪中里，深入下焦血分，坚结不散之痼疾。若不知络病宜缓通治法，或妄用急攻，必犯瘕散为蛊之戒。此蛊乃血蛊也，在妇人更多，为极重难治之证，学者不可不预防之也。化癥回生丹法，系燥淫于内，治以苦温，佐以甘辛，以苦下之也。方从《金匮》鳖甲煎丸与回生丹脱化而出。此方以参、桂、椒、姜通补阳气，白芍、熟地守补阴液，益母膏通补阴气，而消水气，鳖甲胶通补肝气，而消癥瘕，余俱芳香入络而化浊。且以食血之虫，飞者走络中气分，走者走络中血分，可谓无微不入，无坚不破。又以醋熬大黄三次，约入病所，不伤他脏。久病坚结不散者，非此不可。或者病其药味太多，不知用药之道，少用独用，则力大而急，多用众用，则功分而缓。古人缓化之方皆然，所谓有制之师不畏多，无制之师少亦乱也。此方合醋与蜜共三十六味，得四九之数，金气生成之数也。

化癥回生丹方

人参六两　安南桂二两　两头尖二两　麝香二两　片子姜黄二两　公丁香三两　川椒炭二两　蟅虫二两　京三棱二两　蒲黄炭一两　藏红花二两　苏木三两　桃仁三两　苏子霜二两　五灵脂二两　降真香二两　干漆二两　当归尾四两　没药二两　白芍四两　杏仁三两　香附米二两　吴茱萸二两　元胡索二两　水蛭二两　阿魏二两　小茴香炭三两　川芎二两　乳香二两　良姜二两　艾炭二两　益母膏八两　熟地黄四两　鳖甲胶一斤　大黄八两，此药为细末，以高米醋一斤，半熬浓，晒干为末，再加醋熬，如是三次，晒干，末之

共为细末，以鳖甲、益母、大黄三胶和匀，再加炼蜜为丸，重一钱五分，蜡皮封护。用时温开水和，空心服；瘀甚之证，黄酒下。

治癥结不散不痛。

治癥发痛甚。

治血痹。

治妇女干血痨证之属实者。

治疟母左胁痛而寒热者。

治妇女经前作痛，古谓之痛经者。

治妇女将欲行经而寒热者。

治妇女将欲行经，误食生冷腹痛者。

治妇女经闭。

治妇女经来紫黑，甚至成块者。

治腰痛之因于跌扑死血者。

治产后瘀血，少腹痛拒按者。

治跌仆昏晕欲死者。

治金疮棒疮之有瘀滞者。

〔词解〕

①癥：病名，与"积"同类。指腹内积块有形，按之不移，痛处固定的一种病证。

〔评释〕论凉燥病后，对癥疾的治疗。

癥疾，一般多由渐而起，积久形成。在"凉燥"病后，腹内出现块痛，按之不活动，这可能是病前就有的宿疾。也可能由于感受"次寒"——燥气，迁延不愈，日久深入下焦，影响各脏气机（尤其是肝脏），以致脏腑的气血失和，邪与血搏，脉络壅塞，渐积成癥。《灵枢·百病始生》说："卒然外中于寒，若内伤于忧怒，则气上逆，气上逆，则六输（六腑）不通，湿气不行，凝血蕴裹而不散，津液涩渗，着而不去，而积皆成矣。"这就说明内为忧怒所伤，外而寒邪内犯，气血失和，在较长时间的相互作用下，有可能导致癥积的发生和形成。癥块既已形成，仍应予以行气通络，活血化癥。这种病不论男女，都可用化癥回生丹治疗。

本方是《金匮要略》中的鳖甲煎丸与回生丹化裁组成。方中用参、桂、椒、姜通补阳气，地、芍守补阴液，益母膏补阴气而消水，鳖甲胶补阴气而软坚。此外，各芳香药通络化浊，合食血的虫类药，或走络中气分以消气中血瘀，或走络中血分以破血中气结，更将大黄醋煮三次，使其直达病所攻坚破瘀而不会有损其他脏腑。这就使全方成为调气活血，消瘀破结，顾阴护阳，攻补兼施之剂。临床上用治血瘀、癥积等病证，功效显著。

病案：1970 年秋，在榆林马合公社，曾治一贫农妇女，年三十二岁（住郝家伙场）。因常在阴水潦里劳动，近二三年来，小腹时痛，有凉感。现脐下有一包块，大如鸡卵，按之质坚不移，经来小腹痛增，量多色赤有瘀块，经后常有小量出血，持续多日。经县医院妇科检查，诊为子宫底部"肌壁间肌瘤"。因本人不愿手术，回生产队，前来要求用中药治疗。当时，除上述症状外，饮食尚可，大便稍秘。舌苔污垢，舌质暗红。脉沉，两尺有弦象。遂以寒凝胞宫，气滞血瘀，冲任逆乱，凝血阻络，内着胞宫论治。用桂枝茯苓汤加丹参、三七粉（后因价昂，改为白药）、炒贯众、炒乳没、川楝子等味。连进五剂后，月经止，后又连服十剂，摸之肿块大小未减，但质已较软，因而改用化癥回生丹，每次两丸，日两次，连服三月，经来应期，四五天即止，腹无痛感。后经妇科检查，宫体正常，肿块消失。仅录其一以作本药功效验证的参考。

八、燥气久伏下焦，不与血搏，老年八脉①空虚，不可与化癥回生丹，复亨②丹主之。

金性沉着，久而不散，自非温通络脉不可。既不与血搏成坚硬之块，发时痛胀有形，痛止无形，自不得伤无过之营血而用化癥矣。复亨大义，谓剥极而复，复则能亨也。其方以温养温燥兼用。盖温燥之方，可暂不可久，况久病虽曰阳虚，阴亦不能独足。至老年八脉空虚，更当预护其阴。故以石硫黄补下焦真阳而不伤阴之品为君，佐之以鹿茸、枸杞、人参、茯苓、苁蓉补正，而但以归、茴、椒、桂、丁香、草薢通冲任与肝肾之邪也。按"解产难"中，已有通补奇经丸方，此方可以不录。但彼方专以通补八脉为主，此则温养温燥合法，且与上条为对待之方，故并载之。按《难经》任之为病，男子为七疝，女子为瘕聚。七疝者，朱丹溪谓寒疝、水疝、筋疝、血疝、气疝、狐疝、㿉疝，为七疝。《袖珍》谓一厥、二盘、三寒、四癥、五附、六脉、七气，为七疝。瘕者，血病，即妇人之疝也。后世谓蛇瘕、脂瘕、青瘕、黄瘕、燥瘕、狐瘕、血瘕、鳖瘕，为八瘕。盖任为天癸生气，故多有形之积。大抵有形之实证宜前方，无形之虚证宜此方也。

按：燥金遗病，如疟、疝之类，多见下焦篇寒湿、湿温门中。再载在方书，应收入燥门者尚多，以限于篇幅，不及备录，已示门径，学者隅反可也。

复亨丹方苦温甘辛法

倭硫黄十分，按倭硫黄者，石硫黄也，水土硫黄，断不可用　鹿茸八分，酒炙　枸杞子六分　人参四分　云茯苓八分　淡苁蓉八分　安南桂四分　全当归六分，酒浸　小茴香六分，酒浸，与当归同炒黑　川椒炭三分　萆薢六分　炙龟板四分

益母膏和为丸，小梧桐子大，每服二钱，日再服；冬日渐加至三钱，开水下。

按：前人燥不为病之说，非将寒燥混入一门，即混入湿门矣。盖以燥为寒之始，与寒相似，故混入寒门。又以阳明之上，燥气治之，中见太阴；而阳明从中，以中气为化，故又易混入湿门也。但学医之士，必须眉目清楚，复《内经》之旧，而后中有定见，方不越乎规矩也。

霹雳散方

主治中燥吐泻腹痛，甚则四肢厥逆，转筋，腿痛，肢麻，起卧不安，烦躁不宁，再甚则六脉全无，阴毒发斑，疝瘕等证，并一切凝寒固冷积聚。寒轻者，不可多服；寒重者，不可少服，以愈为度。非实在纯受湿、燥、寒三气阴邪者，不可服。

桂枝六两　公丁香四两　草果二两　川椒五两，炒　小茴香四两，炒　薤白四两　良姜三两　吴茱萸四两　五灵脂二两　降香五两

乌药三两　干姜三两　石菖蒲二两　防己三两　槟榔二两　荜澄茄五两　附子三两　细辛二两　青木香四两　薏仁五两　雄黄五钱

上药共为细末，开水和服。大人每服三钱，病重者五钱；小人减半。再病甚重者，连服数次，以痛止厥回，或泻止、筋不转为度。

方论：按《内经》有五疫之称，五行偏胜之极，皆可致疫。虽病气之至，多见火证，而燥金、寒湿之疫，亦复时有。盖风、火、暑三者为阳邪，与秽浊异气相参，则为温疠；湿、燥、寒三者为阴邪，与秽浊异气相参，则为寒疠。现在见证，多有肢麻转筋，手足厥逆，吐泻腹痛，胁肋疼痛，甚至反恶热而大渴思凉者。经谓雾伤于上，湿伤于下。此证乃燥金、寒、湿之气经谓阳明之上，中见太阴；又谓阳明从中治也。直犯筋经，由大络、别络，内伤三阴脏真，所以转筋，入腹即死也。既吐且泻者，阴阳逆乱也。诸痛者，燥金、湿土之气所搏也。其渴思凉饮者，少阴篇谓自利而渴者，属少阴虚，故饮水求救也。其头面赤者，阴邪上逼，阳不能降，所谓戴阳也。其周身恶热喜凉者，阴邪盘踞于内，阳气无附欲散也。阴病反见阳证，所谓水极似火，其受阴邪尤重也。诸阳证毕现，然必当脐痛甚拒按者，方为阳中见纯阴，乃为真阴之证，此处断不可误。故立方荟萃温三阴经刚燥苦热之品，急温脏真。保住阳气，又重用芳香，急祛秽浊。一面由脏真而别络、大络，外出筋经、经络以达皮毛，一面由脏络、腑络以通六腑，外达九窍。俾秽浊阴邪，一齐立解。大抵皆扶阳抑阴，所谓离照当空，群阴退避也。再此证自唐宋以后，医者皆不识系燥气所干，凡见前证，俗名曰痧。近时竟有著痧证书者，捉风捕影，杂乱无章，害人不浅。即以痧论，未有不干天地之气，而漫然成痧者。究竟所感何气，不能确切指出，故立方毫无准的。其误皆在前人谓燥不为病，又有燥气化火之说。瑭亦为其所误，故初刻书时，再三疑虑，辨难见于杂说篇中，而正文只有化气之火证，无胜气之寒证。其燥不为病之误，误在"阴阳应象大论"篇中，脱秋伤于燥一条；长夏伤于湿，又错秋伤于湿，以为竟无燥证矣。不知"天元纪""气交变""五运行""五常政""六微旨"诸篇，平列六气，燥气之为病，与诸气同，何尝燥不为病哉！经云：风为百病之长。按风属木，主仁。《大易》曰：元者善之长也，得生生之机，开生化之源，尚且为病多端，况金为杀厉之气。欧阳氏曰：商者，伤也，主义主收，主刑主杀。其伤人也，最速而暴，竟有不终日而死者。瑭目击神伤，故再三致意云。

〔词解〕

①八脉：指"奇经八脉"。是调节气血运行，补充十二经脉不足的独特经脉。这里主要指冲任二脉。

②复亨：词出《易经·复卦》，大意是阳气复，就可亨通而无疾。

〔评释〕论凉燥后，又见虚寒性瘕聚一类病证的治法。

上条由于气血失和，凝结成有形的癥块。有形属实证，病主在血。故用"化癥"以消瘕破结。本条由于冲任空虚，未与血结，成为痛时触之有形，痛止摸之无物，有似瘕聚的一类病证。无形属虚证，病主在气。这就不能诛伐无过，再用"化癥"去伤害营血了，而是应用复亨丹以温养、温燥的方法进行治疗。

复亨丹方以补下焦真阳而不伤阴的硫黄为主药，是因为久病虽然阳虚，而阴也难以独足，且年老"八脉"空虚，补阳之中必先护阴。辅以鹿茸、人参、枸杞、茯苓、苁蓉，养正气，补奇经；用归、茴、椒、桂、丁香、草薢，温通冲任，开逐肝肾病邪。临床上，用于块痛聚散无常的虚寒证。

卷二 中焦篇

风温 温热 温疫 温毒 冬温

一、面目俱赤，语声重浊①，呼吸俱粗，大便闭，小便涩，舌苔老黄，甚则黑有芒刺，但恶热，不恶寒，日晡②益甚者，传至中焦，阳明温病也。脉浮洪躁甚者，白虎汤主之；脉沉数有力，甚则脉体反小而实者，大承气汤主之。暑温、湿温、温疟，不在此例。

阳明之脉荣于面。《伤寒论》谓阳明病面缘缘正赤。火盛必克金，故目白睛亦赤也。语声重浊，金受火刑而音不清也。呼吸俱粗，谓鼻息来去俱粗，其粗也平等，方是实证。若来粗去不粗，去粗来不粗，或竟不粗，则非阳明实证，当细辨之。粗则喘之渐也。大便闭，阳明实也。小便涩，火腑不通，而阴气不化也。口燥渴，火烁津也。舌苔老黄，肺受胃浊，气不化津也按《灵枢》论诸脏温病，独肺温病有舌苔之明文，余则无有。可见舌苔乃胃中浊气，熏蒸肺脏，肺气不化而然。甚则黑者，黑，水色也，火极而似水也；又水胜火，大凡五行之极盛，必兼胜己之形。芒刺，苔久不化，热极而起坚硬之刺也。倘刺软者，非实证也。不恶寒，但恶热者，传至中焦，已无肺证。阳明者，两阳合明也。温邪之热，与阳明之热相搏，故但恶热也。或用白虎，或用承气者，证同而脉异也。浮洪躁甚，邪气近表。脉浮者，不可下。凡逐邪者，随其所在，就近而逐之。脉浮则出表为顺，故以白虎之金飚以退烦热。若沉小有力，病纯在里，则非下夺不可矣，故主以大承气。按吴又可《温疫论》中云：舌苔边白，但见中微黄者，即加大黄。甚不可从。虽云伤寒重在误下，温病重在误汗，即误下不似伤寒之逆之甚，究竟承气非可轻尝之品，故云舌苔老黄，甚则黑有芒刺，脉体沉实，的系燥结痞满，方可用之。

或问：子言温病以手经主治，力辟用足经药之非。今亦云阳明证者何？阳明特非足经乎？曰：阳明如市，胃为十二经之海，土者万物之所归也，诸病未有不过此者。前人云伤寒传足不传手，误也。一人不能分为两截，总之伤寒由毛窍而溪。溪，肉之分理之小者，由溪而谷，谷，肉之分理之大者。由谷而孙络。孙络，络之至细者；由孙络而大络，由大络而经。此经即太阳经也。始太阳，终厥阴，伤寒以足经为主，未始不关手经也。眉批：通论。温病由口鼻而入，鼻气通于肺，口气通于胃，肺病逆传，则为心包；上焦病不治，则传中焦，胃与脾也；中焦病不治，则传下焦，肝与肾也。始上焦，终下焦。温病以手经为主，未始不关足经也。但初受之时，断不可以辛温发其阳耳。眉批：一了百了。盖伤寒伤人身之阳，故喜辛温、甘温、苦热，以救其阳；温病伤人之阴，故喜辛凉、甘寒、甘咸，以救其阴。眉批：着眼。彼此对勘，自可了然于心目中矣。

白虎汤方见上焦篇

大承气汤方

大黄六钱　芒硝三钱　厚朴三钱　枳实三钱

水八杯，先煮枳朴，后纳大黄、芒硝，煮取三杯。先服一杯，约二时许，得利止，后服；不知，再服一杯，再不知，再服。

　　方论：此苦辛通降、咸以入阴法。承气者，承胃气也。盖胃之为腑，体阳而用阴。若在无病时，本系自然下降，今为邪气蟠踞于中，阻其下降之气，胃虽自欲下降而不能，非药力助之不可，故承气汤通胃结，救胃阴，乃系承胃腑本来下降之气，眉批：的解。非有一毫私智穿凿于其间也，故汤名承气。学者若真能透彻此义，则施用承气，自无弊窦。大黄荡涤热结，芒硝入阴软坚，枳实开幽门之不通，厚朴泻中宫之实满厚朴分量不似《伤寒论》中重用者，治温与治寒不同，畏其燥也。曰大承气者，合四药而观之，可谓无坚不破，无微不入，故曰大也。非真正实热蔽痼、气血俱结者，不可用也。若去入阴之芒硝，则云小矣；去枳、朴之攻气结，加甘草以和中，则云调胃矣。

　　〔词解〕

　　①语声重浊：形容说话前音轻，后音重，如从瓮中发出。一般多见于上焦肺、卫受邪，气逆不利（鼻塞时为甚）的病证。这里指阳明气热，灼伤肺阴所致的语声重浊不清。

　　②日晡：申时的代称。即下午3～5时。每天在这时热势增高（益甚），叫作"日晡潮热"，意如海水之有定时来潮。在温病中，是"热结于肠"的一种热象。

　　〔评释〕论温热病（风温、冬温），毒邪由上焦传入中焦的主要症状，以及对气分热盛和热结于肠的辨证论治。全文共为三段：

　　第一段，所举的一些症状，是邪犯中焦阳明必有的，也可说是温病阳明证的提纲。所以谓"传至中焦，阳明温病也"。

　　其中所谓的颜面潮红，是阳明热毒循经上泛的表现。白睛属肺，两目白睛发红，是肺热上蒸。说话声音重浊，呼吸俱粗，也是肺热未清，胃热又盛，浊气熏灼，肺失清肃的缘故。胃肠热盛，津液受伤则大便不行，小便短涩。胃中浊热上熏，舌苔由白转黄。如肠中燥实已盛，则苔转成焦黑、干糙、起芒刺。突出的是但恶热，不恶寒，午后热高的热象。它不只是邪已入里，病在阳明的一个象征，而且是有别于太阴卫分"微恶风寒"的一个主要标志。其他条文中，凡冠以"阳明温病"四字的，就是指本段所列的症状而说。

第二段，是根据脉象尚有外越之势的浮洪躁甚和全结于里的沉数有力，或反小而实，来对阳明温病的热邪灼胃和热结于肠进行辨别，以区分白虎汤和承气汤的应用。

第三段，是说明暑温、湿温、温疟等病，或纯为湿热，或兼夹湿邪，病虽传入中焦，但症状不同，治法有别，不包括在本提纲内。

此外，辨温病阳明证的胃热、肠燥，脉象是一个重要方面，也并不是单纯从脉象就可以辨清楚。因为这个提纲是概括热在胃、肠的症状，而邪传入里，热灼胃肠，虽都表现为中焦热证，但它的病势和症状，又必有一定的相异之处。因此，有必要再就其辨证问题，作进一步阐述。

第一，邪犯部位，有在胃、在肠的不同。

第二，热势有无形之热，熏蒸肌肉，消灼胃津，以及有形之热，燥结于肠，腑实不通的差别。

第三，见症除但恶热，面目赤，声重，息粗，或大便闭，小便涩等共有症状外，一般在临床上辨别的突出依据是：

热邪灼胃——壮热，大渴，汗多，舌红，苔黄燥。

热结于肠——潮热，谵语，腹满，便结，苔老黄，或焦黑起芒刺。

这样，再加之脉的浮洪躁甚与沉数有力，或小而实的区别，就更清楚了。证辨清了，治疗的宜清、宜下，处方的"白虎""承气"，自然就法方应证而无差谬之误。

大承气汤方是《伤寒论》治阳明腑实，燥屎内结的峻下剂。有开塞通闭，攻坚泄实的作用。吴氏依其法度，以朴、实、硝、黄的苦辛通降，咸寒泄热之性，用治温病热结于肠的实热证，以达急下存阴的目的。

附

本论论三焦由上及下，亦由浅入深。原文见凡例第八条

肺病逆传，则为心包，上焦病不治，则传中焦，胃与脾也；中焦病不治，即传下焦，肝与肾也。始上焦，终下焦。原文见本条按语

〔评释〕这两段是吴氏温病分"三焦"测机、辨证和论治的基本精神，是对叶香岩论温病"三焦"机制变化的具体化。

温病三焦理论，从其本意来说，是以其病变发展全过程的一般规律为依据的。是从实践中经过"深化"，概括起来转而指导实践的理论。因为一般的温病，都是由上及下，由表入里，也就是"由浅入深"，由轻而重的。

温病是邪从上受，由口鼻而入。其从鼻入的，则首先犯肺。肺居上焦而与卫通，病就表现为肺、卫症状。这时病机向上、向外，病多轻浅。但心肺同在上焦，心包为心的外卫，病在上焦肺、卫，或因心阴素虚，或因毒邪过重，病邪可乘虚"逆传心包"。这就是所谓"肺病逆传，则为心包"的温热初期，邪犯"上焦"的轻重两个病变类型。

病在上焦肺、卫没有得到治疗，进一步传入中焦。病及中焦，多表现为胃热肠燥，或脾受邪困，所以说是"胃与脾也"。

中焦病久，热盛津耗，病变伤及"下焦"。下焦主为肝肾病

变，多表现为阴被热灼、液枯津涸，所以说"肝与肾也"。

由上可知，病在上焦，除"逆传心包"外，都是温病病变的轻浅阶段，即急性热病的"初期"；病在中焦，是高热持续，病变较为深重的阶段，即"中期"或"极期"；至于病入下焦，则多是热邪深入，液耗津亏的最后阶段，这个阶段，一是正为邪伤，病势重危，一是邪势衰退，趋向恢复，所以它包括了急性热病的"末期"和"恢复期"。这就是吴氏论"三焦"由上及下、由浅入深的所谓"始上焦，终下焦"的实际意义。

当然，温病是包括"温热"和"湿热"两大类病。其"三焦"测机辨证的理论，用于"湿热"类病，是更合其情机变化的。《温病条辨》虽也以"温热""湿热"为两大纲，并论及口气通胃，鼻气通肺，但对邪气首犯部位，却又统以先肺后胃，实又把二者的感受部位、传变次序混为一谈。

二、阳明温病，脉浮而促①者，减味竹叶石膏汤主之。

脉促，谓数而时止。如趋者过急，忽一蹶然，其势甚急，故以辛凉透表重剂，逐邪外出则愈。

减味竹叶石膏汤方辛凉合甘寒法

竹叶五钱　石膏八钱　麦冬六钱　甘草三钱

水八杯，煮取三杯，一时服一杯，约三时令尽。

〔词解〕

①脉浮而促："促"一般指数而一止，止无定数的一种脉象。这里所谓"浮而促"，是一种热势急迫趋越之象。

〔评释〕本条是温邪已离上焦太阴，而转入中焦阳明气分，但未出现热结腑实现象，而是温邪伤津，脉为热迫，以致急促不振。其特点是"脉浮而促"。当然，这仅是指明其突出的特征，而其余症状，除"阳明温病"的共有症状外，以气热的高热、口渴、汗出等热盛津伤症状为主。同时，还应有"心烦"一症。因为脉动应心，其源无不与心有关，热迫脉促，其心必烦。不过，他的重点在"阳明"，在"胃"。

由于阳明热盛而动心迫脉，治疗则改用减味竹叶石膏汤，以清热护津，安定脉气。

竹叶石膏汤是《伤寒论》治伤寒解后，留有余热，而正虚、气逆欲呕的方子。吴氏加以化裁，用石膏辛凉清透阳明热邪，麦冬滋液，甘草和胃。热清则心宁，心宁则脉静。所以，重用竹叶清心除烦以静脉气。减去辛燥的半夏，补气的人参，则无助邪伤阴之患，而成为治热邪稽留中焦，阳气被伤之证的清热护津的方子。

三、阳明温病，诸证悉有而微，脉不浮者，小承气汤微和之。

以阳明温病发端者，指首条所列阳明证而言也，后凡言阳明温病者仿此。诸证悉有，以非下不可，微则未至十分亢害，但以小承气通和胃气则愈，勿庸芒硝之软坚也。

〔评释〕所谓"阳明温病，诸症悉有而微"，是指具有中焦第一条提纲中的各种症状，只是不太重。但从用小承气汤以泄满除实来看，当然是以腑实的痞满、便结、黄燥苔等症状为主。再加之"脉不浮"，就从反面说明它是沉数的脉象。这样自然构成热结阳明，腑气失通之证。治疗应用小承气汤以微通腑气，轻泄阳明。

邪气盘踞中焦，胃气受阻，不能下降，则症见痞满、便结。小承气汤就是顺承胃腑之气下降的生理机能，以抑制亢害的邪气。故用朴、实以调气泄满；大黄以荡热涤结。其中枳、朴减轻用量，是避其过量化燥。三物同煎，以免大黄的通下太过。这样就可达"和"的目的。

四、阳明温病，汗多，谵语，舌苔老黄而干者，宜小承气汤。

汗多，津液散而大便结，苔见干黄；谵语因结粪而然，故宜承气。

〔评释〕本条是继上条进一步论述热结阳明的小承气汤证。

温热邪传中焦，出现热入阳明所必有的症状，并突出地表现为"多汗谵语，舌苔老黄而干"。这是热盛逼津外泄，胃肠津液耗伤所致。是此，大便必然干燥闭结。从苔色深黄、干燥、少津，也足以测知里热较重，津液消灼不轻。正由于热盛液亏，大便燥闭，浊热不得下泄而反上扰，以致影响心包而说胡话。这种说胡话，自和热陷心包不同。所以，治疗不用牛黄丸开心窍之闭，只用小承气汤轻泄阳明之实，使腑气通，津液存，浊热下泄，神志自然清宁。

再将本条和上条相比，上条是"诸症悉有而微"，"脉不浮"。本条则是除热入阳明的症状悉有外，特别点明了多汗、谵语、舌苔干黄，其阳明热实可下的症状，就更为明显、具体。本条虽未言脉，而里实之脉必沉数，也是显而易见的。总之，从证而论，本条是较上条为重，又较坚实的大承气证为轻，便仍以小承气汤为主，惟其中的大黄应后下。

五、阳明温病，无汗，小便不利，谵语者，先与牛黄丸。不大便，再与调胃承气汤。

无汗而小便不利，则大便未定成硬，谵语之不因燥屎可知。不因燥屎而谵语者，犹系心包络证也。故先与牛黄丸，以开内窍。服牛黄丸，内窍开，大便当下，盖牛黄丸亦有下大便之功能。其仍然不下者，无汗则外不通。大小便俱闭则内不通，邪之深结于阴可知。故取芒硝之咸寒，大黄、甘草之甘苦寒，不取枳、朴之辛燥也。伤寒之谵语，舍燥屎无他证，一则寒邪不兼秽浊，二则由太阳而阳明；温病谵语，有因燥屎，有因邪陷心包，一则温多兼秽，二则自上焦心肺而来。眉批：着眼。学者常须察识，不可歧路亡羊也。

〔评释〕论热入心包和燥结阳明的辨别与治疗。

温病中出现神志失主的说胡话，都与邪犯心包有关。邪犯心包有热邪直接传入和阳明腑实或热瘀互结等的浊热间接影响之分。文中首先指出本证属于温病阳明证，其谵语应是中焦浊热上扰所致。邪入中焦阳明，一般是热盛逼津而多汗，阴液被灼而小便不利。本证则主要是"无汗小便不利"。这可能是邪热虽盛，入里不久，津液没有外泄，还未至于大伤，阳明燥实不甚。正如张仲景在《伤寒论》阳明证中指出的那样：在一般情况下，汗出，小便利，为津伤化燥，是大便燥坚的象征；如小便少，那大便就未必燥坚。吴氏本此，认为这时病人说胡话，不是由于阳明燥结，浊气侵犯心包，似是热邪直接传入心包的一种表现。治疗应先与牛黄丸清心开窍。服药后，如果仍然说胡话，也不大便，那就可能是外而热邪怫郁，表气不通，内而燥结在肠（大、小肠），里气不通。主为阳明邪结，浊热上扰所致。应改用咸寒苦甘的调胃承气汤，以软坚通便，泄热降浊。

此外，临床上遇到症状疑似，诊断难定之际，以相应的药物作诊断性治疗之用，如本条先用牛黄丸，不效，再用调胃承气汤，是可以的。不过，本证心包与阳明之辨，从谵语和舌苔上仔细观察，还是可以进行区分的。从谵语来说，邪入心包，多半有神志不清，虽呼唤也不能正确应对；阳明腑实，则呼唤时尚能正确应对。从舌、苔来看，邪入心包，舌质红赤而少苔；阳明腑实，则舌苔老黄、干燥。从而，结合其他脉证，认真分析，似不难得出较为准确的结论。

六、阳明温病，面目俱赤，肢厥，甚则通体皆厥，不瘛疭，但神昏，不大便七八日以外，小便赤，脉沉伏，或并脉亦厥^①，胸腹满坚，甚则拒按，喜凉饮者，大承气汤主之。

此一条须细辨其的是火极似水、热极而厥之证，方可用之。全在目赤、小便赤、腹满坚，喜凉饮定之。眉批：危微之辨，学者其审之。

大承气汤 方法并见前

〔词解〕

①脉亦厥：指"寸口"脉摸不到，与体厥并见，性质同"厥"。

〔评释〕论阳明腑实，热毒壅闭致厥的症状和治法。

本条所列症状，是其辨证重点，它以面色赤，两目白睛发赤，喜凉饮，大便闭，小便赤等特征，说明毒热内闭是真象，而肢厥、脉伏，是阳不外达的假象。从而，就可辨明本证是属于"热厥"。

既然辨明是"热厥"，那就要进一步分清它属于"热厥"的哪一种类型？对此，文中特指出"不瘛疭"，就说明它不是"热极生风"。那么"但神昏"，是不是"热闭心包"呢？文中接着指明"不大便，七八日以外……胸腹满坚，甚则拒按"，这就说明它主要不在心包，而在阳明。也就是由于腑实不通，以致毒热内闭而外见肢凉，气机壅塞，热浊循经进犯心包而上见神昏。治疗应以大承气汤泄热通腑为急务，以使内通外和，热泄闭开。

此外，以上各条都用"承气"通下，而三承气汤虽都在于泄阳明实热，但主攻的重点各有不同。调胃承气汤，重点是以燥坚为主，目的在于润燥软坚而通便；小承气汤，重点是以腑气失调的痞实而满为主，目的在于通调腑气，除满泄实；大承气汤，重点则是以满实燥坚，甚至内闭外厥为主，目的在于通塞开闭，攻坚泄实。因此，临证时必须掌握重点，灵活运用。

七、阳明温病，纯利稀水无粪者，谓之热结旁流①，调胃承气汤主之。

热结旁流，非气之不通，不用枳、朴，独取芒硝入阴以解热结，反以甘草缓芒硝急趋之性，使之留中解结，眉批：此亦作者独得处。不然，结不下而水独行，徒使药性伤人也。吴又可用大承气汤者非是。

〔词解〕

①热结旁流：指大便稀水，不见燥屎，而阳明腑实证依然存在的一种表现。

〔评释〕说明"热结旁流"的症状和治法。

温病热毒进犯阳明，从肛门流出的完全是稀水，而无结粪，这不是下利，叫作"热结旁流"。为什么说是"热结旁流"呢？因为它是邪热郁于肠中，粪便燥结而所结未全，水液从结粪旁流出肛门；或结粪在上，距肛较远，近肛处由于浊热熏蒸，而反泌出水液外流所致。但是，临床上单从这一症状，是不易辨清它是"肠热下利"还是"热结旁流"的。因此，就这而论，它必须具有：温病热在阳明所共有的症状；舌苔黄燥，或干黑的特征；脉沉而有力的里实脉象；流出的稀水，必然是异常恶臭，而肛门有灼热感；腹不甚满，按之有痛感。

有这五点，才可排除其他原因的"下利"，确定其为"热结旁流"。然而，热结旁流是热毒郁结于肠的重证，往往由于浊热上犯心脑而见昏谵。故对其治疗，除用调胃承气汤软坚缓下外，昏谵较重的，还必兼清心脑。

热结旁流，非以热邪阻滞中焦气机的痞塞不通为主，而是以邪热留于中焦，燥屎结滞不下为主证。所以，不用枳、朴行气泄满，而用硝、黄入阴软坚通结，并配用甘草，是取其和中调胃，既可使下不伤正，又能缓硝、黄之性，而发挥其"留中解结"的作用。因之，本方是缓下燥结的良方。

病案：张某，男，41岁。患外感多日，因误用温燥而神志昏愦，辗卧，高热，大便时流浊臭水。四末发凉，腹部久按灼热而有硬块。舌绛红而中有干厚黑苔，脉象沉细而有力。此原为太阴风温兼有阳明热毒内迫的热证，本宜于辛凉清解中配以清泄里热之剂。而误用温燥助邪，致使燥结肠中，旁流浊臭，浊气上干，逆犯心脑，形成险证。大便虽时流浊水，必仍有燥结在内。拟用升降散，清其上而导其下，加犀角、牛黄，以清心脑之浊邪。两剂后，下黑硬粪数枚。第三日，身热稍减，黑苔渐退，惟神志仍未清，气乏脉弱。此邪退正衰，心脑余热未清，应以防脱为主，兼以清心益阴，重用洋参固气，犀角清心，麦冬滋阴液，连服四日而神清热退。惟纳谷少，气弱尿短，脉细弱。此气液未复，胃气亦弱，用生脉散加荷叶包粳米、谷芽，调理多日而愈。

八、阳明温病，实热壅塞哕^①者，下之。连声哕者，中焦；声断续，时微时甚者，属下焦。

《金匮》谓哕而腹满，视其前后，知何部不利，利之即愈。阳明实热之哕，下之，里气得通则止，但其兼证之轻重，难以预料，故但云下之，而不定方，以俟临证者自为采取耳。再按中焦实证之哕，哕必连声紧促者，胃气大实，逼迫肺气不得下降，两相攻击而然。若或断或续，乃下焦冲虚之哕。其哕之来路也远，故其声断续也，治属下焦。

〔词解〕

①哕（yuě）：词义有二：一与"呃逆"同义；一与"睕（wǎn）"字音相通。如"干呕"也叫"干哕"。这里是指"呃

逆"说。

[**评释**] 论实热呃逆的治法并辨别其发生的部位。

"哕"，今通称为"呃逆"，俗叫"打嗝儿"。它的发生，古人认为是胃中谷气与寒气相逆，气上不下，其逆气从咽喉冲出而出现的冲击声。呃逆在不同疾病和不同病程中，显示着不同的病情病机。如其在病位上，有上、中、下三焦之分；在脏腑中，有肺、脾胃、肾之别；在性质上，虽多属虚寒，但属于实热的也不少见。上焦之呃，多为肺气膹郁，不能肃降，其气从膈上逆，呃声连续紧迫，如叶案呃逆门中的"肺气膹郁"案。中焦之呃，多为胃气上逆，有实热，有虚寒。热为胃火冲击，上逆作呃，其声高亢有力；寒为虚气上逆，呃声低缓。下焦之呃，多为肾阳虚衰，气失摄纳，以致胃阳衰败，虚气上奔，呃声来自下焦，低微断续，经膈而上，不能达咽。总之，临床上，实证见此，主要是气机壅塞不降而上逆所致，治当理气开寒，以降冲逆为主；虚证见此，主要是肾气失纳而上奔（当然也有阴虚火冲的），治当温补肾脾，以纳虚气为主。实热者，兼清、兼下；虚寒者，温补必兼降冲。详分脏腑上下，治疗自有头绪。

以上是就一般病证而论，再从本条所谓"阳明温病"来说，是热邪传至中焦，病在阳明，表现为热结在肠，腑实不通而呃逆连声，从膈间上逆而声高短促有力。这种呃逆，证属实热。它是气机壅滞，胃中毒热之气上逆，肺气不能下降，两相冲击所致。《金匮要略·呕吐哕下利病脉证并治》中有"哕而腹满，视其前后，知何部不利，利之即愈"之论，本条证属"阳明温病"热结在里，当是后不利。治疗应当用下法，使其大便通，燥结去，毒热从下泄，气不上逆而肃降下行，呃逆自可消除。

病案：曹某，男，年24岁。患风温，时经一候，热入气分，主在阳明，症见高热，面赤，口渴，汗多，胸脘烦闷，间有谵妄，大便数日未解，小便短赤，且呃逆短促连声而高亢有力，持续两日，未曾稍止。舌红，苔黄燥。脉洪数，微带促象。当以阳明热盛，气机壅塞，上逆作呃论治。用白虎汤加黄芩、麦冬、柿蒂、枇杷叶、枳实、竹茹等味，以清泄阳明，开塞降逆。尽剂后，热略降，汗稍减，惟呃虽较缓而未已，且腹微满，大便不下。脉转沉实，仍有促象。此阳明经之热略减，阳明腑之实转盛，浊气不降之故。依仲景"哕而腹满，视其前后，利之愈"的原则，此为后不利。因而，改用小承气汤加柿蒂、瓜蒌皮、竹茹，以利腑降逆。药后，燥屎下，呃声渐平。这是用清泄通下治呃的一例，特附之以作为参考。

九、阳明温病，下利，谵语，阳明脉实①，**或滑疾者，小承气汤主之；脉不实者，牛黄丸主之，紫雪丹亦主之。**

下利，谵语，柯氏谓肠虚胃实，故取大黄之濡胃，勿庸芒硝之润肠。本论有脉实、脉滑疾、脉不实之辨，恐心包络之谵语而误以承气下之也，仍主芳香开窍法。

小承气汤方苦辛通法重剂

大黄五钱　厚朴二钱　枳实一钱

水八杯，煮取三杯，先服一杯，得宿粪，止后服，不知，再服。眉批：温邪恶燥，枳、朴减原方分数，极见斟酌。

调胃承气汤热淫于内，治以咸寒，佐以甘苦法

大黄三钱　芒硝五钱　生甘草二钱

牛黄丸方论并见上焦篇

紫雪丹方论并见上焦篇

①阳明脉实，或滑疾：指右手关、尺脉沉而有力，或搏动

流利。

[评释] 在下利的同时，伴有谵语，无论伤寒、温病，见此，是较为严重的病变。在伤寒，实证是肠有燥屎，虚证是津液不收，气脱于下，多属难治之证。在温病，则有"热结旁流"与"热毒犯肠"的区别。

前者，已详于本节第一条的"评释"。不过本条所不同的是，它除具有阳明温病的症状及脉沉实外，必有脘腹痞闷，按压腹部虽有满实感，但无结块硬痛。"自注"中认为是"肠虚胃实"，上下失和的表现。治疗改用小承气汤，以调气濡胃，不用芒硝，软坚润肠。

后者，虽也见温病阳明证的壮热、烦渴、面赤息粗等共有症状，但无燥结在肠，而便必色红黄而灼热，脉象滑疾，这是"温热传里，邪热由肺胃下注大肠"，而毒热内壅，肠伤窍闭。一般应以清热解毒为主，药如犀角、黄连、黄芩、大黄、金银花、赤芍、丹皮、秦皮、葛根、木香、甘草等味，以使毒解肠安，热清神宁。

此外，谵语是邪犯心包的一个标志。临床上，导致出现谵语的成因不同，则所病的脏腑不一，主次有别。本条以脉实病在阳明（必有里实证可凭），脉不实为病在心包（必有心包热证可据）。在心包，用牛黄丸、紫雪丹，以清心开窍，是无可非议的。惟再据证配合清营、凉血、解毒，其效可能更好一些。

十、温病三焦俱急，大热大渴，舌燥，脉不浮而躁甚，舌色金黄，痰涎壅甚，不可单行承气者，承气合小陷胸汤主之。

三焦俱急，谓上焦未清，已入中焦阳明，大热大渴，脉躁苔焦，阳土燥烈，煎熬肾水，不下则阴液立见消亡，下则引上焦余邪陷入，恐成结胸之证，故以小陷胸合承气汤，涤三焦之邪，一

齐俱出。此因病急，故方亦急也。然非审定是证，不可用是
方也。

承气合小陷胸汤方苦辛寒法

生大黄五钱　厚朴二钱　枳实二钱　半夏三钱　瓜蒌三钱　黄
连二钱

水八杯，煮取三杯。先服一杯，不下；再服一杯，得快利，
止后服；不便，再服。

［评释］本条是上有痰浊，里有燥结的症状和治法。

所谓"三焦俱急"，从证而论，实是湿热熏灼上、中二焦，
邪从燥化的痰热实证。其所以说三焦俱急，是恐灼阴入下，急需
涤荡邪气下出。

温病症见身大热，口大渴，舌干燥无津，似热灼胃阴的"白
虎证"，惟脉沉躁甚，症见舌干燥，苔色金黄，是热结胃肠的
"承气汤证"，而又有"痰涎壅甚"的症状。这里的脉沉躁甚、
"舌燥""舌色金黄，痰涎壅甚"，就是本条辨证的重点。也就是
说：脉沉躁甚，是热结中焦胃肠，胃液被灼的现象；舌干燥，苔
色金黄，是湿从燥化的现象；痰涎壅甚，是湿热熏蒸，上迫于
肺，灼津为痰，壅滞肺络的缘故。其表现必然还有胸脘痞闷，痰
多气急。

这就说明，本证不但热盛，而且痰浊也重。不但中焦胃肠有
病，而且上焦肺络胸膈也有病。在这种热结痰聚，上中同病的情
况下，如不急予开泄，必将延及下焦而损阴伤阳。治法既要开太
阴痰结，又要泄阳明实热，必须三者兼顾。方用承气合小陷胸
汤，以上、中同治，使痰浊热结，一起从大便排出。

小陷胸汤是治"小结胸"的主方，有开结、清热、涤痰的作
用。小承气汤是通下方，有消痞、除满、泄实的作用。本证上有
痰热壅聚，里有邪热内结，吴氏二方合用，就是既取"陷胸"以

开涤上焦痰热，又取"承气"以清泄中焦热结，并导浊下行而逐邪下泄。

十一、阳明温病，无上焦证，数日不大便，当下之。若其人阴素虚，不可行承气者，增液汤主之。服增液汤已，周十二时[①]**观之，若大便不下者，合调胃承气汤微和之。**

此方所以代吴又可承气养荣汤法也。妙在寓泻于补，以补药之体，作泻药之用，既可攻实，又可防虚。余治体虚之温病，与前医误伤津液，不大便，半虚半实之证，专以此法救之，无不应手而效。眉批：润剂即能通便，此法最稳最妙。

征按：二十年来，予以此法救温病体虚之当下者，取效屡矣，颇以为独得之奇，而不知鞠通之有是方也。所见略同。

增液汤方咸寒苦甘法

元参一两　麦冬八钱，连心　细生地八钱

水八杯，煮取三杯，口干则与饮，令尽，不便，再作服。眉批：此亦从炙甘草汤变化出之。

方论：温病之不大便，不出热结、液干二者之外。其偏于阳邪炽甚热结之实证，则从承气法矣；其偏于阴亏液涸之半虚半实证，则不可混施承气，故以此法代之。独取元参为君者，元参味苦咸，微寒，壮水制火，通二便，启肾水上潮于天，其能治液干，固不待言，《本经》称其主治腹中寒热积聚，其并能解热结可知。麦冬主治心腹结气，伤中伤饱，胃络脉绝，羸瘦短气，亦系能补能润能通之品，故以为之佐。生地亦主寒热积聚，逐血痹，用细者取其补而不腻，兼能走络也。三者合用，作增水行舟之计，故汤名增液，但非重用不为功。

本论于阳明下证，峙立三法：热结液干之大实证，则用大承气；偏于热结而液不干者，旁流是也，则用调胃承气；偏于液干多而热结少者，则用增液，所以回护其虚，务存津液之心法也。眉批：要论。

　　按：吴又可纯恃承气以为攻病之具，用之得当则效；用之不当，其弊有三：一则邪在心包、阳明两处，不先开心包，徒攻阳明，下后仍然昏惑谵语，亦将如之何哉！吾知其必不救矣。二则体亏液涸之人，下后作战汗，或随战汗而脱，或不蒸汗徒战而脱。三者下后虽能战汗，以阴气大伤，转成上嗽下泄，夜热早凉之怯证，补阳不可，救阴不可，有延至数月而死者，有延至岁余而死者，其死均也。眉批：延至数月，延至岁余，金以为元气素虚，不复归咎于作俑之人矣。痛哉！在又可当日温疫盛行之际，非寻常温病可比，又初创温病治法，自有矫枉过正、不暇详审之处，断不可概施于今日也。眉批：亦实有之理，非薄责前人也。本论分别可与不可与、可补不可补之处，以俟明眼裁定，而又为此按语于后，奉商天下之欲救是证者。至若张氏、喻氏，有以甘温、辛热立法者，湿温有可用之处，然须兼以苦泄淡渗，盖治外邪宜通不宜守也；若风温、温热、温疫、温毒，断不可从。

　　〔词解〕

　　①周十二时：指十二个时辰。每一时辰为 2 小时。十二时，共 24 小时，即一昼夜，这是从当日服药时间开始算起，观察到次日的同一时间为止，即"周十二时"。

　　〔评释〕论热入阳明，燥实内结与阴虚液干的不同治法，以及观察用药的方法。

　　热入阳明，有上焦证，应表里同治，不得独用泻下。若已没有上焦证，惟多日不大便，此纯为燥结腑实的现象，治疗应当用泻下法。这是本条的第一层意思。

　　第二层意思是，热入阳明具有便闭的症状而需用下法。但下法虽能通结泄热，也最易伤阴。因此，必须考虑是"热结"，还是"液亏"。如果病人的体质素来就是阴分不足，现在又热久液耗而大便不下，多半就是阴亏液干，肠失濡润的便闭，用承气必导致阴液更伤，须改用滋液润燥的增液汤。这样既可润便导实，又可护津防虚。

第三层意思是，用增液汤后，津生肠润，大便应下。但经过一整天的临床观察，仍无大便，那就是阴亏和热结都比较重的缘故。治疗必须固正祛邪，补泻并用，应用增液汤合调胃承气汤，以护阴润肠，软坚通下。

总之，温病便闭，其因总由温邪传里，热结于肠所致。其中有"燥实内结"和"阴虚液干"的不同。属于前者，是实证，治宜承气法；属于后者，是虚多实少，治宜增液法，或合用调胃承气，即所谓"寓泻于补"之法。

增液汤方以咸寒柔润之品，作润肠通便之用，对于温热病热入阳明，"阴虚液干"的大便秘结，确是一个独特而具有卓效的方子。它以"增液"名方，就是从生津润肠这一作用而来。方中主以玄参的咸寒养阴、润燥通便，佐麦冬的清热生津，生地的凉血益阴。三药合用，能补、能润、能通，共达养阴生津，润燥通便的目的。

温病阳明证下法的运用，吴氏在《温病条辨》中，指出三种方法。即：

一是，热结液干的大实证，用大承气汤，也就是"急下存阴"的方法。

二是，偏于热结而液不干的"热结旁流"证，用调胃承气汤，为通调腑气，除满泄热的方法。

三是，液干多而热结少之证，用增液汤，是"回护其虚，务存津液"的方法。

这三法，立法清楚，分寸谨严，不仅深得长沙奥旨，而且增液一法，用药精当，非久经体验，不能出此。用于虚多实少之当下之证，而又不能用承气泻下时，确如所谓"既可攻实，又可防虚"。此为外感热病"通下法"中，增添了一个新的内容。

十二、阳明温病，下后汗出，当复其阴，益胃汤主之。

温热本伤阴之病，下后邪解汗出，汗亦津液之化，阴液受伤，不待言矣，故云当复其阴。此阴指胃阴而言。眉批：恐误认肾阴也。盖十二经皆禀气于胃，胃阴复而气降得食，则十二经之阴，皆可复矣。欲复其阴，非甘凉不可。汤名益胃者，胃体阳而用阴，取益胃用之义也。下后急议复阴者，恐将来液亏燥起，而成干咳、身热之怯证也。

益胃汤方甘凉法

沙参三钱　　麦冬五钱　　冰糖一钱　　细生地五钱　　玉竹一钱五分，炒香

水五杯，煮取二杯，分二次服，渣，再煮一杯服。

〔评释〕论下后邪解液伤，调理胃阴的方法。

温病阳明证，下后邪解而身有微汗，自是表里气和的正常现象。惟温邪多伤阴液，汗由阴液蒸化而来，如果出汗过多，就有液耗阴亏，燥热复起的麻烦。它虽身无热，脉不数，但口干咽燥，就是阴亏的象征。这时应予以防范，以复胃阴。因为胃为水谷之海，是后天之本，胃阴复而气和得食，则周身之阴有源可供，自然没有阴液不复的。治疗采用益胃汤以益胃阴，是一个必要的措施。

胃为阳土，肺为阴金。胃之用复，肺阴亦足，法用救胃就是救肺。肺主皮毛而司开合，肺气得养则开合有常而汗无外泄之

机，于是救肺就是固液，亦为开源节流的方法。

　　益胃汤方是甘凉滋润之剂。方中共五味药，都有养胃生津，益阴润燥的作用。为治温病下后，调养胃阴的好方子。对不是因下后而肺、胃阴虚的，也有较好的疗效。

　　十三、下后无汗，脉浮者，银翘汤主之；脉浮洪者，白虎汤主之；脉洪而芤者，白虎加人参汤主之。

　　此下后邪气还表之证也。温病之邪，上行极而下，下行极而上。下后里气得通，欲作汗而未能，以脉浮验之，知不在里而在表。逐邪者，随其性而宣泄之，就其近而引导之，故主以银翘汤，增液为作汗之具，仍以银花、连翘解毒而轻宣表气，盖亦辛凉合甘寒轻剂法也。若浮而且洪，热气炽甚，津液立见消亡，则非白虎不可。若洪而且芤，金受火克，元气不支，则非加人参不可矣。

　　银翘汤方辛凉合甘寒法

　　银花五钱　连翘三钱　竹叶二钱　生甘草一钱　麦冬四钱　细生地四钱

　　白虎汤、白虎加人参汤方论并见前

　　〔评释〕本条是为下后里和，而邪外出的辨证论治立法。温病阳明证下后，有汗的多和无汗的不同。有汗虑其阴脱，无汗是余邪浮表，或郁于阳明之经。何以知之？从脉知之。现就后者而论，文中特别指出脉浮和脉洪为分辨重点。因为浮为在表，浮洪为热盛于经，而有外越之势。当然这仅是言其要者。至于是否是里通而余邪外郁，那还须进一步从脉象、症状参合详辨。余邪浮表，既具有下后里证已解的病史，又见无汗，脉浮且必兼数象，身有轻度烦热感而口微渴。热郁于经，除有下后里结已除的病史外，复见无汗、脉浮洪有力，必兼烦热、渴喜凉饮，这才是热盛于经的象征。如果脉浮洪而有芤象，则必具气短微喘的表现。

浮于表者，就其势而逐之，辛凉合甘寒轻剂为法。银翘汤轻宣表气，清热滋液，用之最宜。

郁于经者，随其性而导之。实则白虎汤加减，以清热护津。虚则加人参以扶正。

本条是仿《温疫论》"下后脉浮"法而来。其中所述，固是临床上可能出现之证。但热盛无汗，尤其是下后，虽有里和外达之势，实是津伤阴亏，无液蒸汗。为此，于祛邪中，必须生津益阴，银翘汤配伍较好。如用白虎汤，应加元参、花粉、麦冬、玉竹、芦根等味。气虚的应兼益气阴，用减味竹叶石膏汤，加西洋参也好。

下后余邪浮表与邪初犯卫，其病变部所虽同，而病机有异，治法自别。初犯卫分，是里未伤而证实，只宜辛凉宣透。下后余邪郁表，是内阴已伤，里通而余邪浮于肌表，治应于轻宣表气中助以益阴，这是先后虚实的不同。银翘汤，就是一变银翘散的辛凉宣透，而为辛凉甘寒的宣表益阴方。方中银、翘、竹叶，轻宣表气；麦冬、生地、甘草，甘寒滋阴清热，并助正逐邪。吴氏真是善于治温病，而又善于化裁方药。

十四、下后无汗，脉不浮而数，清燥汤主之。

无汗而脉数，邪之未解可知，但不浮，无领邪外出之路，既下之后，又无连下之理，故以清燥法，增水敌火，使不致为灾。一半日后，相机易法。即吴又可下后间服缓剂之法也。但又可清燥汤中用陈皮之燥，柴胡之升，当归之辛窜，津液何堪！以燥清燥，有是理乎？此条乃用其法，而不用其方。

清燥汤方甘凉法

麦冬五钱　知母二钱　人中黄一钱五分　细生地五钱　元参三钱

水八杯，煮取三杯，分三次服。

加减法：咳嗽胶痰，加沙参三钱，桑叶一钱五分，梨汁半酒杯，牡蛎三钱，牛蒡子三钱。

按：吴又可咳嗽胶痰之证，而用苏子、橘红、当归，病因于燥而用燥药，非也，在湿温门中不禁。

〔评释〕温病下后，不出汗，有余邪郁表和内热阴伤的不同。本条特以脉象作为辨证的根据。就"脉不浮而数"来论，不浮，说明余邪不在表；"数"，是热仍在里。"下后"，既无里结的满痛，又无热盛的烦渴，其结去热存可知。热久伤阴，阴虚则内热，可见这种热多是伤阴所致。治疗宜用清燥汤以滋液养阴，甘凉清热。

假如是下后余结未尽去，腹满烦渴仍在，舌苔仍干黑起刺，那就是里结实证还没有完全消失，仍要用增液承气汤进行治疗，而不能停"一半日后"，期待其变，再"相机易法"。

清燥汤是从《温疫论》中"下后间服剂"条的柴胡清燥汤法另行制订的，"又可清燥汤中，用陈皮之燥，柴胡之升，当归之辛窜"。查原方中并无当归（柴胡养荣汤中有当归，可能误为本方），应为甘草、姜、枣之甘温。这样以燥清燥，是非所宜，故用其法而不用其方。另制本方，以麦冬、生地、元参养阴滋液，以知母、人中黄清火解毒，合为滋阴清火之剂。

十五、下后数日，热不退，或退不尽，口燥咽干，舌苔干黑，或金黄色，脉沉而有力者，护胃承气汤微和之；脉沉而弱者，增液汤主之。眉批：吴竹如先生云：服增液不应，若下证仍可据，当从下法，迟疑亦恐误事。

温病下后，邪气已净，必然脉静身凉；邪气不净，有延至数日邪气复聚于胃，须再通其里者，甚至屡下而后净者，诚有如吴又可所云。但正气日虚一日，阴津日耗一日，须加意防护其阴，

不可稍有鲁莽，是在任其责者临时斟酌尽善耳。眉批：作者于益
阴三致意焉，真学者金针也。吃紧。吴又可于邪气复聚之证，但
主以小承气，本论于此处分别立法。眉批：枳、朴伤气劫阴，下
后何可轻用。

护胃承气汤方 苦甘法

生大黄三钱　　元参三钱　细生地三钱　　丹皮二钱　　知母二钱
麦冬三钱，连心

水五杯，煮取二杯，先服一杯，得结粪，止后服，不便，
再服。

增液汤 方见前

［评释］论下后阴伤，余邪复聚证的辨别和治法。

热结阳明，下后燥去热泄，是应脉静身凉。如果下后已经几
天，身热还不退，或不全退而口燥咽干，特别是舌苔色如黄金，
或干黑，这是下后阴液被伤，余邪未净，又复聚集于肠内的缘
故。对此下后余邪复聚证的治疗，必须慎重分辨其阴伤的程度和
余邪的轻重。判断的关键，主要在于脉象，如脉现沉而有力，就
象征着阴液虽伤而燥结未净，正气还有抗邪之力。治疗可采用护
阴轻下的方法，以护胃承气汤泄余邪，护胃阴。

如果脉现沉弱，就象征着阴伤太甚，"无水舟停"。这时苔虽
焦黑，也绝不能泄邪。治法应当滋阴润燥，用增液汤以养阴退
热，自可达水旺舟行，便通邪去的效果。

护胃承气汤用生地、元参、麦冬，以滋阴液；知母、丹皮，
以清余热；用大黄，以泄复聚的燥结。

十六、阳明温病，下后二三日，下证复现，脉不甚沉，或沉而无力，止可与增液，不可与承气。

此恐犯数下之禁也。

汪按：邪不传不化，传表传里，因势导之。温热之证，有解表之后，邪复聚表；攻里之后，邪复聚里；或解表之后，邪入于里；攻里之后，邪还于表；甚至温疫邪炽，有下至数十次而后愈者，诚如吴氏所云。总要看其邪正虚实，以定清热养阴之进退。大抵滋阴不厌频烦，攻下切须慎重。盖下后虚邪，与未下实邪不同。攻下稍缓，断无大害；元气一败，无可挽回也。邪少正虚，但与滋阴，便可涤邪，增液、益胃之属酌用；邪虚两停，滋阴之中，略佐涤邪，护胃承气主之；即邪炽正未虚者，亦以增液为主；燥结甚者，间服增液承气，约小其制，方合下后治法。

〔评释〕本条重申下后复见燥结而脉虚，不能再用攻下之法。

温病阳明证，服泻下药，下证已除。经过两三日后，又重复出现身热，便闭，口燥咽干，舌苔黄燥，或干黑等里实可下之证。这时是否里实可下，主要应取决于脉。如脉不甚沉，或沉而没有力量，那就不是里实，实是津亏或里虚的现象。在这种情况下治疗，就只能用增液汤滋润，不能用承气汤通下，以免重伤胃阴而犯"虚虚"之弊。

十七、阳明温病，下之不通，其证有五：应下失下，正虚不能运药[1]，不运药者死，新加黄龙汤主之。喘促不宁，痰涎壅滞，右寸实大，肺气不降者，宣白承气汤主之。左尺牢坚，小便赤痛，时烦渴甚，导赤承气汤主之。邪闭心包，神昏舌短，内窍[2]不通，饮不解渴者，牛黄承气汤主之。津液不足，无水舟停[3]者，间服增液，再不下者，增液承气汤主之。眉批：五证粗细详核。

经谓下不通者死。盖下而至于不通，其为危险可知，不忍因其危险难治而遂弃之。兹按温病中下之不通者共有五因：其因正虚不运药者，正气既虚，邪气复实，勉拟黄龙法，以人参补正，

以大黄逐邪，以冬、地增液，邪退正存一线，即可以大队补阴而
生，此邪正合治法也。其因肺气不降，而里证又实者，必喘促寸
实。则以杏仁、石膏宣肺气之痹，以大黄逐肠胃之结。此脏腑合
治法也。其因火腑不通，左尺必现牢坚之脉。左尺，小肠脉也，俗
候于左寸者非，细考《内经》自知。小肠热盛，下注膀胱，小便必涓
滴，赤且痛也，则以导赤去淡通之阳药，加连、柏之苦通火腑，
大黄、芒硝承胃气而通大肠。此二肠同治法也。其因邪闭心包，
内窍不通者，前五条已有先与牛黄丸，再与承气之法。此条系已
下而不通，舌短神昏，闭已甚矣。饮不解渴，消亦甚矣。较前条
仅仅谵语则更急而又急，立刻有闭脱之虞，阳明大实不通，有消
亡肾液之虞，其势不可少缓须臾。则以牛黄丸开手少阴之闭，以
承气急泻阳明，救足少阴之消。此两少阴合治法也。再此条亦系
三焦俱急，当与前第九条用承气、陷胸合法者参看。其因阳明太
热，津液枯燥，水不足以行舟，而结粪不下者，非增液不可。服
增液两剂，法当自下。其或脏燥太甚之人，竟有不下者，则以增
液合调胃承气汤，缓缓与服，约二时服半杯沃之，此一腑中气血
合治法也。眉批：此论反得详尽，无一字非的义，诚得《内经》
《金匮》之精。

新加黄龙汤苦甘咸法

　　细生地五钱　生甘草二钱　人参一钱五分，另煎　生大黄三钱
芒硝一钱　元参五钱　麦冬五钱，连心　当归一钱五分　海参二条，
洗　姜汁六匙

　　水八杯，煮取三杯。先用一杯，冲参汁五分，姜汁二匙，顿
服之。如腹中有响声，或转失气者，为欲便也；候一二时不便，
再如前法服一杯；候二十四刻不便，再服第三杯。如服一杯即得
便，止后服，酌服益胃汤一剂。益胃汤方见前。余参或可加入。

　　方论：此处方于无可处之地，勉尽人力，不肯稍有遗憾之法

也。旧方用大承气加参、地、当归，须知正气久耗，而大便不下者，阴阳俱惫，尤重阴液消亡，不得再用枳、朴伤气而耗液。故改用调胃承气，取甘草之缓急，合人参补正，微点姜汁，宣通胃气，代枳、朴之用，合人参最宣胃气。加麦、地、元参保津液之难保，而又去血结之积聚。姜汁为宣气分之用。当归为宣血中气分之用。再加海参者，海参咸能化坚，甘能补正。按海参之液，数倍于其身，其能补液可知，且蠕动之物，能走络中血分，病久者必入络，故以之为使也。

宣白承气汤方 苦辛淡法

生石膏五钱　生大黄三钱　杏仁粉二钱　瓜蒌皮一钱五分

水五杯，煮取二杯，先服一杯，不知，再服。

导赤承气汤

赤芍三钱　细生地五钱　生大黄三钱　黄连二钱　黄柏二钱
芒硝一钱

水五杯，煮取二杯，先服一杯，不下，再服。

牛黄承气汤

即用前安宫牛黄丸二丸，化开，调生大黄末三钱，先服一半，不知，再服。

增液承气汤

即于增液汤内加大黄三钱、芒硝一钱五分。

水八杯，煮取三杯，先服一杯，不知，再服。

〔词解〕

①正虚不能运药：指正气虚衰，不能承受药力，或脾胃衰败，对纳入的药无力运化以取效。

②内窍：指某些内脏与外相通的孔窍。如心有七孔，肺上接喉，下通心肝之窍。这里是指心窍气机闭塞而说。

③无水舟停：是用水和船的关系，比喻津液对排便的作用。这里是指肠内津伤，大便干燥不下，就好像河内无水，船舶不能运行一样。

〔评释〕热入阳明，燥结于肠，在一般情况下，用了攻下药后，燥结自去。但温病热变最速，病情病机复杂，在某些特殊情况下，其燥结成因也各有不同。所以，单纯采用攻下，大便依然不通。这种"下之不通"之证，有五种情况：

第一，失治。即本应用通下的药治疗，而没有及时应用，以致津为热灼，正气被伤，不但下证具备，而且造成循衣摸床，撮空理线，筋惕肉𥆧，肢体震颤，目不了了等"津枯火存"，正虚不运药力的危险局面。这时用下法，正虚不胜其攻，只有采用"正邪合治"的扶正祛邪法，才能保证邪去正存。应以新加黄龙汤为主治之方。

第二，肺失肃降。即除表现有温病阳明证候外，还表现有呼吸迫促，坐卧不宁，痰涎壅滞，胸中痞塞，脉象右寸实大等热邪壅滞的脉象和症状。因之可知，其下之不通的原因是与肺气失于肃降有关。这种失降的病机有二：①痰热壅结上焦，致使肺气不降；②阳明里实，腑气不通，以致肺气壅塞。

由于肺与大肠为表里脏腑，肺为热壅而失于肃降，则脏气塞而腑气滞，大肠的传导功能自然受到影响。反之，热结于肠，腑气不通，势必上行熏蒸于肺而使肺气壅滞。治疗时就必须采用"脏腑合治"法的宣白承气汤为主治之方，以宣上通下。

第三，心热下移。即除表现有大肠热结证外，还有脉象左尺牢而坚实，特别是可见小便色赤刺痛，时时烦热，口渴之症状，此是心热移于小肠。因为心与小肠为表里脏，脏病及腑，热移小肠，小肠腑气不通，更助长阳明的热结。因之，不清其源，独泄阳明是徒伤胃肠。要达治疗目的，只有采用导赤承气汤，以泄小肠之热，通大肠之结。这是"二肠同治"的方法。

第四，邪闭心包。是除具有热入阳明的症状外，又见神志昏迷，舌短燥缩，口渴引饮不休。是中焦热盛，内结阳明，上灼心包，闭塞机窍，下灼肾阴，津亏水耗。这种情机较之前边有关条文的"神昏便闭"证，更为紧急，独用攻下，不仅下之不通，反而有导致更加厥闭，或正气外脱的危险。必须急用牛黄承气之法，以牛黄丸开手少阴之闭，以大黄急泻阳明，而救足少阴的消亡。这是"两少阴合治"法。

第五，阴液亏耗。由于邪入阳明，热灼津耗，以致大便燥结不通，有如港内无水，船舶不能行驶一样。治法可先用"增水行舟"的增液汤，以滋液通便。如果服后大便仍不解，那就应该用养阴荡结的增液承气汤，以在一腑之中，进行"气血合治"的方法。

综合吴氏对下法的运用，结合临床实际来看，温病用下法，目的在于泄热通结。因为热结在内，最易消灼阴液。下法是"釜底抽薪"，去薪灭火，就是救液。但下之不当，也容易使阴液脱失。是以采用下法，更必须时刻注意维护阴液，吴氏说得很对。因此，温病采用下法，应掌握如下要点：①邪盛正实，不可不下；②实中夹虚，不得过下；③阴亏液燥，不可强下；④结有他因，不可独下。

此外，增液一法，在温病下法中，固是治阴亏燥结的要法，但也不能无原则地乱用，特别是兼夹湿邪而湿郁未化的，在所必忌。总之，临床应用，审因辨证，要全面准确。治疗用药，要缓急得宜，轻重适度，自无孟浪之咎。

黄龙汤是吴又可用治应下失下，火毒壅闭，气血耗伤证的方子。鞠通遵之，加以化裁，名为"新加黄龙汤"。他减去枳、朴，恐伤气液，代以姜汁的辛润，宣通胃气。加入麦冬、元参、生地，以养阴生津；用甘草缓急，并助人参以扶正气。当归养血活血，海参滋阴软坚，并可协硝、黄化结导下。合为攻补兼施之剂，而达扶正祛邪的目的。

宣白承气汤方用杏仁、瓜蒌皮宣降肺气，石膏清泄肺胃浊热，大黄荡热通下，而成宣上通下之剂，可获肺气降而腑气通的效果。

导赤承气汤方是取导赤散之义，用生地一味配赤芍，以凉血清心；用黄连、黄柏的苦寒，以泄小肠热毒；用硝、黄，以软坚通结。共成为泄小肠，通大肠的二肠合治之方。

十八、下后虚烦不眠，心中懊憹甚至反复颠倒①，栀子豉汤主之。若少气者，加甘草；若呕者，加姜汁。

邪气半至阳明，半犹在膈，下法能除阳明之邪，不能除膈间之邪，眉批：着眼。故证现懊憹虚烦，栀子豉汤，涌越其在上之邪也。少气加甘草者，误下固能伤阴，此则以误下而伤胸中阳气，甘能益气，故加之。呕加姜汁者，胃中未至甚热燥结，误下伤胃中阳气，木来乘之，故呕，加姜汁，和肝而降胃气也，胃气降，则不呕矣。

栀子豉汤方见上焦篇

栀子豉加甘草汤

即于栀子豉汤内加甘草二钱，煎法如前。

栀子豉加姜汁法

即于栀子豉汤内加姜汁五匙。

〔词解〕

①反复颠倒：是形容由于心烦不眠所致的翻来覆去、坐卧不宁的表现。

〔评释〕本条前半段的症状和治法与上焦气分"热郁胸膈"

证同。惟成因和病机略有差异。上焦之证，为卫分表解，邪势方张，热邪郁滞胸膈。本条是因治不得法，以致下后余热留于胸膈。也就是原为邪入气分，热郁胸膈，又兼腑实之证，本应用凉膈散以清上泄下，却误用承气独泻燥结，它虽使燥结下解，但胸膈邪留不去。正如"自注"中所说的"下法解除阳明之邪，不能除胸膈之邪"。现在要清胸膈余热，仍需用栀子豉汤，以宣泄余邪。

由于本证是在下后有结去正伤的余热，临床上也有表现为气息低微、说话无力的，这是误下伤了胸中的阳气所致。治当加甘草，甘以益气。加甘草，即甘草栀子豉汤。

呕，是误下损伤胃气而胃气上逆所致。治当加生姜汁，以其辛和胃气，降逆止呕。加生姜，即生姜栀子豉汤。

十九、阳明温病，干呕口苦而渴，尚未可下者，黄连黄芩汤主之。不渴而舌滑①**者属湿温。**

温热，燥病也，其呕由于邪热夹秽，扰乱中宫而然。故以黄连、黄芩彻其热，以芳香蒸变化其浊也。

黄连黄芩汤方苦寒微辛法

黄连二钱　黄芩二钱　郁金一钱五分　香豆豉二钱

水五杯，煮取二杯，分二次服。

〔词解〕

①舌滑：指舌苔滑润。

〔评释〕论热犯阳明，秽热阻滞气机而上逆的症状和治法。

本条以"干呕口苦而渴"为主症。这一主症，在临床上有"秽热犯胃"和"热郁肝胆"的不同。如何区别？那就要根据其他并见症状而定。如并见寒热往来、胸胁不舒、脉弦数等邪犯胆腑的脉症，就可以断定它是"热郁肝胆"；并见高热恶热、面赤、声重息粗、脉洪数等热在阳明的脉症，就可以断定它是"秽热犯胃"。文中首先指出是"阳明温病"，当然说明它具有温病邪入阳明的共有症状。所以，这里的"干呕口苦而渴"，其病不是在胆，而是在胃。

温病阳明证为什么会出现"干呕口苦"的症状呢？这是由于邪热入气，夹秽犯胃，胃受秽浊之邪扰乱，气机郁阻，浊邪夹胃气上逆的缘故。至于口渴及舌苔干燥，都是胃热灼津的表现。

本证虽具有热入阳明的共有症状，但这时气热症状不显著，腑实症状也不具备，而是秽热犯胃上逆的现象反很突出。因此，对其治疗既不能用"白虎"，也不能用"承气"，只应以辛苦、芳化合用来清热、化浊、调畅气机。方以黄连黄芩汤为主。

此外，舌苔的燥润，也是其中辨证的一个重点。本条证的舌苔必干燥，反之，苔见滑润就不是"温热"，而属于"湿热"病了，自应依据湿热病进行辨证论治。

黄连黄芩汤方以黄连、黄芩苦寒清泄胃热，郁金辛苦调畅气机，合豆豉以芳香化浊，使热清浊化而气自降。

二十、阳明温病，舌黄燥，肉色绛①，不渴者，邪在血分，清营汤主之。若滑②者，不可与也，当于湿温中求之。

温病传里，理当渴甚，今反不渴者，以邪气深入血分，格阴于外，上潮于口，故反不渴也。曾过气分，故苔黄而燥。邪居血分，故舌之肉色绛也。若舌苔白滑、灰滑、淡黄而滑，不渴者，仍湿气蒸腾之象，不得用清荣柔以济柔也。

汪按：此条以舌绛为主舌绛，不渴，夜甚，乃入营的候。再按：绛而中心黄苔，当气血两清；纯绛鲜红，急涤包络；中心绛干，两清心胃；尖独干绛，专泄火腑；舌绛而光，当濡胃阴；绛而枯痿，急用胶、黄；干绛无色，宜投复脉此二证俱属下焦。以上俱仍合脉证参详。若舌绛兼有白苔，或黄白相兼，是邪仍在气分。绛而有滑苔者，则为湿热熏蒸，误用血药滋腻，邪必难解，不可不慎也，详见上下二焦。

清营汤方 见上焦篇

〔词解〕

①肉色绛：指舌质的色泽深红。

②滑：指舌苔滑润。

〔评释〕论温热由气入营的症状和治法。

温热入营，有逆传，有顺传。上焦的营分证，不是直中，就是逆传。在中焦，则是由气顺传而入。它和直中、逆传所不同的就是"苔黄燥"。正由于它有舌苔黄燥，便可测知其病原在阳明气分；由于舌绛而不想喝水，则知热邪已传入营分。对营分的治疗，都应以清营而透热转气为法。

舌绛，虽是营分证的主要症状，但本条是以"苔黄燥""不渴"为辨证的关键，因为它可以说明两个问题。

一是，苔黄燥，舌绛，只有口反不渴，才能说明气分已过而进入营分。否则，就是气营同病。

二是，苔黄，口不渴，只有舌绛、苔黄燥，才能说明它是营热，而不是湿热。因此，文中强调了如果舌苔滑润，或白，或灰，或黄，就是湿热内阻的现象，应从湿热病论治。

不过，临床上遇此，应脉症合参。因为病到这个阶段，口渴与不渴的情况，不是很明显，或绝对分明的。它往往与夹湿和气营同病等有混淆现象，宜认真详察。

二一、阳明斑者，化斑汤主之。

方义并见上焦篇。

〔评释〕温热邪入阳明气分，治疗失于清泄，以致热毒内陷营分，伤络动血，迫血外发肌表。这时病变虽涉及营血，但构成发斑的成因主要是阳明气热。对其治疗仍同上焦"营分证"第二条一样，用化斑汤以气营两清。可前后互参。

二二、阳明温病，下后疹续出者，银翘散去豆豉加细生地大青叶元参丹皮汤主之。

方义并见上焦篇。

〔评释〕热郁阳明发疹，如上条证，经用调胃承气汤泻下后，结去里和，疹子陆续外透。这是营分热邪外达的表现。

本条证属腑实内壅，经用通下治疗，虽与上焦"营分证"第二条的"发疹"不同，但下后疹出的病机、证候恰又相同。治疗就可取同一方法而用银翘散去豆豉，加细生地、大青叶、元参、丹皮，以清热透疹，凉血解毒。

病案：刘某，男，26 岁。1948 年春，患外感，汗之热盛，下之病增，已五日，高热口渴，舌绛苔黄燥，咽痛，喉两侧红肿，神志时清时昏，大便泻后已止，小便赤。脉浮取洪大，沉取细数。疹见于胸背、四肢，色红活。此春温发疹之证。现里气通，而疹虽外达，但阳明热势未溃，少阴相火复与邪热相夹上郁咽喉，治当阳明、少阴两清，并先以透疹利咽为宜。药用石膏、知母、元参、犀角、射干、银花、连翘、桔梗、牛蒡子、蝉蜕、花粉、芦根、竹叶、甘草等。服后，疹续出，咽痛减，复见呃逆，音高而短，余同前。此少阴营热虽减，阳明气热仍盛，以致火邪上冲作呃。治宜清气为主，去升发而加降逆。药用前方去桔梗、蝉蜕，加柿蒂、竹茹等。一剂后，呕逆止，咽肿消。又减去射干、牛蒡子、银翘，加生地、丹参，连进两剂，热退神清，红疹渐消。后又予清热益阴和胃等药物调理多日而愈。

二三、斑疹，用升提则衄①，或厥②，或呛咳③，或

昏痉，用壅补则瞀乱。

此治斑疹之禁也。斑疹之邪在血络，只喜轻宣凉解。眉批：尝见小儿，医有过用升提而死者。若用柴胡、升麻辛温之品，直升少阳，使热血上循清道则衄。过升则下竭，下竭者必上厥；肺为华盖，受热毒之熏蒸则呛咳；心位正阳，受升提之摧迫则昏痉。至若壅补，使邪无出路，络道比经道最细，诸疮痛痒，皆属于心，既不得外出，其势必返而归之于心，不瞀乱得乎？

〔词解〕

①衄：指孔窍出血。如鼻衄、耳衄、齿衄及九窍出血的"大衄"。

②厥：这里指因误治而猝然昏迷不醒。

③呛（qiāng）咳：是形容连声不断的刺激性干咳。

〔评释〕论斑疹用药禁忌及误用后可能发生的变证，以示警惕而不得乱用。

文中对斑疹用药禁忌，提出两个问题：

一是不得用升提的升麻、柴胡等药。因为斑疹外现，是温毒窜犯营血，外达肌表的象征。治疗只能用透营出气之清宣凉营的方剂，最忌辛温升提，如误用升提，那就会使温毒夹血乱窜，迫血从孔窍出。或过用升提，则肾阴下竭，热闭于心，就会发生突变而神昏不醒。热毒借升提药的作用，直达高原，熏灼肺脏，发生气喘咳嗽，甚至还能把热毒逼入足厥阴，致使风火相扇，发生神昏与肢体挛急同时并见的危险情况。由于辛温升提药，既会因发汗造成变证，还会引发这些严重的逆变，故一般是应禁用的。

另外，不得用滋补药。因为斑疹早期的治疗原则是辛凉宣透，清热解毒而忌滋补，如在斑疹需要透发时而误用，则壅滞脉络，邪气外出的通路被阻，就会使毒热逼血直窜入心而发生昏乱的症状，所以也应禁用。

从本条和前面之慎用通下条归纳起来，对斑疹的治疗，应注意以下三点：①不可妄用升提表散；②不得妄投壅补；③不得过早或过用泻下，如用，也必须掌握"得通则已"的原则。

二四、斑疹阳明证悉具，外出不快，内壅特甚者，调胃承气汤微和之，得通则已，不可令大泄，大泄则内陷。

此斑疹下法，微有不同也。斑疹虽宜宣泄，但不可太过，令其内陷。斑疹虽忌升提，亦畏内陷。方用调胃承气者，避枳、朴之温燥，取芒硝之入阴，甘草败毒缓中也。

调胃承气汤方见前

〔评释〕论斑疹里实而邪气内壅的治法。

温热发斑，一般忌用下法。如果斑疹隐隐，数日还不能畅透，且具有阳明里实的潮热面赤，声重息粗，腹微满痛，大便燥结，小便赤涩，舌苔焦黄，脉象沉实而数，这是有燥结在肠，热毒内壅，不能向外直达的缘故。这时应该用缓下剂的调胃承气汤，以通腑气，使结去里和，邪无所恋，热毒外泄，斑疹自然向外透发。

当然，斑疹用下法，是根据病情偶尔用之，自然不能过下，大便一通，即应停服。否则，正伤邪陷，斑疹不但不能透发，反而隐没，造成神昏、谵妄、腹满、气急等危象，不可不慎。

二五、阳明温毒发痘①者，如斑疹法，随其所在②而攻之。

温毒发痘，如小儿痘疮，或多或少，紫黑色，皆秽浊太甚，疗治失宜而然也。虽不多见，间亦有之。随其所在而攻，谓脉浮则用银翘散加生地、元参，渴加花粉，毒重加金汁、人中黄，小便短加芩连之类；脉沉，内壅者，酌轻重下之。

〔词解〕

①发痘：即"天花"，或类似天花的"脓疱疹"。如在"大头瘟"中出现，则属于"大头瘟性疱疹"。这里应指后者。

②所在：指邪犯部位，即"三焦""四分"。

〔评释〕所谓"阳明温毒发痘"，即感受温毒秽浊病邪发病后，伴发有大小不等的脓疱疹，它"如小儿痘疮"，但不是痘疮。所以说，对其治疗"如斑疹法"。

温毒伴发脓疱疹虽不多见，也确如吴氏所说"间亦有之"，它除偶见于"大头瘟"外，其他温毒浊邪引起的病变，也可能并见。

对于"发痘"轻重的辨别："自注"谓"紫黑色"（应指基底部。疱疹多白黄，色发亮，如疱疹呈紫黑色，则属黑陷危象），秽浊太甚，治疗失宜。那么，颜色红活当是毒邪轻浅的征兆。

至于"发痘"的治疗，由于它是"阳明温毒"，可以按照治斑疹法治疗。所谓"如斑疹法"，就是指参考有关"斑疹"原文的治法而随证灵活应用。

二六、阳明温毒，杨梅疮①者，以上法随其所偏②而调之，重加败毒，兼与利湿。

此条当入湿温，因上条温痘连类而及，故编于此，可以互证也。杨梅疮者，形似杨梅，轻则红紫，重则紫黑，多现于背部、面部，亦因感受秽浊而然。如上法者，如上条治温痘之法。毒甚，故重加败毒。此证毒附湿而为灾，故兼与利湿，如萆薢、土茯苓之类。

〔词解〕

①杨梅疮：外科病名。属于"梅毒"病在体表的病变表现之一。

②随其所偏：指邪气和病变性质。如毒热偏重，或湿浊

偏重。

〔评释〕论阳明温毒并发"杨梅疮"的治法。

杨梅疮，是感湿热秽浊毒邪而发病。"自注"谓，它"形似杨梅，轻则红紫，重则紫黑，多见于背部和面部"。本病如单独出现，自应以治"梅毒"的清血败毒，兼以利湿法进行治疗。如因感受温毒而引发，或先已病疮，又感温毒，那就应按上条所说如治斑疹的方法论治。但应根据病变的毒热和湿浊偏轻、偏重的表现来决定。如新邪所病的毒热偏重，应加重清热败毒的药力；如疮病表现为湿浊偏重，应加重清化湿浊的药力，"自注"谓可加萆薢、土茯苓等味。

二七、阳明温病，不甚渴，腹不满，无汗，小便不利，心中懊侬者，必发黄。黄者，栀子柏皮汤主之。

受邪太重，邪热与胃阳相搏，不得发越，无汗不能自通，热必发黄矣。

栀子柏皮汤方

栀子五钱　生甘草三钱　黄柏五钱

水五杯，煮取二杯，分二次服。

方论：此湿淫于内，以苦燥之，热淫于内，佐以甘苦法也。栀子清肌表，解五黄，又治内烦；黄柏泻膀胱，疗肌肤间热。甘草协和内外。三者其色皆黄，以黄退黄，同气相求也。按又可但有茵陈大黄汤，而无栀子柏皮汤，温热发黄，岂可皆下者哉！

〔评释〕论湿热内阻阳明，热重湿轻的症状和治法。

从临床实际来看，感受湿热类毒邪的不一定都发黄，出现皮肤黄染成为"黄疸"的，必然都与湿热毒邪的浸淫有关。因此，所谓"阳明温病"，应是"阳明湿热"。

为什么有的不发黄，有的"必发黄"呢？这除所感的同类病邪中有着某些差异外，又与感邪后，邪气能否被排泄有着重要关系。因为湿热内淫，必然要激起人体的抗卫逐邪功能。邪的出路，不外汗、尿两个方面。一般说身有汗，邪就可从汗越；小便利，邪就可从下泄。反之，不出汗和小便不利，则邪既不得外越，也不能下泄，必内郁阳明，浊阻胆道与胆火相搏，胆热液溢，熏染皮肤而发黄。由是可知，阳明湿热，是发黄的成因；无汗、小便不利，是"必发黄"的条件；发黄是构成"黄疸"的主要因素。至于胸脘烦闷不安，只是中焦湿热，热偏重的表现，口不太渴，腹不满，是无里实，治不同于下法的鉴别依据。

证既是阳明湿热，热重于湿，内郁发黄，治疗当然应用栀子柏皮汤，以清利湿热。

本条是《伤寒论》宋本原文第 199 条加了"不甚渴，腹不满"，第 261 条去了"身热"而综合采入的。不过，从黄疸热重于湿和所用的方药来看，"身热"是应有的症状，不可省略。

吴氏说，本方是取《内经》湿淫于内，以苦燥之，热淫于内，佐以甘苦的法则而组成的。其中栀子清湿热，除烦治黄，导"三焦"湿热下行从小便出；黄柏清下焦湿火；甘草调和内外。合成清热利湿之剂。用以治湿热发黄的热重证，确是有一定的疗效。

二八、阳明温病，无汗，或但头汗出，身无汗，渴欲饮水，腹满，舌燥黄，小便不利者，必发黄，茵陈蒿汤主之。

此与上条异者，在口渴、腹满耳。上条口不甚渴，腹不满，胃不甚实，故不可下；此则胃家已实而黄不得退，热不得越，无出表之理，故从事于下趋大小便也。

茵陈蒿汤

茵陈蒿六钱　栀子三钱　生大黄三钱

水八杯，先煎茵陈减水之半，再入二味，煮成三杯，分三次服，以小便利为度。

方论：此纯苦急趋之方也。发黄，外闭也；腹满，内闭也。内外皆闭，其势不可缓。苦性最急，故以纯苦急趋下焦也。黄因热结，泻热者必泻小肠，小肠丙火，非苦不通。胜火者莫如水，茵陈得水之精，开郁莫如发陈，茵陈生发最速，高出众草，主治热结黄疸，故以之为君。栀子通水源而利三焦，大黄除实热而减腹满，故以之为佐也。

〔评释〕论湿热黄疸热重里实的症状和治法。

阳明湿热内郁不能外达而无汗，不得下泄而小便不利，酝酿上蒸而独头上出汗。在这种邪气内郁难以向外排泄的情况下，是已构成了"必发黄"的条件。这和上条基本一样。其所不同的是：上条"不甚渴，腹不满"，没有指出舌苔黄燥，说明邪未化燥而里不实；本条则是口渴欲饮，腹部胀满，舌苔也出现黄燥，可见邪已化燥而有"胃家实"的征象。因此，不用栀子柏皮汤，而改用清湿热之中兼以通降的茵陈蒿汤进行治疗。

本方和证是节录《伤寒论》宋本原文第236条。吴氏说，它是纯苦急趋下焦的方剂。茵陈苦寒，清利湿热，为开郁退黄的主药，栀子通水源而清利三焦，大黄除实热而泄腹满，三味合用，为治湿热内郁、黄疸里实的主要方子。可参考前面"湿热证治"茵陈蒿汤加味的方论。

二九、阳明温病，无汗，实证未剧①，不可下，小便不利者，甘苦合化②，冬地三黄汤主之。

大凡小便不通，有责之膀胱不开者，有责之上游结热者，有责之肺气不化者。温热之小便不通，无膀胱不开证。皆上游指小肠而言热结与肺气不化而然也。小肠火腑，故以三黄苦药通之。热结则液干，故以甘寒润之。金受火刑，化气维艰，故倍用麦冬以化之。

冬地三黄汤方_{甘苦合化阴气法}

麦冬八钱　黄连一钱　苇根汁半酒杯，冲　元参四钱　黄柏一钱
银花露半酒杯，冲　细生地四钱　黄芩一钱　生甘草三钱

水八杯，煮取三杯，分三次服，以小便得利为度。

〔词解〕

①实证未剧："未剧"应为"未具"。要不然，既具实证，即当用"承气"以攻下热结，如等到实证增剧下才，那不只有违下不嫌早的原则，而且必将造成"应下失下"的变证。

②甘苦合化：指甘寒生津与苦寒清热合用，以化阴气的方法。

〔评释〕论温热灼津，无汗而小便不利的治法。

温病阳明证，汗多是热邪逼津外泄，无汗则有邪热怫郁肌腠和热灼津耗的不同。本条的"无汗"，正是热邪内郁，津液被灼，肺失宣通所致。

温热病热盛灼津，小便短少，是势所必然。本条所说"不利"，是想小便而小便不下，它已成为一个突出的症状，自与一般温热灼津，小便短少有所不同。是由于热邪内郁小肠，上灼肺阴，影响肃降化气作用所致。

至于所谓"实证未剧"，是指未具备阳明燥结的症状，即没有可下之证，不能用下法。应用苦寒清热，甘寒滋润之法的冬地三黄汤主治，以内解瘀热，上滋化源，下则宣泄小肠热结，使上源清，瘀热解，津液生，下流通。这样虽不利小便而小便自利。

本方用三黄苦寒以清泄瘀热；生地、麦冬、元参甘寒，以益阴生津；花露、苇汁甘凉滋润，以轻清肃上，入肺导热；甘草配生地等养阴药，以化阴滋液。共成为"甘苦合化"，清热益阴的

方子。

三十、温病，小便不利者，淡渗不可与也，忌五苓、八正辈。

此用淡渗之禁也。热病有余于火，不足于水，惟以滋水泻火为急务，岂可再以淡渗动阳而烁津乎！眉批：申淡渗禁，吃紧。奈何吴又可于小便条下，特立猪苓汤，乃去仲景原方之阿胶，反加木通车前，渗而又渗乎？其治小便血分之桃仁汤中，仍用滑石，不识何解。

〔评释〕本条说明温病忌用淡渗的药品。

温病到了邪热内盛的时候，多有小便不利之象，这是热盛阴伤的缘故。治疗应当清热滋阴。淡渗耗津，实非所宜。"五苓"化气，"八正"通淋，各有所主，是在必忌。这是指一般温病而说。若湿热，或兼夹湿邪的湿热郁阻膀胱而小便不利，又非兼用淡渗之分利而不能为功，只是要分清湿、热的轻重，使利湿清热各有偏重，自各得其当。吴氏本条之意，也是除外湿邪致病而说。

三十一、温病燥热，欲解燥者，先滋其干，不可纯用苦寒也，服之反燥甚。

此用苦寒之禁也。温病有余于火，不用淡渗犹易明，并苦寒亦设禁条，则未易明也。举世皆以苦能降火，寒能泻热，坦然用之而无疑，不知苦先入心，其化以燥，服之不应，愈化愈燥。眉批：申苦寒禁，尤吃紧。宋人以目为火户，设立三黄汤，久服竟至于瞎，非化燥之明征乎？吾见温病而恣用苦寒，津液干涸不救者甚多。盖化气比本气更烈。故前条冬地三黄汤，甘寒十之八九，苦寒仅十之一二耳。至茵陈蒿汤之纯苦，止有一用，或者再用，亦无屡用之理。吴又可屡诋用黄连之非，而又恣用大黄，惜乎其未通甘寒一法也。

〔评释〕本条是为温病不能纯用苦寒而立法。

温热灼津耗液，证多燥热。治疗燥热的重点，是用生地、元参、沙参、麦冬等药，以甘寒滋润，而不是用芩、连、柏、栀、大黄等药，以苦寒清热。因为苦寒药固有降火泄热的优点，过用则反有化燥伤阴的缺点。燥热证独用苦寒，是以燥就燥，必"愈化愈燥"了。

当然，苦寒化燥，是指用非所宜而起的反作用。若里热化火而津伤不甚，用之以折其势，或下夺以撤其热，自是善法，吴氏亦尝用之。此条是申明其有清热、化燥的两重性，不能恣意单独使用。特别是证属燥热，热重而必须应用时，也应与甘寒之品配合使用，以收既清热，又益阴的效果。

三十二、阳明温病，下后热退，不可即食，食者必复①；周十二时后，缓缓与食，先取清者，勿令饱，饱则必复，复必重也。

此下后暴食之禁也。眉批：申暴食禁，亦要。下后虽然热退，余焰尚存，盖无形质之邪，每借有形质者以为依附。必须坚壁清野，勿令即食。一日后稍可食清而又清之物，若稍重浊，犹必复也。勿者，禁止之词。必者，断然之词也。

〔词解〕

①食者必复：即指"食复"。为病后由于饮食不节引起的重复发热。

〔评释〕论下后热退，进食时应注意的问题。

温病阳明证，用泻下药后，燥结去，热势退，胃气开始苏醒，虽有饥饿感，也不能立即进食。因为热势刚衰，余邪未必尽退；胃气刚醒，纳运功能未必全复。如果进食过急，一方面，会使胃伤食停，食滞生热；另一方面，反助长未净余邪，也能重复发热。所以"食者必复"。这时只宜给予清薄稀汤，经过一两日的观察，如果继续身凉脉静，热不再起，再缓缓给予容易消化的流质饮食，并且要由少量开始，逐渐增加，不能太饱，以免因吃得多而导致"食复"。

大病之后，正气虚衰，如果因饮食不节而造成"食复"，其病情就会比原来重得多。因而，"饱则必复，复必重"。

三十三、阳明温病，下后脉静，身不热，舌上津回，十数日不大便，可与益胃增液辈，断不可再与承气也。下后舌苔未尽退，口微渴，面微赤，脉微数，身微热，日浅者亦与增液辈；日深，舌微干者，属下焦复脉法也 方见下焦。**勿轻与**①**承气，轻与者，肺燥而咳，脾滑而泄，热反不除，渴反甚也，百日死。**

此数下亡阴之大戒也。眉批：申数下禁，尤要。下后不大便十数日，甚至二十日，乃肠胃津液受伤之故。不可强责其便，但与复阴自能便也。此条脉静身凉，人犹易解，至脉虽不躁而未静，身虽不壮热而未凉，俗医必谓邪气不尽，必当再下。在又可法中亦必再下，不知大毒治病，十衰其六，但与存阴退热断不误事 下后邪气复聚，大热大渴，面正赤，脉躁甚，不在此例。眉批：论于存阴退热类尽之，此则推之于终极也。若轻与苦燥，频伤胃阴，肺之母气受伤，阳明化燥，肺无秉气，反为燥逼，焉得不咳。燥咳久者，必身热而渴也。若脾气为快利所伤，必致滑泄，滑泄则阴伤而热渴愈加矣。迁延三月，天道小变之期，其势不能再延，故曰百日死也。

〔词解〕

①勿轻与："轻"即"轻率"。指不能轻率地给用承气泻下。"轻"在这里不含有轻重之意。

〔**评释**〕论下后邪退，日久不便的辨证论治，以及误下的变证。全文共可分为三段：

其一，温病用泻下药治疗后，病人脉搏平静，身无热象，舌苔由干燥转为湿润。这是下后邪退，津液渐渐恢复的象征。一般说，大便应通利。若大便多日不下，那是由于燥结便闭时，肠内津液耗伤太重，下后热去，胃津虽复而肠内津液仍不足以濡润之故。这时只能用滋润的益胃、增液等剂，以补充肠内津液，大便就会通利。

温病后，大便不下，除阴亏所致外，气血虚衰，传导无力的也不少。我在临床上对温热病下后，或不因下后，病入恢复阶段，脉虚气弱，大便多日不解，常用加味当归补血汤，即以芪归调补气血，加骨皮、麻仁润燥，用枳壳少量和中醒脾，有时更助党参，加强扶正的作用，效果很好。正虚便秘，泻下攻邪的方法，是绝对禁用的。

其二，病在阳明，用下药后，舌苔没有尽退，口还有些渴，面色稍红，脉搏稍快，身上还有些发热，这是燥结虽去，阴液未复的表现。可辨明阴伤的部位而分别论治。如下后时间不长，其阴液受伤仅限于中焦胃、肠，治疗宜用增液一类的方剂，以养阴滋液，扶正退热而达治愈的目的。如果是下后时间已长，舌又逐渐转为干燥，这是损及下焦肾阴，治疗就应用加减复脉汤，以益阴滋肾。这两种情况，虽都有不大便，也不能误认为是"邪气复聚"，轻率地妄用承气泻下。

其三，如果对上述症状误用攻下，就会犯"虚虚"之禁，而损伤脾胃。因为大病之后，阴液未复，治疗时应存阴退热，要是误用苦燥，那就更会耗伤胃阴。肺秉气于胃，胃阴伤而肺无津上润，必导致津干肺燥，产生干咳，身热而口渴。误下的同时，也会损伤脾气，脾气被攻下药重伤，则气泄不升，大便滑泄，阴液下溜，身热，口渴反而加重。如果拖延日久，更会造成阴竭、阳脱的危险，所以说"百日死"。

三四、阳明温病，渴甚者，雪梨浆沃之。

雪梨浆_{方法见前}

〔评释〕本条论病后阴伤未复和前条同，但前条是下后汗出，阴液还在外泄，程度较重。为防其阴伤复燥，治用益胃汤以复胃阴。本条病后口渴，仅是胃阴受伤未复的一般现象，只需用甘凉滋液的雪梨浆，就足以使津复渴止。

另外，再与上焦气分证第五条前半段比较：一是病后邪退，口渴较重；一是病初热轻，口渴反较重。二者先后、病势有所不同，肺、胃阴亏的情机则一样，因而都用雪梨浆治疗。

三五、阳明温病，下后微热，舌苔不退者，薄荷末拭之。

以新布蘸新汲凉水，再蘸薄荷细末，频擦舌上。

〔评释〕温病阳明证，经用泻下药后，大便已通，热结尽去，除留有轻微发烧和舌苔还没有脱去外，余无其他明显症状。这不是热结未解，而是耗伤的阴液未复的表现。由于症状轻微，没有提出内服药，只用新布（纱布）蘸薄荷水，每日轻轻揩擦舌苔多次，使干燥的舌苔得到湿润，并借薄荷辛凉之气，以醒肺胃而升津上润，则舌苔自可逐渐消退。这在《温热论》中，是叶香岩治"舌生芒刺"的方法。其用意完全相同，可参考前面的"评释"。

三六、阳明温病，斑疹、温痘①、温疮②、温毒③、发黄④，神昏谵语者，安宫牛黄丸主之。

心居膈上，胃居膈下，虽有膜隔，其浊气太甚，则亦可上干心包络。且病自上焦而来，故必以芳香逐秽开窍为要也。

安宫牛黄丸 方见上焦篇

〔词解〕

①温痘：即痘疮，今名"天花"。

②温疮：一般指"杨梅疮"，即"梅毒病"的皮肤病变。这里指感受温热秽浊毒邪表现的皮肤病证。

③温毒：指头面及全身部位发生的某些传染性或感染性疾病，如各种腮腺炎、急性化脓性扁桃体炎、扁桃体周围脓肿、头面丹毒、猩红热等。

④发黄：即"黄疸"。包括各种原因所致的巩肤、皮肤黄染。这里是由湿热毒邪传染所致。

〔评释〕总论温病病在阳明，引发的斑疹、痘疮、温毒、黄疸四种不同病证。症状或见斑疹，或见脓疱疮，或见杨梅疮，或见大头瘟、虾蟆瘟，或见皮肤发黄等等，只要表现出神志不清、说胡话，就是秽浊毒热内犯心包、上扰神明所致。因此，对它们的治疗，都应抓住"神昏"这一突出的特征，而用芳香辟秽，开窍醒神的安宫牛黄丸为主治之药。

三七、风温、温热、温疫、温毒、冬温之在中焦，阳明病居多；湿温之在中焦，太阴病居多；暑温则各半也。

此诸温不同之大关键也。眉批：总纲扼要。温热皆因于火，以火从火，阳明阳土，以阳从阳，故阳明病居多。湿温则以湿从湿，太阴阴土，以阴从阴，则太阴病居多。暑兼湿热，故各半也。

〔评释〕论除"秋燥""温疟"外的七种温病，进入中焦后，以见阳明或太阴之证为多。但由于病邪的性质不同，其主在阳明或太阴，也不一样。

一般来说，风温、温热、温疫、温毒，都是阳邪且热盛毒重。阳明是胃之经，胃是阳脏，两阳相合，热炽于内，是以多易进犯阳明。这里应注意一个"多"字。因为以上病类，虽都属阳邪，但温疫、温毒多兼秽浊，风温、温热也有夹湿，特别是当其所兼的秽浊湿邪较重而郁遏中焦时，也可见脾湿不运，升降失常的一些症状，所以说，"居多"就是不排外它有太阴之证。

湿温之邪本是阴中有阳，即它具有湿和热两个特性。病在中焦，其从化主要决定于脾胃的强弱。胃阳脾阴，胃燥脾湿。邪入中焦，胃阳旺的，则从燥化而热重于湿；脾湿盛的，则从湿化而湿重于热。更由于湿热病邪本来就有热的一面，即湿重的郁久仍然是要化火的。在"自注"中所谓"以湿从湿""以阴从阴"，是单就湿邪与脾阴而论，并不是说它不化热。故说："太阴病居多。"

至于所谓"暑温则各半"，吴氏"自注"中谓："暑兼湿热，既兼湿热，当有偏于热盛和湿重的不同，热盛的多在阳明，湿重的多在太阴"，这是对的。不过，暑温本身是热盛伤阴耗气之证候，如不兼湿邪而病在中焦，则以阳明气分或营分证为多。

暑温 伏暑

三十八、脉洪滑，面赤，身热，头晕，不恶寒，但恶热，舌上黄滑苔，渴欲凉饮，饮不解渴，得水则呕，按之胸下痛，小便短，大便闭者，阳明暑温，水结在胸①也，小陷胸汤加枳实主之。眉批：此条别于温热全在舌滑，胸痛，呕水。

脉洪，面赤，不恶寒，病已不在上焦矣。暑兼湿热，热甚则渴，引水求救。湿郁中焦，水不下行，反来上逆，则呕。胃气不降，则大便闭。故以黄连、瓜蒌清在里之热痰，半夏除水痰而强胃。加枳实者，取其苦辛通降，开幽门而引水下行也。

小陷胸加枳实汤方苦辛寒法

黄连二钱　瓜蒌三钱　枳实二钱　半夏五钱

急流水五杯，煮取二杯，分二次服。

〔词解〕

①水结在胸：在《伤寒论》中，属于"大结胸证"，是阳明实热与原有水饮相结所致。本条所述，应是"小结胸"，即"痰热结胸"，是由暑湿熏蒸，痰热互结而成。二者证情、治法不一样，应分清。

〔评释〕所谓"阳明暑温"，说明邪入中焦气分。"面赤，身热，头晕"，是暑温必有症状；"不恶寒，但恶热"，"渴欲饮凉，饮不解渴"，是邪入中焦，热势很盛的象征。但应注意的是：

第一，舌苔色黄，滑而不燥，是暑中兼湿，湿热郁蒸。

第二，脉象洪滑，滑是湿热同见的脉象，洪是邪势亢进。

第三，得水则呕，是湿阻中焦，水不下行而反上逆。

以上三点，说明本证不只热重，而且湿也重。如果没有苔滑，得水则呕，那就成了暑热伤津的"白虎"证。或因"小便短，大便闭"，而似热结里实的"承气"证。这三点是本条辨证的着眼点。但这也只能说明它是湿热并重，还不能说明是"小结胸"。因此，其关键是"按之胸下痛"，即胃脘痞闷，用手去按而有疼痛感，就具体指明是由于湿为热蒸，煎炼成痰，痰热水湿聚于胃脘，形成"小结胸"的特征。

从而可见，本条和上条都是暑湿壅聚中焦之证，但它较上条为重。上条所结的是气，只见"心下痞"而不痛；本条所结的是痰，则见痞而有痛感。这是二者主要的区别点，也是"痞证"与"结胸"的鉴别焦点。

正因为它是痰热结于胃脘而比上条重，其治法、用药虽然相仿，但它不用杏仁宣开肺气，而是用陷胸汤的瓜蒌，直接解痰热的互结，黄连清里热，半夏除湿痰而和胃，加枳实的苦辛通降，开幽门而导浊下行，则痰热解，浊滞去，而痞痛自除。

三九、阳明暑温，脉滑数，不食，不饥，不便，浊痰凝聚，心下痞①者，半夏泻心汤去人参、干姜、大枣、甘草加枳实、杏仁主之。

不饥不便，而有浊痰，心下痞满，湿热互结而阻中焦气分。故以半夏、枳实开气分之湿结，黄连、黄芩开气分之热结；杏仁开肺与大肠之气痹。暑中热甚，故去干姜。非伤寒误下之虚痞，故去人参、甘草、大枣，且畏其助湿作满也。

半夏泻心汤去干姜甘草加枳实杏仁汤苦辛寒法

半夏一两　黄连二钱　黄芩三钱　枳实二钱　杏仁三钱

水八杯，煮取三杯，分三次服。虚者复纳人参二钱、大枣三枚。

〔词解〕

①心下痞：指自觉脘部有阻塞不舒的感觉，但按之软而不痛。有湿浊、热邪和虚痞等之分，这里属于前一种。

〔评释〕论暑湿结于胃脘的痞证和其治法。

"痞证"有虚、有实。它见于"阳明暑温"，当是实证。暑本阳热病邪，也多兼湿，暑湿交混，阻滞气机，湿热熏蒸，气结胃脘，就可成为痞证。本条所述症状，是不是暑湿之气互结呢？从以下几点可辨：

第一，有头晕面赤，身热恶热，口渴的阳明暑热症状。

第二，有不食，不饥，不便的湿阻中焦之症状。

第三，有脉象滑数，当然也还是有舌苔白滑或黄滑（参看下条即知）的暑湿郁蒸征象。

从这三点，只可说明它是既有暑热，又有湿浊，是暑湿交蒸，还不能说它是气结于"心下"。因此，文内又特别指出"心下痞"即胃脘痞塞不舒，这是其中辨证的重心。从这一点就具体指明病位是在胃脘，再结合以上三点，就可知它的病机是暑湿之气互结，气机不宣。因此说，本条的证是"暑湿郁结胃脘的实痞"。证属暑湿结痞，治当辛开苦降，方用半夏泻心汤去人参、干姜、大枣、甘草，加枳实、杏仁，以开结清热，祛湿降浊。

半夏泻心汤是《伤寒论》中治伤寒误下所致"虚痞"的方子。本条脉症，是暑湿之气互结而无虚象的"实痞"。所以，叶氏去掉原方中辛甘温补的人参、干姜、大枣、甘草，而只用黄连、黄芩，以清气分热结；用半夏加枳实，以开气分湿结；更以杏仁开肺与大肠的气结。就得到气开结解，暑湿两清的效果。

本条方证是从叶案"暑门"第21杨姓案选入的。

四十、阳明暑温，湿气已化，热结独存，口燥咽干，渴欲饮水，面目俱赤，舌燥黄，脉沉实者，小承气汤各等分下之。

暑兼湿热，其有体瘦质燥之人，感受热重湿轻之证。湿先从热化尽，只余热结中焦，具诸下证，方可下之。

汪按：湿热入胃腑方可下。虽云化热，究从湿来，故枳、朴、大黄等分用也。大抵温病诊舌为要。痞满之证，见黄燥，方可议下；黄而不燥，仍可宣泄，以驱之入胃。或苦温助之化燥，见黄，方可用苦泄<small>泻心、</small>陷胸之属；黄白相兼，或灰白色，仍用开提<small>三香</small>、杏蔻、枳、桔之属，以达之于肺，不可误也。又叶天士论伤寒热邪劫烁，下之宜猛；温病多湿邪内搏，下之宜轻；伤寒大便溏为邪尽，不可下；湿温病大便溏为邪未尽，便硬方为无湿，不可攻也。此皆要论，不可不知。

小承气汤方方义并见前。此处不必以大黄为君，三物各等分可也。

〔评释〕论阳明暑温，热重湿轻，湿从燥化的应下证。

本证除有"口燥咽干，渴欲饮水，面目俱赤"等暑热伤津的症状外，重要的是，舌苔燥黄，脉象沉实。因为只有这样的舌苔、脉象，才能说明是湿已化燥，热结里实。否则，舌苔黄滑，那就是湿未全化，非小承气汤的适应证。正如"自注"中所说，"湿先从热化尽"，方可用小承气汤以下独存的热结。更因本证之湿虽化燥，但燥由湿来，因而虽用小承气汤原方，但不以大黄为主，是三味等量应用，目的是用苦辛泄热结，而不是用苦泄下燥屎，这是对本条湿从热化的一种治法。

中焦证共六条，除一、二两条是"暑温夹湿"与气、营的不同治法外，其余四条全是"热湿互结"之证。各因所结部位不同，化燥的程度不一，见症和治法也就大有区别。其中，一是湿热郁结胃脘的痞证，治用半夏泻心汤加减，以杏仁开气；一是痰热结聚胸脘的"结胸证"，其症状既较前重，部位也高，就用以瓜蒌为主的小陷胸汤加枳实，以破痰热的互结；一是热结、痰聚，中、上二焦同病，较前尤重，则必"承气""陷胸"合用以涤痰泄热；一是湿从燥化，热结里实，病不在上，所以独用小承气苦辛泄热。四者的同异只要前后互参，自得要领。

四一、**暑温蔓延三焦，舌滑微黄，邪在气分者，三石汤主之；邪气久留，舌绛苔少，热搏血分者，加味清宫汤主之；神识不清，热闭内窍者，先与紫雪丹，再与清宫汤。**眉批：气血二字扼要。

蔓延三焦，则邪不在一经一脏矣，故以急清三焦为主。眉批：着眼。然虽云三焦，以手太阴一经为要领。盖肺主一身之气，气化则暑湿俱化，且肺脏受生于阳明，肺之脏象属金、色白，阳明之气运亦属金、色白。故肺经之药多兼走阳明，阳明之药多兼走肺也。再肺经通调水道，下达膀胱，肺痹开则膀胱亦开。是虽以肺为要领，而胃与膀胱皆在治中，则三焦俱备矣。是邪在气分而主以三石汤之奥义也。若邪气久羁，必归血络，心主血脉，故以加味清宫汤主之。内窍欲闭则热邪盛矣，紫雪丹开内窍而清热最速者也。

三石汤方

飞滑石三钱　生石膏五钱　寒水石三钱　杏仁三钱　竹茹二钱，炒　银花二钱，花露更妙　金汁一酒杯，冲　白通草二钱

水五杯，煮成二杯，分二次温服。

方论：此微苦辛寒兼芳香法也。盖肺病治法，微苦则降，过苦反过病所。辛凉所以清热，芳香所以败毒而化浊也。按三石，紫雪丹中之君药，取其得庚金之气，清热退暑利窍，兼走肺胃者也。杏仁、通草为宣气分之用，且通草直达膀胱，杏仁直达大肠。竹茹以竹之脉络，而通人之脉络。金汁、银花，败暑中之热毒。

加味清宫汤方

即于前清宫汤内加知母三钱，银花二钱，竹沥五茶匙冲入。

方论：此苦辛寒法也。清宫汤前已论之矣。加此三味者，知母泻阳明独胜之热，而保肺清金；银花败毒而清络；竹沥除胸中大热，止烦闷消渴。合清宫汤为暑延三焦血分之治也。

〔评释〕论暑温蔓延三焦，邪从燥化，病在气、营的辨别和治疗方法。

由于本条属热重于湿，邪从燥化，病变波及上、中、下三焦的重证，其情机比较复杂。但不论如何复杂，病因总不外暑、湿；病机总不出气、血。还是可以从其特征来进行辨别认识的。

因此，原文中突出指出两种不同的舌苔，一个典型的症状。即：

第一，是以舌苔滑润微黄和舌绛苔少的特征，作为暑湿之邪在"气分"和"营分"的区别。

第二，是将舌质绛苔少和神志昏迷的特征，作为热聚营分是否影响"心包"、闭塞"内窍"的辨别。

这就是本条辨证的重点。

至于治疗，当然是要根据辨证，给予相应的治疗。如见浊气上泛的舌苔滑腻微黄，阳为湿遏的身热足冷，湿热熏蒸上迫的面赤耳聋，暑湿犯肺，肺气不宣的胸闷，咳痰带血，暑湿郁阻中焦，气机不畅的脘满不渴，暑湿下迫的下利稀水，小便短赤等症状，就是暑湿郁滞气分，应用以清宣肺气为主的三石汤进行治疗。因为肺主一身之气，肺气开，水道通，邪有出路，则化湿、清热之药易于发挥其清化祛邪的作用。

如舌干绛苔少，身灼热较前更重，咳痰不清，是邪气稽留三焦、热聚营、血，治应速清膻中之热，以加味清宫汤为主。因为清膻中，就是清心，心主血脉，心火清则营血的热毒自除。

如见神志昏迷，就是进一步闭塞内窍，治应先用开窍清热的紫雪丹，然后再用清心及营血分热的清宫汤。

从而可见，同一"蔓延三焦"的暑温病，病势和症状不同，治法也不一样，这全在临证时灵活运用。

本条是从叶案"暑门"第四十五杨姓案整理而来。这一医案，据载时经一月，先后六诊，最后以"滋清阴分余热，佐清上脘热痰"而趋于恢复。可与本条参考研究。

三石汤方系杨姓案初诊原方。吴氏谓"此微苦辛寒兼芳香法"。三石在紫雪丹中是主药,功能为清热退暑利湿。杏仁辛开上焦肺气,以宣化湿浊;竹茹通脉络,清化热痰,配石膏,以清泄中、上焦暑热;通草甘淡入肺,配滑石、寒水石,以导上利下,使湿邪直达膀胱;金汁、银花,清暑解毒,合为清宣三焦暑湿的方剂。曹炳章在眉批中说:金汁无陈的,服了作呕,可改用鲜荷叶,也有解毒作用。

加味清宫汤方吴氏谓"此辛苦寒法"。方中用清宫汤,以清心营热毒,兼滋营阴;加知母以泄胃热,保肺阴;银花败毒清络;竹沥涤热痰,清胸间烦热。合为治暑湿化燥,邪入营分之方。

四二、暑温、伏暑,三焦均受,舌灰白,胸痞闷,潮热①呕恶,烦渴自利,汗出溺短者,杏仁滑石汤主之。

眉批:上二条湿轻热重,此条湿热两停。

舌白胸痞,自利呕恶,湿为之也。潮热烦渴,汗出溺短,热为之也。热处湿中,湿蕴生热,湿热交混,非偏寒偏热可治。故以杏仁、滑石、通草,先宣肺气,由肺而达膀胱以利湿,厚朴苦温而泻湿满,芩、连清里而止湿热之利,郁金芳香走窍而开闭结,橘、半强胃而宣湿化痰以止呕恶,俾三焦混处之邪,各得分解矣。

杏仁滑石汤方 苦辛寒法

杏仁三钱　滑石三钱　黄芩二钱　橘红一钱五分　黄连一钱　郁金二钱　通草一钱　厚朴二钱　半夏三钱

水八杯,煮取三杯,分三次服。

〔词解〕

①潮热:指每天在一定时间内热势增高的一种热型(一般多

在午后六时或以后），如同潮水的定时涨落。常见的有三种：即"阴虚潮热"（入夜发热盗汗），"日晡潮热"（详见前文）和"湿热潮热"（热为湿遏，多在午后）。这里属后一种。

〔评释〕所谓"暑温伏暑"，名异病同，实即暑热夹湿，湿热并重之证。是暑湿病邪遍及"三焦"而出现舌苔灰白，胸脘痞闷，潮热汗出，烦渴呕恶及大便自利，小便短少等暑湿相兼症状。

吴氏在"自注"中提到"舌白胸痞，自利呕恶"是湿重所致；"潮热烦渴，汗出溺短"，是热重所致。对这种"热处湿中，湿蕴生热，湿热交混"之证，不是"偏寒偏热"所可治，而必须分解混处之邪，予以湿热同清。方以杏仁滑石汤为主。

本条是从叶案"暑门"第四十案张姓案采入，药味没有增减。

杏仁滑石汤方为分消湿热之剂，能把混处之邪分而逐之。方中滑石、通草，淡渗利湿；杏仁，宣开肺气，导浊下行从小便去；半夏、橘红，宣化痰湿而和胃止呕，并得郁金的芳香走窍而除胸痞；厚朴，苦温降逆而泄湿闷；湿化热孤，邪无所恋，更用黄连、黄芩，直清里热，并可治湿热下利。全方共起气机宣化，湿热分消而湿去热清的作用。

寒　湿

四三、湿之入中焦，有寒湿，有热湿，有自表传来，有水谷内蕴，有内外相合。其中伤①也，有伤脾阳，有伤脾阴，有伤胃阳，有伤胃阴，有两伤脾胃，伤脾胃之阳者十常八九，伤脾胃之阴者十居一二。彼此混淆，治不中窾②，遗患无穷，临证细推，不可泛论。

此统言中焦湿证之总纲也。眉批：总纲，扼要。寒湿者，湿与寒水之气相搏也，盖湿水同类，其在天之阳时为雨露，阴时为霜雪，在江河为水，在土中为湿，体本一源，易于相合，最损人之阳气。热湿者，在天时长夏之际，盛热蒸动湿气流行也。在人身湿郁本身阳气久而生热也，兼损人之阴液。自表传来，一由经络而脏腑，一由肺而脾胃。水谷内蕴，肺虚不能化气，脾虚不能散津，或形寒饮冷，或酒客中虚，内外相合，客邪既从表入，而伏邪又从内发也。伤脾阳，在中则不运、痞满，传下则洞泄、腹痛。伤胃阳，则呕逆不食，膈胀胸痛。两伤脾胃，既有脾证，又有胃证也。其伤脾胃之阴若何？湿久生热，热必伤阴，古称湿火者是也。眉批：南方卑湿，伤阴者十常六七。伤胃阴，则口渴不饥。伤脾阴，则舌先灰滑，后反黄燥，大便坚结。湿为阴邪，其伤人之阳也，得理之正，故多而常见。其伤人之阴也，乃势之变，故罕而少见。治湿者必须审在何经何脏，兼寒兼热，气分血分，而出辛凉、辛温、甘温、苦温、淡渗、苦渗之治，庶所投必效。若脾病治胃，胃病治脾，兼下焦者，单治中焦，或笼统混治，脾胃不分，阴阳寒热不辨，将见肿胀、黄疸、洞泄、衄血、便血，诸证蜂起矣。惟在临证者细心推求，下手有准的耳。盖土为杂气，兼证甚多，眉批：着眼。最难分析，岂可泛论湿气而已哉！

汪按：温热、湿温，为本书两大纲。温热从口鼻吸受，并无寒证，最忌辛温表散。但当认定门径，勿与伤寒混杂，再能按三焦投药，辨清气血营卫，不失先后缓急之序，便不致误。湿温为三气杂感，浊阴弥漫，有寒有热，传变不一，全要细察兼证，辨明经络脏腑、气血阴阳、湿热二气偏多偏少，方可论治。故论湿温方法，较温热为多，读者以此意求之，无余蕴矣。再按热证清之则愈，湿证宣之则愈。重者往往宣之未愈，待其化热而后清，清而后愈。一为阳病，一兼阴病，至鲁至道，难易较然。

〔词解〕

①其中伤：其指湿邪。中伤指外湿或内湿对机体的伤害。

②治不中窾（kuǎn）："窾"同"款"，指空处。这句的意思是治不准确中肯。

〔评释〕本条注中谓其是"统言中焦湿证之总纲"。即从湿病的类型、来源及对脾胃阴阳损伤的比例，说明详细审察的必要性。

温病总的是分温热、湿热两大类。本书也实以此为两大纲。就湿热病而论，它是不包括"寒湿"在内的。吴氏这里寒热并举，是为了互证，故从"湿"论起。

湿是阴邪，性质重浊黏滞。当其为患，多兼寒、兼热。因此，湿病的类型有"寒湿""热湿"两种。

湿病病邪的来源，本文指出有外感之湿，有内生之湿，也有内外合邪的。外湿，多由气候潮湿，或居处湿地，以及雾露雨雪等湿气侵袭，病则由经络而脏腑。且由于水浸则土湿，湿水同源，秋冬感邪多兼寒；热盛则蒸湿，湿热交混，春夏感邪多兼热。兼寒的为"寒湿"，兼热的为"热湿"。内湿，是体内水湿停聚、蕴蒸而成。从性质来说，也有兼寒、兼热之分。兼寒的，主因脾阳虚弱，不能运湿而"寒湿"内停；兼热的，主是胃阳过旺，热郁气机，脾不散津，湿反内聚，即"热郁生湿"或"脾虚湿聚，郁久化热"，而"热湿"相兼所致。此外，既伏内湿，又感外湿而病的，谓之"内外相合"。其性质的寒、热，也依兼邪的情况及脾胃的强弱而定。

湿病，以脾胃为中心。感邪不论外湿、内湿，都能对脾胃产生伤害。阴液阳气是生命之源，人体各脏都不离这两个方面。本热邪害阴，寒邪害阳的概念，"寒湿"则伤脾胃之阳，"热湿"则伤脾胃之阴。脾阳伤，则运化不健，脘腹痞满，腹痛泄泻；胃阳伤，则呕逆不食，膈胀胸痛。脾阴伤，则大便坚结，舌苔由灰白转为黄燥；胃阴伤，则口渴不饥。如果脾胃两伤，那就或寒或热，而见脾胃两方面的症状。更由于湿是阴邪，多伤阳气，本条又专以论湿为主。从此例来说，其伤脾胃之阳的多，伤脾胃之阴的少。

因此，"自注"中又谓，临证治湿，总应明辨其所在的经络、脏腑，病变的气分、血气，病性的寒热、虚实，从而决定辛凉、辛温、甘温、清化、淡渗、苦泄等治疗方法，这样才可说是辨得清、治得准而"所投必效"。否则，脾病治胃，胃病治脾，或寒热不辨，阴阳不分，笼统混治，那就会因治疗不当而变生肿胀、黄疸、泄泻、衄血、便血等病证。特慎重指出：治不中病，遗患无穷，临证必须详审，绝不能草率从事。

四四、足太阴寒湿，痞结胸满，不饥不食，半苓汤主之。

此书以温病名，并列寒湿者，以湿温紧与寒湿相对，言寒湿而湿温更易明晰。眉批：供宾定主。

痞结胸满，仲景列于太阴篇中，乃湿郁脾阳，足太阴之气，不为鼓动运行。脏病而累及腑，痞结于中，故亦不能食也。故以半夏、茯苓培阳土以吸阴土之湿，厚朴苦温以泻湿满，黄连苦以渗湿，重用通草以利水道，使邪有出路也。

半苓汤方此苦辛淡渗法也

半夏五钱　茯苓块五钱　川连一钱　厚朴三钱　通草八钱，煎汤煮前药

水十二杯，煮通草成八杯，再入余药，煮成三杯，分三次服。

〔评释〕寒湿中阻，是寒湿证中最多见的证候。它的发生与脾阳为湿所困有很大关系。因为脾主运化水谷而喜燥恶湿，脾为湿困，不能运湿，使水湿阻滞中焦而阳气被伤，气机失宣，则胸痞腹满。脾司运化，胃主受纳，二者的功能是协调相依的。当脾失健运，病波及胃，则既不感到饥饿，也不想吃食物。在早期，胃的不纳，也是为减轻脾的负担，对脾起保护作用。如果寒湿太过，直接伤害到胃阳，那时的不饥不食，就成为胃本身受病的表现了。由于病变主要在脾，所以为"足太阴寒湿"。其中没有提到舌苔，以寒湿内阻，苔必白腻或灰腻，自不待言。证属寒湿，治用半苓汤，以扶脾胃，利湿邪。

半苓汤方方是从叶案"湿门"第十二张姓案整理而来。方中用半夏、茯苓扶脾胃，以燥湿胜湿；用厚朴以苦温开气，燥湿除满；黄连苦能燥湿；通草辛淡利湿。原案以通草汤煎药，它既非君药，量用至八钱，似嫌太过。叶霖的意见是对的。

病既是寒湿，为什么不用辛热散寒逐湿，而用黄连的苦寒？因为寒湿中阻之证，多为阳气被遏。治用苦温、辛温，就可达到气开阳通而寒解湿化的目的。一般不用大辛、大热，以免化燥伤阴。本方用少量黄连，以其苦能化燥胜湿，并有厚肠胃的作用，且与朴、夏并用，辛苦化合，更加强泄湿除闷的力量。当然，如真正表露出阳虚湿盛的形寒肢冷、大便清稀等症状，自应采用辛热以温中阳、化寒湿。

四五、足太阴寒湿腹胀，小便不利，大便溏而不爽，若欲滞下者，四苓加厚朴秦皮汤主之，五苓散亦主之。

经谓太阴所至，发为膜胀；又谓厥阴气至，为膜胀，盖木克土也。太阴之气不运，以致膀胱之气不化，故小便不利。四苓辛淡渗湿，使膀胱开而出邪，以厚朴泻胀，以秦皮清肝也。其或肝气不热，则不用秦皮，仍用五苓中之桂枝以和肝，通利三焦而行太阳之阳气，故五苓散亦主之。

四苓加厚朴秦皮汤方苦温淡法

苍术三钱　厚朴三钱　茯苓块五钱　猪苓四钱　秦皮二钱　泽泻四钱

水八杯，煮成八分三杯，分三次服。

五苓散甘温淡法

猪苓一两　赤术一两　茯苓一两　泽泻一两六钱　桂枝五钱

共为细末，白沸汤和服三钱，日三服。

〔评释〕寒湿内郁，阳气受伤，脾不运化，气机被阻，在中焦湿阻气滞而腹部痞胀，在下焦影响气化而小便不利。

本条和上条，都是"寒湿中阻"，病都以脾为主。但上条是由脾及胃，病不离中焦，治以辛苦开痞为主，淡渗利湿为辅。本条是脾病而兼及膀胱，已是中、下二焦同病，则治用"四苓"辛淡利湿为主，厚朴苦辛开气为辅，重在化气利小便，使气开小便利，则湿去胀除。

药证都是从叶案"湿门"第十三同姓案而来。全案共录三诊。二诊用"五苓"化气利湿；三诊用"二术膏"扶阳健运。初诊无"大便溏而不爽，若欲作滞下者"两句。这是吴鞠通根据用秦皮加入的。对此，叶霖的批评是对的。因为真"欲作滞下"，像这样重用苦燥、淡渗的方剂，本属禁忌，岂是加入少量秦皮就可用，即以其为"寒湿滞下"，秦皮也不能用。其实，病既是"湿伤脾阳（原案初诊的诊断）"，用秦皮本就欠妥。炳章先生在眉批中说得好，"不若用桂枝之为妥"。吴氏不加详察，反加入"欲作滞下"，"自注"中又说"用秦皮洗肝热"，不能说不是误解。

四六、足太阴寒湿，四肢乍冷，自利，目黄，舌白

滑，甚则灰，神倦不语，邪阻脾窍①，舌蹇语重，四苓加木瓜草果厚朴汤主之。

脾主四肢，脾阳郁，故四肢乍冷。湿渍脾而脾气下溜，故自利。目白精属肺，足太阴寒则手太阴不能独治，两太阴同气也，且脾主地气，肺主天气，地气上蒸，天气不化，故目睛黄也。白滑与灰，寒湿苔也。湿困中焦，则中气虚寒，中气虚寒，则阳光不治。主正阳者，心也，心藏神，故神昏。心主言，心阳虚，故不语。脾窍在舌，湿邪阻窍，则舌蹇而语声迟重。湿以下行为顺，故以四苓散驱湿下行，加木瓜以平木，治其所不胜也。厚朴以温中行滞，草果温太阴独胜之寒，芳香而达窍，补火以生土，祛浊以生清也。

四苓加木瓜厚朴草果汤方苦热兼酸淡法

生于白术三钱　猪苓一钱五分　泽泻一钱五分　赤苓块五钱　木瓜一钱　厚朴一钱　草果八分　半夏三钱

水八杯，煮取八分三杯分三次服，阳素虚者，加附子二钱。

〔词解〕

①脾窍：指舌体。

〔评释〕论湿滞阳伤，郁阻脾窍的症状和治法。

"足太阴寒湿"，症见四肢忽然发冷，大便稀薄，舌苔白滑，甚至出现灰色，这是寒湿内伏，脾为所困，阳伤气陷的表现。说话不清，语迟音重，是太阴经气不运，舌体转动不灵活，病变反映在上部的一个现象。神疲不语，是阳为湿遏，心气不足的象征。至于白睛发黄，则是脾湿上蒸，肺失宣化所致，也是黄疸表现在眼上的一个特征。本证的治疗，文中指出应用四苓加木瓜草果厚朴汤。

对于这一证治，叶霖在按语中说："《临证指南》治范姓案共有四诊（'湿门'第十四案），始终未愈。"鞠通对症状的整理，方药的剪裁，也不够恰当。徐洄溪在眉批中说："此证多由风痰（舌部症状的病机）盘踞上焦所致，概以清湿之法治之，恐有未当。"这岂能是以一半夏换去菖蒲、贝母、郁金，就可以取效的。

本方用"四苓"淡渗利湿；木瓜疏肝和脾；厚朴苦温，燥湿行滞；草果辛热，除寒温脾；半夏和胃化痰。对一般寒湿伤害脾胃，上而呕逆，下而自利，倒是一个较有效的方剂。

四七、足太阴寒湿，舌灰滑，中焦滞痞，草果茵陈汤主之；面目俱黄，四肢常厥者，茵陈四逆汤主之。

湿滞痞结，非温通而兼开窍不可，故以草果为君。茵陈因陈生新，生发阳气之机最速，故以之为佐。广皮、大腹、厚朴，共成泻痞之功。猪苓、泽泻，以导湿外出也。若再加面黄肢逆，则非前汤所能济，故以四逆回厥，茵陈宣湿退黄也。

草果茵陈汤方苦辛温法

草果一钱　茵陈三钱　茯苓皮三钱　厚朴二钱　广皮一钱五分
猪苓二钱　大腹皮二钱　泽泻一钱五分

水五杯，煮取一杯，分二次服。

茵陈四逆汤方苦辛甘热复微寒法

附子三钱，炮　干姜五钱　炙甘草二钱　茵陈六钱

水五杯，煮取二杯。温服一杯，厥回，止后服；仍厥，再服；尽剂，厥不回，再作服。

〔评释〕"足太阴"为脾之经脉。脾主运化水湿，脾运不健，则水湿停滞，或复因饮食不洁，或感受寒湿病邪与内湿相合，脾胃受损，脾阳被遏，就成为寒湿病证。

其中要指出的是：脘腹痞满，舌苔色灰而滑润，就是寒湿郁

滞，中焦脾阳被困，气机受阻的一种主要象征。寒湿郁久，便会阻滞胆气的通降，就有发生黄疸的可能。为了预防发黄，可用草果茵陈汤以温脾运湿。

假如面部皮肤和眼的白睛出现了黄染，色暗不鲜，四肢经常发凉，那就是脾阳不振，寒湿郁阻，致使胆气失于通降，胆汁逆流入血，溢于肤表的现象。这时用前方力已不足，必须用茵陈四逆汤，温阳退黄。

从本条所论的内容来看，前半段是从叶案"湿门"第二十三善姓案而来。后半段是仿《伤寒论》对"寒厥"的论治立法。

脾为寒湿所伤，治必以温脾化湿为主。草果辛温，茵陈苦平，一以温脾宣气，一以疏化湿浊。并用广皮、腹皮、厚朴开气泄痞，苓皮、泽泻利湿从小便出。合为温宣脾阳，开气利湿的方剂。

茵陈四逆汤是"四逆汤"加茵陈。方见明代徐用诚的《玉机微义》。其中以四逆汤温阳救逆，茵陈去湿消黄。是治"阴黄"见"寒厥"的强有力的方剂。但在"黄疸"后期，秽浊内闭，脏损腑溃，病情重危时，往往寒热错杂，反复多变，也有出现肢厥现象的，其中寒热的真假、多少，必须结合舌脉及其他征象认真详辨，是不可贸然决断的。

四八、足太阴寒湿，舌白滑，甚则灰，脉迟不食，不寐，大便窒塞，浊阴凝聚，阳伤腹痛，痛甚则肢逆，椒附白通汤主之。

此足太阴寒湿，兼足少阴、厥阴证也。白滑、灰滑，皆寒湿苔也。脉迟者，阳为寒湿所困，来去俱迟也。不食，胃阳痹也。不寐，中焦湿聚，阻遏阳气不得下交于阴也。大便窒塞，脾与大肠之阳，不能下达也。阳为湿困，返逊位于浊阴，故浊阴得以盘踞中焦而为痛也。眉批：古人论痛，未有如此之明快者。凡痛皆邪正相争之象，虽曰阳困，究竟阳未绝灭，两不相下，故相争而痛也后凡言痛者仿此。椒附白通汤，齐通三焦之阳，而急祛浊阴也。

椒附白通汤方

生附子三钱，炒黑　川椒二钱，炒黑　淡干姜二钱　葱白三茎
猪胆汁半烧酒杯，去渣后调入

水五杯，煮取二杯，分二次凉服。

方论：此苦辛热法复方也。苦与辛合，能降能通，非热不足以胜重寒而回阳。附子益太阳之标阳，补命门之真火，助少阳之火热。盖人之命火，与太阳之阳、少阳之阳旺，行水自速，三焦通利，湿不得停，焉能聚而为痛，故用附子以为君，火旺则土强。眉批：寒湿系阴证，中阳素弱者，病此尤多，虽盛暑犹宜姜、附，不可畏而不用。干姜温中逐湿痹，太阴经之本药；川椒燥湿除胀消食，治心腹冷痛，故以二物为臣。葱白由内而达外，中空，通阳最速，亦主腹痛，故以之为使。浊阴凝聚不散，有格阳之势，故反佐以猪胆汁。猪，水畜属肾，以阴求阴也；胆乃甲木，从少阳，少阳主开泄，生发之机最速。此用仲景白通汤，与许学士椒附汤，合而裁制者也。

［评释］论寒湿凝聚的舌、脉、症及治法。

症见腹部疼痛，大便闭塞不通，是湿热内结，寒湿凝聚都有的表现。对其辨别的关键是舌苔和脉象。因为湿热内结，舌苔必黄腻浊垢，或黄厚而燥。脉必沉滞有力，或沉数。这里是舌苔白滑，甚至灰滑，脉象是来去都迟，这些属阴寒的苔脉，就是寒湿凝聚阳气被伤无疑。何况又是"平昔嗜酒，少谷中虚，湿结"的人。所以，是"足太阴寒湿"。

由于寒湿盘踞中焦，胃阳阻滞失宣，故饮食不思。阳气不能下与阴交，则睡眠不安。脾与大肠的阳气阻滞不能运行，则大便

不通。浊阴凝聚，气机闭塞，邪正相争于内，则腹部疼痛，痛甚气逆，四肢厥冷。这些都足以证明是寒湿凝聚伤阳的表现。治当用温通阳气、祛除浊阴的椒附白通汤。

椒附白通汤方是从叶案"湿门"二十九方姓案剪裁而成。对于方的作用，吴氏在方论中说是"苦辛热复方"。由于病在足太阴，寒湿凝聚，阳气被阴湿所困伤，治疗非用温热不能胜寒回阳。苦辛相合，能降能通。附子补火回阳，阳旺则三焦气行，寒湿无停留之处，自然不会凝滞作痛，故用它为主；火能生土，火旺则脾健，干姜是太阴经本药，最能温中化湿；川椒能燥湿除胀，并治心腹冷痛，用以为佐；葱白温通阳气，见效最速，用以为使。浊阴凝聚不散，往往发生阴盛格阳之象，故用猪胆汁反佐以降虚阳。这是由张仲景的"白通汤"与许学士的"椒附汤"化裁出的方剂。

四九、阳明寒湿，舌白腐，肛坠痛，便不爽，不喜食，附子理中汤去甘草加广皮厚朴汤主之。

九窍不和，皆属胃病。胃受寒湿所伤，故肛门坠痛而便不爽；阳明失阖，故不喜食。理中之人参补阳明之正。苍术，补太阴而渗湿。姜、附运坤阳以劫寒，盖脾阳转而后湿行，湿行而后胃阳复。去甘草，畏其满中也。加厚朴、广皮，取其行气。合而言之，辛甘为阳，辛苦能通之义也。

附子理中汤去甘草加厚朴广皮汤方辛甘兼苦法

生苍术三钱　人参一钱五分　炮干姜一钱五分　厚朴二钱　广皮一钱五分　生附子一钱五分，炮黑

水五杯，煮取八分二杯，分二次服。

征按：仲景理中汤原方中用术，今定以苍术者，苍术燥湿而兼解郁，不似白术之呆滞也。丹溪制越鞠丸，方以苍术治湿郁。

以上见证，皆郁证也，故用苍术。古书只有术名而无苍、白之分，至《唐本草》始分赤、白，后世又谓赤术为苍术矣。

[评释] 寒湿留滞阳明，胃肠受伤，表现出上而舌苔白腐，食欲不好，下而大便不爽，肛门坠痛。这里应注意的是，其中"便不爽，肛坠痛"，要与刚发生的"湿热痢"相区别。湿热痢开始，必便次频急，脓血杂下，而便前腹痛，肛虽重坠而不痛。本证没有腹痛、脓血便，也无便次频急。从而区别不难。

本证根据叶氏"湿门"第三十七王姓原案记载。可能是病痢时，不忌厚味，所以浊滞下，痢虽止，但肠胃的阳气受伤，余湿留滞，则大便不爽，气虚下陷，"阳明失合"则肛坠痛（当是困痛），胃虚不欲纳谷，就不喜欢进食，这些都显示着虚象。因此用附子理中汤加减，以扶助肠胃，祛寒运湿。

理中丸是《伤寒论》治理中焦阳虚的方子。宋代阎孝忠的《小儿方论》据仲景加减法中之加附子，名为"附子理中丸"，加强了温阳的作用。这里将其中的白术改为苍术是因留湿未去，避免白术的呆滞，用苍术燥湿解郁。姜、附温中祛寒湿，但舌苔出现白腐，是留湿将化的象征，为了不使其太过，故炒黑存性，且有温涩收止的作用。"甘能令人满"，因去甘草，以免甘腻壅滞，增加痞闷。加厚朴、广皮，可调畅气机。这样就补而不腻，温而不燥，阳复气行，余湿得除，胃肠可健。

五十、寒湿伤脾胃两阳，寒热，不饥，吞酸，形寒，或脘中痞闷，或酒客湿聚，苓姜术桂汤主之。

此兼运脾胃，宣通阳气之轻剂也。

苓姜术桂汤方苦辛温法

茯苓块五钱　生姜三钱　炒白术三钱　桂枝三钱

水五杯，煮取八分二杯，分温再服。

〔评释〕寒湿阴邪，感则伤阳，内应脾胃，外发寒热，久则脾阳虚而"形寒"，胃阳伤而"不饥"。脾胃阳虚，寒湿内郁，气机不能畅通，饮食运化迟滞，从而发生"脘中痞闷，吞酸不饥"等症状。如果是平素好饮酒者病此，则内湿更甚。因此，都可用苓姜术桂汤以宣通阳气，鼓舞脾胃。

苓姜术桂汤方是从叶案"湿门"第三十一莫姓案整理的。原案是先因感受湿邪而"寒热不饥"，后表现为"形寒，吞酸"。这种先有寒热，而后寒热除，只因阳气受伤，又出现形寒怕冷，既符合实际，也合乎逻辑。正由于病是寒湿内伤脾胃的阳气，所以药用姜、桂通阳，并协同苓、术温补脾胃，祛除寒湿。

五一、湿伤脾胃两阳，既吐且利，寒热身痛，或不寒热，但腹中痛，名曰霍乱①。寒多，不欲饮水者，理中汤主之。热多，欲饮水者，五苓散主之。吐利汗出，发热恶寒，四肢拘急②，手足厥冷，四逆汤主之。吐利止而身痛不休者，宜桂枝汤小和之。眉批：此条有阴阳二证，以欲饮、不欲饮辨之。欲饮水而不能者，仍阴证。

按：霍乱一证，长夏最多，本与阳虚寒湿凝聚，关系非轻，伤人于顷刻之间。奈时医不读《金匮》，不识病源，不问轻重，一概主以藿香正气散，轻者原有可愈之理，重者死不旋踵。更可笑者，正气散中加黄连、麦冬，大用西瓜治渴欲饮水之霍乱，病者岂堪命乎！瑭见之屡矣，故特采《金匮》原文，备录于此。胃阳不伤不吐，脾阳不伤不泻，邪正不争不痛，营卫不乖不寒热。以不饮水之故，知其为寒多，主以理中汤温中散寒原文系理中丸，方后自注云：然丸不及汤，盖丸缓而汤速也，且恐丸药不精，故直改从汤。人参、甘草，胃之守药。白术、甘草，脾之守药。干姜能通能守。上下两泄者，故脾胃两守之。且守中有通，通中有守，以守药作通用，以通药作守用。若热欲饮水之证，饮不解渴，而吐泻不止，则主以五苓。邪热须从小便去。膀胱为小肠之下游，小肠，火腑也，五苓通前阴，所以守后阴也。太阳不开，则阳明不阖，开太阳正所以守阳明也。此二汤皆有一举两得之妙。吐利则脾胃之阳虚，汗出则太阳之阳亦虚；发热者，浮阳在外也；恶寒者，实寒在中也；四肢拘急，脾阳不荣四末；手足厥冷，中土虚而厥阴肝木来乘。病者四逆，汤善救逆，故名四逆汤。人参、甘草守中阳，干姜、附子通中阳，人参、附子护外阳，干姜、甘草护中阳，中外之阳复回，则群阴退避，而厥回矣。吐利止而身痛不休者，中阳复而表阳不和也，故以桂枝汤，温经络而微和之。

理中汤方甘热微苦法。此方分量以及后加减法悉照《金匮》原文，用者临时斟酌

人参　甘草　白术　干姜各三两

水八杯，煮取三杯，温服一杯，日三服。

加减法：若脐上筑者，肾气动也，去术，加桂四两。吐多者，去术，加生姜三两。下多者，还用术。悸者，加茯苓二两。渴欲饮水者，加术，足前成四两半。腹中痛者，加人参，足前成四两半。寒者，加干姜，足前成四两半。腹满者，去术，加附子一枚。服汤后，如食顷，饮热粥一升许，微自汗，勿令揭衣被。

五苓散方见前

加减法：腹满者，加厚朴、广皮各一两。渴甚，面赤，脉大紧而急，扇扇不知凉，饮冰不知冷，腹痛甚，时时躁烦者，格阳也，加干姜一两五钱此条非仲景原文，余治验也。

百沸汤和，每服五钱，日三服。

汪按：湿温、温疟、寒湿、中寒等证，皆有阴盛格阳。若春温、风温、暑温、温疫、温毒，非犯逆则绝无此证，虽或病前病

中兼犯房劳遗泄，亦断无阴证，而阳盛格阴者，则往往有之。俗医传派不清，临事狐疑，失之毫厘，人命立绝。此条与温热门中中下焦阳厥数条参看，庶乎临证了然，厥功巨矣。

四逆汤方辛甘热法。分量临时斟酌

炙甘草二两　　干姜一两半　　生附子一枚，去皮　　加人参一两

水五茶碗，煮取二碗，分二次服。

按：原方无人参，此独加人参者，前条寒多，不饮水，较厥逆尚轻，仲景已用人参；此条诸阳欲脱，中虚更急，不用人参，何以固内？柯韵伯《伤寒注》云：仲景凡治虚证，以里为重，协热下利，脉微弱者，便用人参；汗后身痛，脉沉迟者，便加人参。此脉迟而利清谷，且不烦不咳，中气大虚，元气已脱，但温不补，何以救逆乎？观茯苓四逆之烦躁，且以人参，况通脉四逆，岂得无参？是必有脱落耳。备录于此存参。

〔词解〕

①霍乱：《内经》病名之一。

②四肢拘急：指四肢肌肉挛急，屈伸困难的症状。

〔评释〕"霍乱"是以忽然吐泻，且伴转筋，有如挥"霍"撩"乱"之势而得名。它包括了所有上吐下泻同时并见，而病变情势急骤的肠胃病证。

《灵枢·五乱》中说："清气在阴，浊气在阳……清浊相干……乱于胃肠，则为霍乱。"《素问·六元正纪大论》中也有"土郁之发，民病呕吐霍乱"及"不远热则热至，热至则身热，吐下霍乱"的论说。《伤寒论》中更明白地指出："呕吐而利，此名霍乱。"至于《病源论》之说，是以心腹痛为据，《千金要方》所论，是以伤食为主。此后各家都有较详的论说。总的说来，大体分为"寒（寒湿）"和"热（暑湿、伤食）"两类。因之，后来有寒湿类为"真性霍乱"，而暑湿或伤食类为"急性胃肠炎"

之说。其实，二者在病变过程中，都有寒热的分别，治疗也有宜温、宜清的不同。应以详辨脉症为主，才不会有所偏失的。

再者，"真性霍乱"又名"虎疫"，自古流行于国外。在1817年（清嘉庆二十二年）世界大流行时，始由印度传入我国。王清任在《医林改错》中记载："道光元年，瘟疫流行，病吐泻转筋者数省，京都尤甚，伤人过多。"《冷庐医话》中也有"嘉庆庚辰年后，患者不绝"的记载。此后到新中国成立前，该病曾在沿海及内地部分地区有过好多次流行。自新中国成立后，党和政府重视人民卫生事业，广泛发动群众，积极开展了防疫工作，使这一猛烈的传染病——霍乱，已完全绝迹。

据此，"霍乱"除包括胃肠急性炎症外，又包括了"真性霍乱"，也是可以肯定的。至于现在所见的吐泻症状，则大都是寒湿、暑湿或伤食等一般原因所致的病变。吴氏在这里编入的，如本条及下两条，都有明显的腹痛或绞痛症状，当是属于这一类。

所谓"湿伤脾胃两阳"，是说湿是阴邪，易伤阳气，感受了这种病邪，发生呕吐下利、腹痛，多属于"寒湿"所致的一类病变。

本条是根据《伤寒论·辨霍乱病脉证并治》篇中的第386、387、388三条（宋本）整理引入的（"自注"误为《金匮要略》）。

从原文论，呕吐、下利、腹痛和身体疼痛，是必有的症状，而恶寒发热，有的可以不出现。不出现的，当是没有引起营卫乖戾的缘故。这类病证，一般可以寒热的多少、口渴与不渴等分别论治。风寒多，不想喝水的，是以脾胃阳伤，阴寒独盛为主，急者先治，故用理中汤以温里散寒。如热多，想喝水的，是湿浊内郁，清浊逆乱，气化不行，水津不布，邪正相争，卫气失和所致，故用五苓散，以通阳气，化阴湿，兼和卫表。

另外，也有在上吐下泻、怕冷怕热的同时，又出现身上出汗，四肢筋脉挛急难以屈伸而手足发凉，这是营卫失固失守，阳衰液脱的严重现象。治疗除急用四逆汤温阳救逆外，更应加人参（吴氏已加）、生山药、白芍、木瓜、赭石等，以固液、镇逆、缓急。

当吐泻已经停止，这是邪去里和，表示有向愈趋势（但必须是其他症状都缓解或消失，否则，反是液竭的危险征象），惟身体疼痛不除，则是体表筋脉失濡未和的现象。按张仲景之意，是可"和解其外"，宜用小剂量桂枝汤调和营卫，畅通经气，则身痛自可缓解。

以上是本文所论之中属于"寒湿"的治法。不过，腹痛而吐泻交作之所谓"霍乱"，属于"寒湿"证的固多，而属于"湿热"内蕴，以致胃肠不和的也不少，《内经》已有明论，但其中寒、热如何区别？叶霖在评注中说："辨之之法，全在吐出澄澈而不酸臭，泻出清谷而不臭秽为寒；吐出酸浊，泻出臭秽，小溲浑赤为热。不仅口渴饮水已也。其肢冷脉沉伏之假寒真热证，面赤脉浮数之假热真寒证，亦当与酸浊、清澈中辨之。更有烦渴躁扰口干恣饮，舌本不冷者，乃气液告竭之候，重在救阴，不可不知也。"此说很对，临床上必须据以明察寒热，随证施治，不可固执。我尝依此辨察，凡由暑兼寒湿所致，阳伤较重之证，多用理中汤加减取效。

病案：杜某之父，年约七旬，体尚健。1954 年冬季，某晚，患者于晚饭后，骤然吐泻不已，势甚猛烈，神情焦急，口干自汗，目陷肌削，脉大软。此为内伤饮食，清浊相干，胃肠乖戾，升降失常，现虽有阴脱阳伤之势，但病时不久，阴阳尚未离决，然高年之患，亦甚可虑。因以附子理中汤温中回阳，加生山药、生山萸，益阴固肾，藿梗和中醒脾，木瓜平肝敛阴，用灶心土煎汤代水，以达镇呕补土之效。头煎服后势稍缓，继进二煎，吐泻全止。患者起坐自如，复与四君子加木瓜、山药，数剂而愈。

凡由于暑热兼湿所致的，以"六一散"加赭石，用荷叶包煎，既能解暑清热利湿，又能升清降浊，用之常获显效。

凡气液告竭，必补液，中药以张锡纯先生的"急救回阳汤"（潞党参八钱，生山药一两，生杭芍五钱，山萸肉八钱，炙甘草三钱，赭石四钱，朱砂五钱。先用童便半盅炖热，冲服朱砂面，继服药汤)，能收滋养固脱的效果。从临床应用的经验而论，对于素体较强，脾胃尚能运药，气液欲脱未脱之证，用药及时，是可获效。如素体本虚，气液已脱，那就不如现在的"补液"方法，既能计算其所需量，直接由静脉输入适宜的液体，恢复、维持和调整内在的物质动态平衡，又不使已伤的胃肠承担重负，而使其得到充分休息。事实上，凡具备这一条件的，在紧急时刻，都已用"补液"代替了口服中药。

再者，腹痛吐泻，胃肠不和，常多寒热错杂，我在临床上最多用的方子，是张仲景的半夏泻心汤。根据吐泻的轻重，腹痛的性质和部位，据以加减，无不获效。不能以其只治伤寒误下所致的"虚痞"而忽之。用现在的话来说，它确是治急慢性胃肠道炎症的好方子。

理中汤方是中虚里寒的通用方。方中干姜，温中散寒；白术，健脾燥湿；人参、甘草，补益脾胃之气。合为温运中焦，补益脾胃之方，可使升降复常，清浊不乱，则诸症平复。

四逆汤方是治阴寒证厥逆的主方。它是本《内经》"寒淫于内，治以甘热"的原则所组成。方中附子，是回阳救逆的要药；佐以干姜温中散寒；甘草和中益气；加人参以扶正安中，兼益津血。加人参即《伤寒论》原文385条的"四逆加人参汤"。

五二、霍乱兼转筋①者，五苓散加防己桂枝薏仁主之；寒甚，脉紧者，再加附子。

肝藏血，主筋，筋为寒湿搏急而转，故于五苓和霍乱之中，加桂枝温筋，防己急祛下焦血分之寒湿，薏仁主湿痹脚气，扶土抑木，治筋急拘挛。甚寒，脉紧，则非纯阳之附子不可。

五苓散加防己桂枝薏仁方

即于前五苓散内加防己一两，桂枝一两半，足前成二两，薏仁二两。寒甚者，加附子大者一枚。杵为细末，每服五钱，百沸汤和，日三，剧者，日三夜一，得卧则勿令服。

〔词解〕

①转筋：俗叫"抽筋"。多指腓肠肌扭转、拘挛、掣痛，不能伸直。平时出现，与血虚受凉有关。吐泻严重时出现多与津液脱失有关。

〔评释〕论吐泻兼"转筋"的治法。病吐泻的同时，出现小腿肚筋脉拘挛、掣痛。其是因寒湿搏结，筋脉痹阻所致。用五苓散通阳和中，疏利三焦；加桂枝以温通经络；佐防己以祛下焦寒湿；薏仁扶土抑木，祛湿除痹而缓解筋脉拘挛。里寒重时，再加辛热的附子，以舒展经脉。这一方法，对因严重吐泻而津液脱失所发生的筋脉挛急，绝不能用。我在临床上多用"六和汤"加减取效，寒重的加重"理中"成分，转筋甚的则加重木瓜分量，或再加薏仁。

病案：康某之母，年七旬有余。因纳凉饮冷，忽头痛，寒热而吐泻交作，已持续十余时，其家人已备后事，惟尽心耳。患者气微神怯，目陷肌削，小腿肌肉时而挛急抽痛，吐出物为淡绿色稀薄液体，泻下的为淡黄色乳样汁，量仍多。舌质淡紫少津，苔白腻，脉大缓，此为"假霍乱证"。病起于外感暑热，内郁寒湿，两相干乱而作。现外证未已，吐泻频作，古稀高龄，阳气大伤，阴液亦耗，确是危候。但是，目虽陷而神在，脉虽大而和缓，尚寓生机，宜用六和汤（即理中汤加藿香、厚朴、杏仁、砂仁、陈皮、茯苓、半夏、木瓜、扁豆、大枣等），加重理中剂量以温中祛寒，更加吴萸、诃子、薏仁等以降逆敛肠，配用甘淡养胃渗湿之品，予一剂后，得微汗，身热降，吐泻亦大减。两剂后，吐泻止。又于原方中去吴萸、诃子，加重补气益胃、调中之品，连进两剂，诸症皆失。复调理多日而康复如昔。

五三、卒中寒湿，内夹秽浊，眩冒①欲绝，腹中绞痛，脉沉紧而迟，甚则伏，欲吐不得吐，欲利不得利，甚则转筋，四肢欲厥，俗名发痧，又名干霍乱②，转筋者，俗名转筋火。古方书不载不载者，不载上三条之俗名耳，若是证，当于《金匮》腹满、腹痛、心痛、寒疝诸条参看自得，**蜀椒救中汤主之，九痛丸亦可服；语乱者，先服至宝丹，再与汤药。**

按：此证夏日湿蒸之时最多，故因霍乱而类记于此。中阳本虚，内停寒湿，又为蒸腾秽浊之气所干，由口鼻而直行中道，以致腹中阳气受逼，所以相争而为绞痛；胃阳不转，虽欲吐而不得；脾阳困闭，虽欲利而不能；其或经络亦受寒湿，则筋如转索，而后者向前矣；中阳虚而肝木来乘，则厥。俗名发痧者何？盖以此证病来迅速，或不及延医，或医亦不识，相传以钱或用磁碗口，蘸姜汤或麻油，刮其关节，刮则其血皆分，住则复合，数数分合，动则生阳，关节通而气得转，往往有随手而愈者，刮处必现血点，红紫如沙，故名痧也。但刮后须十二时不饮水，方不再发。不然则留邪在络，稍受寒、发怒，则举发矣。以其欲吐不吐，欲利不利而腹痛，故又名干霍乱。其转筋名转筋火者，以常发于夏月，夏月火令，又病迅速如火也，其实乃伏阴与湿相搏之故。眉批：尝见一人患此病饮米汤立毙。以大建中之蜀椒，急驱阴浊下行；干姜温中；去人参、胶饴者，畏其满而守也；加厚朴以泻湿中浊气，槟榔以散结气，直达下焦，广皮通行十二经之气。改名救中汤，急驱浊阴，所以救中焦之真阳也。九痛丸一面扶正，一面祛邪，其祛邪之功最速，故亦可服。再按：前吐泻之霍乱，有阴阳二证，干霍乱则纯有阴而无阳，眉批：辨要。所谓天地不通，闭塞而成冬，有若否卦之义。若语言乱者，邪干心包，故先以至宝丹祛包络之邪也。

救中汤方苦辛通法

蜀椒三钱，炒出汗　　淡干姜四钱　　厚朴三钱　　槟榔二钱　　广皮二钱

水五杯，煮取二杯，分二次服。兼转筋者，加桂枝三钱，防己五钱，薏仁三钱。厥者，加附子二钱。

九痛丸方治九种心痛，苦辛甘热法

附子三两　　生狼牙一两　　人参一两　　干姜一两　　吴茱萸一两
巴豆一两，去皮心，熬碾如膏

蜜丸梧子大，酒下。强人初服三丸，日三服；弱者二丸。

兼治卒中恶，腹胀痛，口不能言；又治连年积冷，流注心胸痛，并冷冲上气，落马坠车，血病等证皆主之。忌口如常法。

方论：《内经》有五脏胃腑心痛，并痰、虫、食积，即为九痛也。心痛之因，非风即寒，故以干姜附子祛寒壮阳，吴茱萸能降肝脏浊阴下行，生狼牙善祛浮风，以巴豆祛逐痰、虫、陈滞之

积，人参养正祛邪，因其药品气血皆入，补泻攻伐皆备，故治中恶腹胀痛等证。

附录《外台》走马汤：治中恶、心痛、腹胀、大便不通，苦辛热法。沈目南注云：中恶之证，俗谓绞肠乌痧，即秽臭恶毒之气，直从口鼻入于心胸肠胃脏腑，壅塞正气不行，故心痛腹胀，大便不通，是为实证，非似六淫侵入而有表里清浊之分，故用巴豆极热大毒峻猛之剂，急攻其邪，佐杏仁以利肺与大肠之气，使邪从后阴一扫尽除，则病得愈。若缓须臾，正气不通，营卫阴阳机息则死。是取通则不痛之义也。

巴豆二枚，去心皮，熬　杏仁二枚

上二味，以绵缠，捶令碎，热汤二合，捻取白汁饮之，当下。老小强弱量之。通治飞尸鬼击病。

按：《医方集解》中，治霍乱用阴阳水一法，有协和阴阳，使不相争之义。又治干霍乱用盐汤探吐一法，盖闭塞至极之证，除针灸之外，莫如吐法通阳最速。夫呕，厥阴气也；寒痛，太阳寒水气也；否，冬象也；冬令太阳寒水，得厥阴气至，风能上升，则一阳开泄，万象皆有生机矣。至针法，治病最速，取祸亦不缓，当于《甲乙经》中求之。非善针者，不可令针也。

汪按：《玉龙经》干霍乱取委中，今世俗多用热水急拍腿弯，红筋高起即刺之，出血愈。又按此证亦有不由触秽受寒，但因郁怒而发者，其宜急攻下气，与触秽受寒同。

征按：痧证向无方论，人多忽之。然其病起于仓促，或不识其证，或不得其治，戕人甚速。总因其人浊阴素重，清阳不振，偶感浊阴之气，由口鼻直行中道，邪正交争，营卫逆乱。近世治之者，率有三法，不知起自何人。一则刮之，前按所云是也。一则焠之，以大灯草或纸捻蘸麻油，照看其头面额角，及胸前、腹上、肩膊等处，凡皮肤间隐隐有红点发出，或如蚊迹，或累累坟起，疏密不同，层次难定，一经照出，轻轻灼而淬之，爆响有声，则病者似觉轻松痛减；一则刺之，其法以针按穴刺出血，凡十处，名曰放痧。此皆针灸遗意，但不见古书，故不悉载。又有试法，与以生黄豆嚼之，不腥者痧；觉有豆腥气者，非痧，与试疔同。患此者俗忌生姜、麻油之类。余历验多年，知其言亦不谬。曾见有少女服生姜而毙，有少男子服干姜一夜而死，余俱随觉随解之耳。前二方中俱有干姜，似与俗说相悖；然干姜与槟榔、巴豆并用，正使邪有出路，既有出路，则干姜不为患矣。但后之不用此方则已，用此方而妄减其制，必反误事，不可不知。至若羌活、麻黄，则在所大禁。余尚有二方，附记于后，以备裁采。

立生丹 治伤暑、霍乱、痧证、疟痢、泄泻、心痛、胃痛、腹痛、吞吐酸水及一切阴寒之证，结胸、小儿寒痉

母丁香一两二钱　沉香四钱　茅苍术一两二钱　明雄黄一两二钱

上为细末，用蟾酥八钱，铜锅内加火酒一小杯，化开，入前药末，丸绿豆大。每服二丸，小儿一丸，温水送下。又下死胎如神。凡被蝎、蜂蜇者，调涂立效，惟孕妇忌之。

此方妙在刚燥药中加芳香透络。蟾乃土之精，上应月魄，物之浊而灵者。其酥入络，以毒攻毒，而方又有所监制，故应手取效耳。

独胜散 治绞肠痧痛急，指甲唇俱青，危在顷刻

马粪年久弥佳

不拘分两，瓦上焙干，为末，老酒冲服二三钱，不知，再作服。

此方妙在以浊攻浊。马性刚善走，在卦为乾，粪乃浊阴所

结，其象圆，其性通，故能摩荡浊阴之邪，仍出下窍。忆昔年济南方切庵莅任九江，临行，一女子忽患痧证，就地滚嚎，声嘶欲绝，切庵云：偶因择日不谨，误犯红痧，或应此乎？余急授此方，求马粪不得，即用骡粪，并非陈者，亦随手凑功。

〔词解〕

①眩冒：指头昏沉重而眼黑发花。

②干霍乱：即霍乱的另一型——"干性霍乱"。是霍乱中病程极短而猛烈的一种危急型。当突然发作后，欲吐无物，欲便不得，烦闷难堪，躁扰昏乱，四肢麻木，手足逆冷，面部和肢端发青，脉象细弱，呼吸困难，继则气闭神昏，不省人事，常于典型的吐泻症状出现前而死亡。这里所说的是以腹绞痛为主，即俗所谓"绞肠痧"。因它也具有想吐吐不出，想便便不下的特征，所以也称它为"干霍乱"。其实原因各不相同。

〔评释〕论"干霍乱"（绞肠痧）腹部绞痛，吐泻不得的治法。

所谓"卒中寒湿，内夹秽浊"，是说明本证产生的原因。"寒湿"是阴浊毒邪，"秽浊"是混浊污秽有毒之气。二者相合，从口进入中焦，最易阻遏中阳，闭塞气机。病变多猛烈迅速。

因此，当其发病，就表现出较严重的头昏沉重，眼发花，腹部绞痛，脉象沉紧而迟，甚至沉伏不见，想吐又吐不出，想泻又便不下，进而手足筋脉拘挛，四肢将要发凉。这些脉症，总的来说，是秽浊毒气内闭所致。分而言之，其寒湿秽浊毒气窜犯中焦，暴乱胃肠，则"腹中绞痛"；脾胃之阳受困，气机闭阻，则吐泻不得；阳气被遏不升，则"眩冒欲绝"；阻滞经络血脉，则发生"转筋"；阳气内郁不能外布，则四肢欲厥而脉沉伏。由于这些症状和"霍乱"相似，而又不得吐泻，所以，有"干霍乱"的名称。

　　由于它是秽浊闭塞，阳气阻遏的急证，所以，在治疗方面，用寒凉清热，则浊邪冰伏凝阻于内，用辛热温中，则秽浊毒邪壅结弥漫。因此，必须采用外治和内治相结合的措施。

　　外治法有五种：

　　（1）乱痧法（见《痧胀玉衡》）：用铜钱或瓷碗，蘸香油或菜油，刮颈两侧，背脊两侧，肘膝两曲侧。由上向下顺刮，以所刮之处出现稠密紫红色痧斑为度。头额两侧，用棉线或麻线蘸油刮；腹两侧，用食盐以手擦之。目的是疏通血络，使毒气外泄。

　　（2）放痧法（见《痧胀玉衡》）：是用针刺放血。有"放痧八法"——一放头顶百会穴；二放太阳穴；三放印堂穴；四放舌下两旁；五放喉外两旁；六放双乳两旁（均须浅刺出血）；七放双手足十指尖；八放两臂、腿弯（都须深刺放血）。这样可使窜入血中毒气外出，并激发机体抗邪力量。放痧要看"痧筋"，即在所放之处有青色筋或紫红色筋，用三棱针对准，刺放出血。一般是青者毒轻；紫红者毒重，刺放易于出血；暗黑则极重，往往虽刺放亦难出血。

　　（3）挑痧法（陕北民间治法）：先用荞麦面和为面团，在背脊两侧，由上向下搓擦数次，在擦过之处，微微突起灰白色或褐色、圆形、约大头针帽大小的透明颗粒，按之不褪色，重按微有痛感，多见于脾俞、胃俞、三焦俞及大小肠俞。局部消毒，用消毒三棱针，将颗粒周围的表皮挑破，顺颗粒深入，向表皮下挑，挑出如毛状的白色肌纤维，一一挑断或割断，一般不出血。挑毕后，用消毒纱布覆盖。一般挑后，症状即可缓解，它可能是通过腧穴与经络脏腑的关系，疏通经络、气血，调整脏腑功能，从而达到抗逐病邪的目的。

　　（4）取嚏法（《通俗伤寒论》何廉臣按语）：用飞龙夺命丹，

组成：辰砂二钱，明雄黄、灯心灰各一钱，煅人中白八分，明矾、青黛各五分，梅片、麻黄各四分，真珠、牙皂、当门子、硼砂各三分，西黄三分，杜蟾酥、牙硝各一分五厘，金箔三十页。各研极细，合研匀，玻璃瓶紧收。每用少许，吹鼻取嚏，以开关通窍。得嚏者轻，无嚏者重。

（5）点眼法（同上）：用绛雪，即辰砂、牙硝各一钱，明雄黄、硼砂各六分，煅礞石四分，梅片、当门子各三分，金箔五页。各研极细粉，再研匀。能治瘟疫急痧，用少许点两眼角，以刺激神经，开泄其血络机窍之气，为外治冲锋要法。

以上五法，既简便又能救急。

内治：一般应以芳香开闭，辟秽解毒，理气活血，消食涤痰为法。吴氏所谓的救中汤、九痛丸，药性温燥，叶霖已提出非议。至于应急之治，可用紫金锭（山慈菇、文蛤各二两，红芽大戟、白檀香、安息香、苏合香油各一两五钱，千金霜一两，明雄黄、琥珀各五钱，冰片、当门子各三钱。各研极细粉，再合研匀，浓糯米汤杵丸，如绿豆大，飞金为衣），每用一钱，开水调服，或用诸葛行军散（牛黄、当门子、梅片、真珠、硼砂各五钱，明雄黄八钱，火硝三分，飞金二十页。各研极细粉，再合研匀），每用三至五分，凉开水调下，以芳香开闭，辟秽解毒。惟前者，用于偏阴之证较好；而后者，用于偏阳之证最妙。通过上述治法，待闭塞开，阳气通，再随证施治。何秀山先生从《痧胀玉衡》中选出数方，平妥可用。

痧因气郁者，用藿香汤，理气辟秽。药用杜藿香、制香附、小青皮各一钱半，生枳壳、苏薄荷、青连翘各一钱，略煎数沸，稍冷服。痧因血结者，用必胜汤，破血散结。药用光桃仁、炒山楂、生川军、五灵脂、小青皮、赤芍药各一钱，制香附一钱半，川贝二钱，杜红花四分，煎十余沸，微温服。

　　痧因食积者，用宣肺化饮，消食和气。药用新会皮、大腹皮、炒麦芽、前胡各一钱半，炒莱菔子三钱，小青皮一钱。先用小山楂一两，煎汤代水，煎成去渣，稍温服。

　　痧因窍闭者，用牛黄八宝丹，开窍透毒。药用牛黄、琥珀、辰砂、梅片、雄黄精各一钱，羚角片、明乳香各三钱，犀角片一钱半，各为细末。先用银花、地丁各二两，川贝、川连各三钱，煎胶，打糊为丸，每丸重二分。年幼者一丸，长者两丸。鲜石菖蒲叶一钱，灯心三小帚（以一丛生之茎为一帚。现用五分），鲜卷心竹叶三十六支，煎汤调下。

　　痧因痰壅者，用清气化痰饮，理气消痰。药用光杏仁、川贝各二钱，广橘红、生枳壳、小青皮各一钱，莱菔子二钱，天竺黄三钱，白蔻末五分（冲）。煎成，微冷服。特录之，以供参考。

　　救中汤方从大建中汤化裁而来。蜀椒，祛浊下行；干姜温中；厚朴，泄湿浊；槟榔直达下焦，以破结气；广皮，通调十二经之气。名为救中汤，以其能急祛浊阴，以救中焦的阳气。

　　九痛丸，是《金匮要略》中第九篇的附方。吴氏在方论中说："《内经》有五脏和胃腑的心痛，并与痰、虫、食积合为九种心痛。"其实心痛的原因，不是风，便是寒（瘀血阻络的也不少）。所以，用干姜、附子祛寒壮阳；吴茱萸能降肝之浊阴，并使之下行；生狼牙善能祛浮风；巴豆则可祛逐痰、虫等陈久的积滞；复用人参养正祛邪。这些药能入气血，又具备温通补泻的作用。

　　此外，吴氏引录沈目南对《外台秘要》中走马汤的注说：中恶之证，俗谓"绞肠乌痧"，即秽臭恶毒之气，直从口鼻入于心胸，肠胃脏腑，壅塞正气不行，故心腹胀痛，大便不通，是为实证，非似"六淫"侵入，而有表里清浊之分。这是对"绞肠乌痧"外因的明确分辨。不过，临床上也有其他原因所导致而极像"绞肠痧"的证，也不可不知。

病案：1953年6月1日的中午，我突然腹中暴痛如绞，干呕欲吐，又吐不出，想泻又便不下，心中非常烦乱，仅十余分钟，自觉手足发凉，肌肉紧束麻木，情势很急，内人以为是"痧证"，亦极慌张。我自觉痛起腹中，向上攻窜，而使气机闭塞，这定是"蛔厥"，不能以"痧证"治。因而，急用吴茱萸汤去人参、大枣，加乌梅五钱，川椒三钱，木香二钱，槟榔四钱，苦楝皮三钱，厚朴二钱。煎服一剂而痛止。后于治"蛔厥"证中，有好多例都表现为"绞肠痧"的症状，而以"蛔厥"治愈。

湿温 疟、痢、疸、痹附

五四、湿热上焦未清，里虚内陷，神识如蒙①，舌滑，脉缓，人参泻心汤加白芍主之。

湿在上焦，若中阳不虚者，必始终在上焦，断不内陷；或因中阳本虚，或因误伤于药，其势必致内陷。湿之中人也，首如裹，目如蒙，热能令人昏，故神识如蒙，此与热邪直入包络谵语神昏有间。里虚故用人参以护里阳，白芍以护真阴；湿陷于里，故用干姜、枳实之辛通；湿中兼热，故用黄芩、黄连之苦降。此邪已内陷，其势不能还表，法用通降，从里治也。

人参泻心汤方 苦辛寒兼甘法

人参二钱　干姜二钱　黄连一钱五分　黄芩一钱五分　枳实一钱
生白芍二钱

水五杯，煮取二杯，分二次服，渣再煮一杯服。

〔词解〕

①神识如蒙：即头昏如裹，视物不清，神志处于朦胧呆滞状态。

〔评释〕本条从"自注"看，病是由于中阳素虚，或误治伤阳，邪陷入里所致。那它的表现，必然是脾虚湿重的症状。文中指出苔白滑、脉缓，也正是湿重的苔、脉。在这样的情况下，又见神志呆滞如蒙，当是湿浊蒙蔽清阳的现象。治疗应芳化浊邪于上，淡渗湿气于中，再佐用扶正清热的药品，较为合法。文中所立的人参泻心汤，应是用治胃虚痞结之证的。如用于阳虚、伤阳的湿热证，恐非所宜。

再者，本条是从叶案而来（见"湿门"第十一案）。原案本是治蔡姓"阳虚夹湿，邪热内陷"而"神识如蒙"之证。原因是素体阳虚湿盛，又感受热邪，误治邪陷入里。从"热陷入里"而用"泻心法"，可知这时陷入之邪在胃脘，是热与里湿相结。也就是说，它既是正气不能抑邪，以致湿热交蒸，浊气上扰的"神识如蒙"证，更有热与湿结的"痞"证，由于这种神志状态是"标"，中虚痞结是"本"，所以"议用泻心法"，以护阴阳，开痞结，而清泄热湿。这是他据证所立的一法。不过，原案只录一诊，效否无从稽考。当不能作为定法来看。

人参泻心汤方是根据"泻心汤法"所组成的。邪陷由于里虚，故用人参配白芍以益气护阴。湿热郁结，阳遏气阻，故既用干姜、枳实辛通气机，化湿消痞，又用黄连、黄芩苦降，直清湿中热邪。目的是使正气得助，郁解结开，则湿热清，痞结除，神志自无如蒙之象。

五五、湿热受自口鼻，由募原直走中道①，不饥不食，机窍②不灵，三香汤主之。

此邪从上焦来，还使上焦去法也。

三香汤方微苦微辛微寒兼芳香法

瓜蒌皮二钱　　桔梗三钱　　黑山栀二钱　　枳壳二钱　　郁金二钱
香豉二钱　　降香末三钱

水五杯，煮取二杯，分二次温服。

方论：按此证由上焦而来，其机尚浅，故用蒌皮、桔梗、枳壳微苦微辛开上，山栀轻浮微苦清热。香豉、郁金、降香化中上之秽浊而开郁。上条以下焦为邪之出路，故用重；此条以上焦为邪之出路，故用轻；以下三焦均受者，则用分消。眉批：分析极清。彼此互参，可以知叶氏之因证制方、心灵手巧处矣！惜散见于案中而人多不察，兹特为拈出，以概其余。

〔词解〕

①中道：指"中焦"。

②机窍：指中焦气机。

〔评释〕论邪入中焦，气机不灵的症状和治法。

湿热秽浊之邪，由口舌入侵，必经"膜原"，而后直达阳明、太阴之腑。胃主纳谷，脾司运化，脾胃受邪则纳运减退，既不觉得饥饿，也不想吃食物。这是由于中焦"机窍"不灵活的缘故，也就是脾胃的纳运机能受湿热病邪所阻滞而不灵活的表现。

湿阻气机，脘闷是多见的主要症状之一。本条既是湿阻中焦，机窍不灵而不饥不食，必有是症，自不待言。再结合所用方药，就更清楚了。

不过，湿热之邪，由上焦直达中焦，其病机的变化还较浅。这时只要用三香汤，调畅气机，化浊清热，就可使热清湿化而机窍恢复灵活。

再者，关于"机窍不灵"这一问题，近来注家有不同的理解。因为它涉及辨证和治疗，不能不进行如下的分析：

其一，有的理解为"肢体关节和九窍觉得不灵活"，这是把两字拆开来解释的，即误为"机"指关节，"窍"指孔窍。但从原文所说的症和所用的药来看，都与关节、孔窍无涉。

其二，有的理解为"神识呆滞，由心窍为湿所蒙引起"。我认为从所用的药来看，郁金、降香、豆豉，是可用于湿蒙心窍的。然而，既然是"湿蒙心窍"，其前一句一定是"神识呆滞"，不能是"不饥不食"。而湿温的病机发展至湿蒙心窍，尽管不是昏蒙，也是比较重的。果如此，吴鞠通不会在"自注"中说："证由上焦来，其机尚浅。"由此可见，他指的不是"心窍"。

所谓"机窍不灵"，应是对"不食不饥"机理的概括。即由于脾胃纳谷，运化的机能为湿邪阻滞而不灵活，反映出不饥不食的症状。因而只用一味清热的山栀，其余都是一派开郁调气的药，目的是使气机畅通，则湿化热清而机窍灵活。

再与本书中其他条文的有关语法结构来对比，那就更有助于理解"邪阻脾窍，舌謇语重"，"邪闭心包，神昏舌短，内窍不通"，"直走中道，不饥不食，机窍不灵"这几句的意思了。

从以上对比，更可说明本条所说的"机窍不灵"，毫无疑义是指前一句的证而说的。当然，重要的是从其病因、症状、方药来分析，吴氏实指其为"不饥不食"的一种机理。

三香汤方是叶香岩治李姓"不饥不食"案中，以清热开郁，芳化逐秽为法制定的方子，用于湿热病胸脘气机不畅、痞闷、纳呆的症状。至于其药物配伍的作用，可参考上篇"湿热论治"中焦证本方方论。

五六、吸受秽湿，三焦分布，热蒸头胀，身痛呕逆，小便不通，神识昏迷，舌白，渴不多饮，先宜芳香通神利窍，安宫牛黄丸；继用淡渗分消浊湿，茯苓皮汤。

按：此证表里经络脏腑三焦，俱为湿热所困，最畏内闭外脱。眉批：着眼。故急以牛黄丸宣窍清热而护神明。但牛黄丸不能利湿分消，故继以茯苓皮汤。

安宫牛黄丸方法见前

茯苓皮汤淡渗兼微辛微凉法

茯苓皮五钱　生薏仁五钱　　猪苓三钱　大腹皮三钱　　白通草三钱　淡竹叶三钱

水八杯，煮取三杯，分三次服。

〔评释〕论湿热下阻膀胱，浊气弥漫三焦的症状和治法。

湿邪郁滞中焦，则舌苔白腻，口渴而不想多饮水；中焦被湿邪所阻，其升降之机失常，则胃气上逆而呕恶；湿热注于下焦，郁阻膀胱，气化不行则小便不通。由于下焦郁阻，浊热不能外泄，酝酿蒸腾，浊气漫布上焦，则一面扰于清空而头胀，一面熏蒙心窍而神昏。湿热浊气淫于经络，气血受阻，则全身疼痛。于是上、中、下三焦，经络，脏腑都受湿邪所困扰。然而，在这种"三焦弥漫"的情况下，其最主要的是下阻尿闭和上扰神昏。因此，应急用安宫牛黄丸宣窍清热而护神明。但牛黄丸没有利湿的作用，服后神志清醒，即应继用茯苓皮汤以利湿浊，便可达到湿热分消而两清的目的。

五七、阳明湿温，气壅为哕者，新制橘皮竹茹汤主之。

按：《金匮》橘皮竹茹汤，乃胃虚受邪之治。今治湿热壅遏胃气致哕，不宜用参甘峻补，故改用柿蒂。按柿成于秋，得阳明燥金之主气，且其形多方，他果未之有也，故治肺胃之病有独胜。肺之脏象属金，胃之气运属金。柿蒂乃柿之归束处，凡花皆散，凡子皆降，凡降先收，从生而散而收而降，皆一蒂为之也，治逆呃之能事毕矣再按草木一身，芦与蒂为升降之门户，载生气上升者，芦也；受阴精归藏者，蒂也。格物者，不可不于此会心焉。**眉批：前辈有**

言，本草解药性不尽。得此知察理之精，求之五色五味之外。凡辨药须就物理体会，方有妙悟，不可泥定本草。本论拈出处，可以隅反。

新制橘皮竹茹汤苦辛通降法

橘皮三钱　竹茹三钱　柿蒂七枚　姜汁三茶匙冲

水五杯，煮取二杯，分二次温服；不知，再作服。有痰火者，加竹沥、瓜蒌霜。有瘀血者加桃仁。

〔评释〕论胃气上逆作呃的治法。

呃逆一证，有实有虚，治法有降有纳，临床上以实证为多见，降法较多用。对其有关论述，已详于前。本条呃逆，主是湿热阻滞阳明，以致胃气失降，壅塞上逆而呃声动膈，属于实证。它和上焦"气分痹阻"的呃逆，虽都是气机郁阻，逆而不降，治用开气降逆，但由于二者在部位上有上、中之别，脏腑上有肺、胃之分，治疗则有开肺气之郁和降胃气之逆的不同。因此，本条治用新制橘皮竹茹汤和胃降逆。

橘皮竹茹汤，是《金匮要略》治胃虚气逆呃逆之方。本证属于温病，是湿热壅遏胃气的实证。故去其中甘补的参、枣、甘草，取橘、姜的理气和胃，竹茹的清化痰热，加柿蒂以降冲逆。合为苦辛通降之剂，用治一般气壅作呃，是一个效方。

五八、三焦湿郁，升降失司①，脘连腹胀，大便不爽，一加减正气散主之。

再按：此条与上第五十六条同为三焦受邪，彼以分消开窍为急务，此以升降中焦为定法，各因见证之不同也。眉批：以下诸条，看其因症变法之妙，可得用古方法。

一加减正气散方

藿香梗二钱　厚朴二钱　杏仁二钱　茯苓皮二钱　广皮一钱

神曲—钱五分　麦芽—钱五分　绵茵陈二钱　大腹皮—钱

水五杯，煮二杯，再服。

方论：正气散本苦辛温兼甘法，今加减之，乃苦辛微寒法也。去原方之紫苏、白芷，无须发表也。去甘、桔，此证以中焦为扼要，不必提上焦也。只以藿香化浊，厚朴、广皮、茯苓、大腹泻湿满。加杏仁利肺与大肠之气，神曲、麦芽升降脾胃之气，茵陈宣湿郁而动生发之气。藿香但用梗，取其走中不走外也。茯苓但用皮，以诸皮皆凉，泻湿热独胜也。

〔词解〕

①升降失司：指中焦脾、胃的升清降浊功能失常或障碍。这里所指，是因湿邪中阻影响了脾胃的升降功能。

〔评释〕论湿热毒邪中阻，脘腹胀，便不爽的治法。

本方证是从叶案"湿门"第四十某姓案整理而来。所谓"三焦湿郁"，虽是指上、中、下焦都受湿热病邪的侵犯，但从主要症状"脘连腹胀，大便不爽"来看，病变中心实在中焦。是湿热病邪阻滞中焦气机，影响脾胃升降功能的表现。因此，治用一加减正气散，以化浊理气，分消中焦湿郁为主。

吴氏谓：正气散是"苦辛温兼甘法，今加减之，乃苦辛微寒法也"。方以藿梗，走中化浊；杏仁，开肺与大肠气；厚朴、陈皮、腹皮（是吴氏加的，原案没有），理气泄满；茵陈、苓皮，分利湿热；神曲、麦芽，醒脾开胃。合为化浊渗湿，调整气机的方子。

五九、湿郁三焦，脘闷，便溏，身痛，舌白，脉象模糊①，二加减正气散主之。

上条中焦病重，故以升降中焦为要。此条脘闷便溏，中焦证也，身痛舌白，脉象模糊，则经络证矣。故加防己急走经络中湿郁；以便溏不比大便不爽，故加通草、薏仁，利小便所以实大便也；大豆黄卷从湿热蒸变而成，能化蕴酿之湿热，而蒸变脾胃之气。

二加减正气散苦辛淡法

藿香梗三钱　广皮二钱　厚朴二钱　茯苓皮二钱　木防己三钱
大豆黄卷二钱　川通草一钱五分　薏苡仁三钱

水八杯，煮三杯，三次服。

〔词解〕

①脉象模糊：指脉象至数来去模糊不清，属于湿热病邪阻滞经脉的现象。

〔评释〕论湿热病邪，内阻气机，外滞经络的治法。

本条是叶案"湿门"第四十二某姓案。它与前条相比，气机滞塞的现象较轻，湿象较重。其见症除气机阻滞的"脘闷"外，内则湿胜而苔白、便溏，外则郁阻经络而身痛、脉象模糊。治疗时应以宣化湿邪，淡渗利尿，双解脾胃、经络的湿浊为主，方用二加减正气散。

六十、秽湿①**着里，舌黄脘闷，气机不宣，久则酿热，三加减正气散主之。**

前两法，一以升降为主，一以急宣经隧为主；此则以舌黄之故，预知其内已伏热，久必化热，而身亦热矣，故加杏仁利肺气，气化则湿热俱化，滑石辛淡而凉，清湿中之热，合藿香所以宣气机之不宣也。

三加减正气散方苦辛寒法

藿香三钱，连梗叶　茯苓皮三钱　厚朴二钱　广皮一钱五分　杏仁三钱　滑石五钱

水五杯，煮二杯，再服。

〔词解〕

①秽湿：同"秽浊"。是用污秽混浊，形容"湿浊""山岚瘴气"等病邪。这里指"湿热"。

〔评释〕论湿浊阻滞气机，郁久湿将化热的治法。本条是从"湿门"第二十五汪姓案而来。它也是以湿郁中焦，气机不畅为主，与上面第一条比，独见脘闷、气机不畅的程度较前为轻。又见舌苔色黄，则内郁时久，较前已有化热之象。治用三加减正气散，主要在于化湿清热。

六一、秽湿着里，邪阻气分，舌白滑，脉右缓，四加减正气散主之。

以右脉见缓之故，知气分之湿阻，故加草果、楂肉、神曲，急运坤阳，使足太阴之地气不上蒸手太阴之天气也。

四加减正气散方苦辛温法

藿香梗三钱　厚朴二钱　茯苓三钱　广皮一钱五分　草果一钱　楂肉炒，五钱　神曲二钱

水五杯，煮二杯，渣再煮一杯，三次服。

六二、秽湿着里，脘闷便泄，五加减正气散主之。

秽湿而致脘闷，故用正气散之香开；便泄而知脾胃俱伤，故加大腹运脾气，谷芽升胃气也。以上二条，应入前寒湿类中。以同为加减正气散法，欲观者知化裁古方之妙，故例于此。

五加减正气散苦辛温法

藿香梗二钱　广皮一钱五分　茯苓块三钱　厚朴二钱　大腹皮一钱五分　谷芽一钱　苍术二钱

水五杯，煮二杯，日再服。

按：今人以藿香正气散，统治四时感冒，试问四时止一气行令乎？抑各司一气，且有兼气乎？况受病之身躯脏腑，又各有不

等乎？历观前五法均用正气散，而加法各有不同，亦可知用药非
丝丝入扣不能中病，彼泛论四时不正之气，与统治一切诸病之
方，皆未望见轩岐之堂室者也，乌可云医乎！

〔评释〕论湿浊留滞中焦，邪阻气分，湿重无热的脉症和
治法。

这两条，一是从"湿门"第二十二张姓案加了一味茯苓，一
是从第二十三某姓案加了一味苍术。二者都是由于"秽湿着里"，
阻滞气机，邪从湿化而湿重无热。前一条详于苔的白滑、脉的右
缓，而症状从略；后一条则详于症状的脘闷，大便溏泄，而舌脉
从略。从临床上看，二者舌、脉、症是相合的。即有"脘闷便
泄"之症，多有"舌白滑，脉右缓"的脉象。因此，治疗都以温
运化湿为主。四加减正气散和五加减正气散两个方子大体相似，
作用相同。

综合以上五条，归纳起来，实际上都是以秽湿着里，阻滞了
脾胃升降的气机为重点。因此，其主要症状都具有"脘闷"。但
因其病变程度和兼见症状略有差异，而又分条立论。其中的不同
点是：第一条，湿阻气机重，症以脘连腹胀为重点；第二条湿滞
经络，症以身痛为重点；第三条湿渐化热，症以舌苔色黄为重
点；第四、第五条寒湿内盛，症以苔白滑，脉右缓，脘闷，便溏
泄为重点。

由于都是秽湿阻滞中焦，又都具有"脘闷"一症，故都用正
气散中的藿、橘、朴、苓四味芳香化浊，理气化湿药为基本药。
其余则根据兼见的症状，进行了不同的加减。如"一加减"，有
杏仁、腹皮、六曲、麦芽，用以理肺、大肠、脾胃之气；"二加
减"，有防己、苡仁、通草、豆卷，用以疏通经络之湿；"三加
减"，以杏仁作宣肺化湿之用，滑石收清热利湿之效。"四加减"
的草果，温运脾湿，"五加减"的苍术，温燥脾湿，并都加以消

食和胃的药品。所以，两个方子的作用基本相同。

六三、脉缓，身痛，舌淡黄而滑，渴不多饮，或竟不渴，汗出热解，继而复热，内不能运水谷之湿，外复感时令之湿，发表攻里，两不可施，误认伤寒，必转坏证。徒清热则湿不退，徒祛湿则热愈炽，黄芩滑石汤主之。

脉缓身痛，有似中风，但不浮，舌滑，不渴饮，则非中风矣。若系中风，汗出则身痛解而热不作矣；今继而复热者，乃湿热相蒸之汗，湿属阴邪，其气流连，不能因汗而退，故继而复热。内不能运水谷之湿，脾胃困于湿也；外复受时令之湿，经络亦困于湿矣。倘以伤寒发表攻里之法施之，发表则诛伐无过之表，阳伤而成痉；攻里则脾胃之阳伤，而成洞泄寒中，故必转坏证也。湿热两伤，不可偏治，故以黄芩、滑石、茯苓皮清湿中之热，蔻仁、猪苓宣湿邪之正，再加腹皮、通草，共成宣气利小便之功，气化则湿化，小便利则火腑通而热自清矣。眉批：作者于湿病，反复详尽，多前人所未及，较之温热，尤为枕中鸿宝也。

黄芩滑石汤方苦辛寒法

黄芩三钱　滑石三钱　茯苓皮三钱　大腹皮二钱　白蔻仁一钱
通草一钱　猪苓三钱

水六杯，煮取二杯，渣再煮一杯，分温三服。

〔评释〕论内外合邪，中焦湿热并重的症状、治法和禁忌。

本条从叶案"湿门"第二十八某姓案整理而来。其中对病因、病机、症状、鉴别、治法和禁忌，补充得更完整、具体，是本书中不可多得的条文。兹分释如下：

病因：内外合邪。即外因是感时令的湿热秽浊之邪；内因是脾气素虚，水谷不运，湿气停聚。

病机：湿邪内伤脾胃，外滞经络，湿热交蒸，郁而不解。

症状：发热出汗后热虽减退，但不久又复发热，身体疼痛，口渴而喝水少，或完全不渴，舌苔淡黄、滑润，脉缓。这都是由于湿热毒邪郁于中焦，留滞经络，而使热郁湿滞，交蒸难解。

鉴别：本条所见的脉缓、身痛、汗出等症状，主要应与伤寒病的"太阳中风"证相鉴别。中风者脉象浮缓而舌苔薄白；本证脉不浮，舌苔是淡黄而滑。中风汗后则身痛、发热自解；本证是汗后热解，继而复热，身痛依然。从而说明它不是"太阳中风"，而是"湿温病"湿热郁于中焦证。

治法：本证既然是湿热并重，治疗就必须双方兼顾而采用清热利湿的方法。如果是单独清热，则湿邪留滞不去；反之，如单独祛湿，则热势更会增高。因此，用黄芩滑石汤以两清湿热。

禁忌：湿热病忌用汗、下，在上焦证第一条中已明确提出。这里因它类似"太阳中风"证，而又加以强调。使人不要误认为是"伤寒病"而用发汗、攻下等法，以免发生误汗成痉、误下洞泄之变而难于治疗。

六四、阳明湿温，呕而不渴者，小半夏加茯苓汤主之；呕甚而痞者，半夏泻心汤去人参、干姜、大枣、甘草加枳实、生姜主之。

呕而不渴者，饮多热少也，故主以小半夏加茯苓，逐其饮而呕自止。呕而兼痞，热邪内陷，与饮相搏，有固结不通之患，故以半夏泻心去参、姜、甘、枣之补中，加枳实、生姜之宣胃也。

小半夏加茯苓汤

半夏六钱　茯苓六钱　生姜四钱

水五杯，煮取二杯，分二次服。

半夏泻心汤去人参干姜甘草大枣加枳实生姜方

半夏六钱　黄连二钱　黄芩三钱　枳实三钱　生姜三钱

水八杯，煮取三杯，分三次服；虚者，复纳人参、大枣。

征按：湿之为病，其来也渐，其去也迟，譬若小人之易进而难退也。湿温之痞，与湿寒异。湿寒之痞，兼有食积；湿热之痞，热陷邪留，故呕而兼痞也。水气上逆则呕，水停膈间则痞，上干于头则眩，中凌于心则悸，方目本文字字俱有斟酌，难为粗心者道。

〔评释〕呕恶是湿热秽浊之邪进犯阳明气分，阻滞气机，夹胃气上逆的表现。它在湿温病中，是一个多见的症状。

本条突出了"呕"这一症状。就是除湿热的一般症状外，重点以呕为主，并以"不渴"和"痞"作为辨轻重和应用前后两个方药的标准。

再从"自注"中所谓"不渴者，饮多热少"，以及治用小半夏加茯苓汤来看，本条所论，是素有之停饮与侵入的湿浊相合，滞留胃中，阻遏胃气不得下泄，酝酿上逆而作呕。这时由于"饮多热少"以饮为主，治用小半夏加茯苓汤以和胃化饮。如果呕恶较重，并出现胃脘痞闷，按之不舒，那是热邪入里与水饮相搏成"痞"，属于实证。这和中虚痞闷的"虚痞"不同。因此，用半夏泻心汤去温补的参、枣、干姜、甘草，加枳实、生姜，以辛通胃气，泄闷降逆。这与"暑温"病"湿热结痞"证基本相同，治疗的方药也基本一样。可前后互参。

六五、湿聚热蒸，蕴于经络，寒战热炽，骨骱烦疼[①]，舌色灰滞，面目痿黄，病名湿痹[②]，宣痹汤主之。

经谓：风寒湿三者合而为痹。《金匮》谓：经热则痹。盖《金匮》诚补《内经》之不足。痹之因于寒者固多，痹之兼乎热者，亦复不少。合参二经原文，细验于临证之时，自有权衡。本论因载湿温而类及热痹，见湿温门中，原有痹证，不及备载痹证之全，学者欲求全豹，当于《内经》、《金匮》、喻氏、叶氏以及宋元诸名家合而参之自得。大抵不越寒热两条、虚实异治。寒痹势重而治反易，热痹势缓而治反难，实者单病躯壳易治，虚者兼病脏腑，夹痰饮腹满等证，则难治矣。犹之伤寒两感也。此条以舌灰目黄，知其为湿中生热；寒战热炽，知其在经络；骨骱疼痛，知其为痹证。苦泛用治湿之药，而不知循经入络，则罔效矣。故以防己急走经络之湿，杏仁开肺气之先，连翘清气分之湿热，赤豆清血分之湿热，滑石利窍而清热中之湿，山栀肃肺而泻湿中之热，薏苡淡渗而主挛痹、半夏辛平而主寒热，蚕沙化浊道中清气。痛甚加片子姜黄、海桐皮者，所以宣络而止痛也。

宣痹汤方苦辛通法

防己_{五钱}　杏仁_{五钱}　滑石_{五钱}　连翘_{三钱}　山栀_{三钱}　薏苡_{五钱}　半夏_{三钱，醋炒}　晚蚕砂_{三钱}　赤小豆皮_{三钱。赤小豆乃五谷中之赤小豆，味酸肉赤，凉水浸取皮用，非药肆中之赤小豆。药肆中之赤豆乃广中野豆，赤皮蒂黑肉黄，不入药者也}

水八杯，煮取三杯，分温三服。痛甚，加片子姜黄二钱，海桐皮三钱。

〔词解〕

①骨骱（jiè）烦疼："骱"指骨节之间相衔接的地方。"烦疼"是热痛不安。

②湿痹：又叫"着痹"，为痹证类型之一。其特征是关节重着肿痛，痛处固定不移。

〔评释〕痹证，一般指由风、寒、湿、热等病邪引起的，以关节疼痛、酸、胀、重着等为特征的一类病证。《素问·痹论》说："风寒湿三气杂至，合而为痹。"又指出：虽是三气杂感，但其中又各有偏盛，而以风气盛的为"行痹"，寒气盛的为"痛痹"，湿气盛的为"着痹"。不过，这些杂感之邪，留滞经络、关节，时久又必化热，或素蕴有热，又感风寒湿邪，热为外邪所遏，也会出现热的症状。因此，后来又有"热痹"一证。

本条所谓的"湿痹"，是一种湿热并重，内而湿聚热蒸，外而蕴于经络、关节之间，以致脉络不和，气血运行失畅之证。所以，有冷得发抖，热得烫手的湿热痹阻，那是正邪激抗的反应。当然，单一从这较重的寒热来辨，是不能够说它是湿热蕴于经络的。主要之点，是它还具有关节烦痛不安和舌苔色灰而板滞不化，以及由湿热熏蒸而造成的面色、眼睛淡黄，暗而不荣。把这些合起来，就可以得出一个结论，此为湿热并重，蕴滞经络、关节之证。这就是吴氏名为"湿痹"的依据。

治湿热的一般原则是清热利湿。但本证主要表现是湿热郁阻经络，治疗应以宣通经络湿热为主。方用宣痹汤。

证既名为"湿痹"，应类编入"痹证"，为什么还类编于此呢？因为吴氏名其为"湿痹"，是根据"骨骱烦疼"。其实，从所论的关节痛来看，似没有显示出"湿痹"的特征。且叶香岩治徐氏原案（见"湿门"第五十案），论是疟后误进浊腻，湿热蕴于经络为痹之证。痹的含义是痹阻不通。湿热病湿热并重，邪气留滞痹阻于经络、关节，也有较重的关节重痛，或是素为"痹家"，又感湿热，引动旧疾而关节烦疼，也是湿温病有时可见的伴发或并发症。在这样的病况下，病的主要方面表现出湿热毒邪所导致的湿热并重证，所以仍把它类编在这里。当然，如果不是见于一般"湿热病"中，而是突然单独出现那些症状，就应以"湿热痹证"急性发作来论。用本方加减治疗，也无不妥。

宣痹汤方用防己清除经络间的湿热，连翘清气分，赤豆清血分，滑石利尿，清热中之湿，山栀肃肺，清湿中之热，苡仁淡渗而缓挛急，蚕沙搜邪而解痹痛，半夏辛平调寒热，杏仁辛润开肺气。气化湿亦化，湿去热也除。至于痛重加姜黄，海桐皮，是其有加强宣通经络，解除疼痛作用的缘故。因此，本方既能治"湿热"并发关节痹痛，也是治疗湿痹证的通用方。

六六、湿郁经脉，身热身痛，汗多自利，胸腹白疹，内外合邪。纯辛走表，纯苦清热，皆在所忌，辛凉淡法，薏苡竹叶散主之。

上条但痹在经络，此则脏腑亦有邪矣，故又立一法。汗多则表阳开，身痛则表邪郁，表阳开而不解表邪，其为风湿无疑。盖汗之解者，寒邪也，风为阳邪，尚不能以汗解，况湿为重浊之阴邪，故虽有汗不解也。学者于有汗不解之证，当识其非风则湿，或为风湿相搏也。自利者，小便必短，白疹者，风湿郁于孙络毛窍。此湿停热郁之证，故主以辛凉解肌表之热，辛淡渗在里之湿，俾表邪从气化而散，里邪从小便而去，双解表里之妙法也。与下条互勘自明。

薏苡竹叶散方辛凉淡法，亦轻以去实法

薏苡五钱　竹叶三钱　飞滑石五钱　白蔻仁一钱五分　连翘三钱
茯苓块五钱　白通草一钱五分

共为细末，每服五钱，日三服。

〔评释〕论湿热之邪，内伤脾胃，外郁经络、腠理的症状和治法。

湿热侵犯太阴、阳明，湿停热郁，内则脾伤湿滞，《内经》说"湿胜则濡泄"，故大便虽溏（自利）而湿不去（原案有"小溲全无"），外则湿热郁于经络、肌肉，故出汗虽多，身仍痛而热不解。

至于胸腹出现白痦（白疹），是湿热久郁气分蒸腾津液随汗外出，出而不彻的缘故。它与湿热毒邪失于清化，或温热夹湿，误用滋腻，以致湿热留滞不解，郁蒸外发有一定的关系。对这样

内外都有湿热郁结不解之证，治疗时，如纯粹用辛凉解表的方剂，则热为湿恋，湿不去热亦不除，如纯粹用苦寒清里的方剂，则不只伤害脾胃，且遏制邪气外出之机，反有发生恶变之患，因此都应禁忌。正治之法，是以辛凉解热，辛淡利湿，使热从表透，湿从便出，而内外郁蒸之邪，才可获解。

六七、风暑寒湿，杂感混淆，气不主宣，咳嗽头胀，不饥，舌白，肢体若废①，杏仁薏苡汤主之。眉批：废，固病也，如喑、聋、跛、躄、侏儒固有之类。

杂感混淆，病非一端，乃以"气不主宣"四字为扼要，故以宣气之药为君。眉批：着眼。既兼雨湿中寒邪，自当变辛凉为辛温。此条应入寒湿类中，列于此者，以其为上条之对待也。

杏仁薏苡汤苦辛温法

杏仁三钱　薏苡三钱　桂枝五分　生姜七分　厚朴一钱　半夏一钱五分　防己一钱五分　白蒺藜二钱

水五杯，煮三杯，渣再煮一杯，分温三服。

〔词解〕

①肢体若废：指四肢沉重无力，动作迟缓。

〔评释〕风暑为阳邪，寒湿为阴邪。风暑伤气，病在上焦，肺气失宣，则咳嗽头胀，寒湿伤形，外滞经络，内犯中焦，足太阴表里为寒湿所困，气机失于宣化。于是，外则四肢沉重无力，动作迟缓；内则不知饥饿，舌苔白腻。这是风暑寒湿杂感而以寒湿为主的证候。治用杏仁薏苡汤，辛温通阳，宣气祛湿。杏仁薏苡汤方是从叶案"湿门"第五十一某姓案而来。方中用杏仁宣肺，蒺藜疏风，桂枝、生姜辛温通阳，厚朴、半夏苦温开胃燥湿，苡仁、防己合桂、姜走经络，宣络祛湿，共成为宣气通阳，以祛寒湿的方子。

六八、暑湿痹者，加减木防己汤主之。

此治痹之祖方也。风胜则引，引者吊痛掣痛之类。或上或下，四
肢游走作痛，经谓行痹是也加桂枝、桑叶。湿胜则肿，肿者土曰敦阜
加滑石、萆薢、苍术。寒胜则痛。痛者加防己、桂枝、姜黄、海
桐皮。面赤、口涎自出者《灵枢》谓：胃热与廉泉开，重加石膏、知
母。绝无汗者，加羌活、苍术，汗多者加黄芪、炙甘草。兼痰饮
者，加半夏、厚朴、广皮。因不能备载全文，故以祖方加减如
此，聊示门径而已。眉批：痹证总以为宣气为主，郁则痹，宣则
通也。以此条加减及上数条参之，思过半矣。

加减木防己汤辛温辛凉复法

防己六钱　桂枝三钱　石膏六钱　杏仁四钱　滑石四钱　白通
草二钱　薏仁三钱

水八杯，煮取三杯，分温三服。见小效不即退者，加重服，
日三夜一。

汪按：痹证有周、行、着之分，其原有风、寒、湿、热之
异。奈古方多以寒湿论治，且多杂用风药。不知湿家忌汗，圣训
昭然，寒湿固有，热湿尤多，误用辛温，其害立见。再外感初伤
气分，惟贵宣通，误认虚证，投柔腻补药，其祸尤酷。学者细考
本文，可得治热痹之梗概矣。

〔评释〕所谓"暑湿痹"，就是表现为湿热并重的"痹证"。
痹证从所感邪气的偏胜分，有风、寒、湿、热四种。这里特以
"暑湿痹"为例，并以"加减木防己汤"为治疗痹证的主方。在
这一主方的基础上，根据邪之偏胜，提出了加减方法，以示门
径，所以不再详列有关痹证的条文。

再就所举的"暑湿痹"而论，它必具有关节灼热、红肿、重
着、疼痛等热和湿的特征，并伴有口渴烦闷，或发热恶风，舌

红，苔黄腻或黄燥，脉滑数等脉症。因此，用加减木防己汤以宣通经络，清热祛湿。

病案：郝某，女，19岁，1953年就诊。因在水渠洗衣感邪而病，症见恶寒高热，头身疼痛，关节窜痛，体重难以转侧，口渴不饮，小便短黄，舌苔白腻，脉象浮弦略滑。此风寒湿邪客于经络，窜犯肢节，而以风邪偏胜，证属"行痹"。现邪气初感，表证较重，故先宜宣散疏络，佐以清利。药用羌独活、防风、秦艽、桂枝、木通、忍冬藤、丝瓜络、带须葱头、嫩桑枝等。一剂得汗而恶寒解，头痛除。惟热势仍高，关节肿痛微红，以腕关节为甚。小便短赤混浊，苔转黄腻，脉带数象。此表寒解而邪渐化热，滞留关节。仿二妙与加减木防己法，以清热祛湿、活血通络。络通则湿去，血活则风灭，热清肿消，痹痛自除。药用苍术、黄柏、防己、桂枝、石膏、山栀、木通、滑石、苡仁、秦艽、桑寄生、木瓜、当归、红花、千年健、海风藤、丝瓜络、嫩桑枝等味，连服五剂，红肿消、热痛减、小便利。于前方去山栀、木通、石膏，加牛膝、松节等，继服五剂而症状皆失，行动自如。

木防己汤，原为防己、石膏、桂枝、人参四味，是《金匮要略》中治"支饮"水停心下迫肺的一个方子。叶香岩为治杜姓患者所患的痹证，减去该方的人参，加入杏仁、滑石、苡仁、通草、萆薢，变其行水散结而成为清利湿热，宣痹止痛的方剂。吴氏在编入时，把方中的萆薢减去，列入加减法中。他在"自注"中据证加减的方法有：

四肢掣痛，游走不定：是风邪偏胜。本方重用桂枝，再加桑叶。

局部关节浮肿：湿邪偏盛。本方应重用滑石，更加萆薢、苍术。

关节疼痛较剧：寒邪偏盛。本方应重用防己、桂枝，再加姜黄、海桐皮。

面赤，口角流涎：热偏盛（《灵枢》谓"胃热"）。本方应重用石膏，再加知母。

此外，汗不出的，本方加羌活、苍术；汗多的，本方加黄芪、甘草；兼痰饮的，本方加半夏、厚朴、广皮。

六九、湿热不解，久酿成疸①，古有成法，不及备载，聊②列数则，以备规矩③下疟痢等证仿此。

本论之作，原补前人之未备，已有成法可循者，安能尽录。因横列四时杂感，不能不列湿温，连类而及，又不能不列黄疸、疟、痢，不过略标法则而已。按湿温门中，其证最多，其方最夥；盖土居中位，秽浊所归，四方皆至，悉可兼证，故错综参伍，无穷极也。即以黄疸一证而言，《金匮》有辨证三十五条，出治一十二方，先审黄之必发不发，在于小便之利与不利；疸之易治难治，在于口之渴与不渴；再察瘀热入胃之因，或因外并，或因内发，或因食谷，或因酗酒，或因劳色，有随经蓄血，入水黄汗；上盛着一身尽热，下郁者小便为难；又有表虚里虚，热除作哕，火劫致黄。知病有不一之因，故治有不紊之法。于是脉弦胁痛，少阳未罢，仍主以和；渴饮水浆，阳明化燥，急当泻热；湿在上，以辛散，以风胜；湿在下，以苦泄，以淡渗；如狂蓄血，势所必攻；汗后溺白，自宜投补；酒客多蕴热，先用清中，加之分利，后必顾其脾阳；女劳有秽浊，始以解毒，继以滑窍，终当峻补真阴；表虚者实卫，里虚者建中；入水火劫，以及治逆变证，各立方论，以为后学津梁。至寒湿在里之治，阳明篇中，惟见一则，不出方论，指人以寒湿中求之。盖脾本畏木而喜风燥，制水而恶寒湿。今阴黄一证，寒湿相搏，譬如卑监之土，须暴风日之阳，纯阴之病，疗以辛热无疑，方虽不出，法已显然。奈丹溪云：不必分五疸，总是如盦酱相似。以为得治黄之扼要，殊不知以之治阳黄，犹嫌其混，以之治阴黄，恶乎可哉！喻嘉言于阴黄一证，意谓仲景方论亡失，恍若无所循从。惟罗谦甫具有卓识，力辨阴阳，遵仲景寒湿之旨，出茵陈四逆汤之治。瑭于阴黄一证，究心有年，悉用罗氏法而化裁之，无不应手取效。间有始即寒湿，从太阳寒水之化，继因其人阳气尚未十分衰败，得燥热药数帖，阳明转燥金之化而为阳证者，即从阳黄例治之。

〔词解〕

①疸：即"黄疸"，古病名，出自《内经》，沿用至今。

②聊（liáo）：意思同"略"。

③规矩：即"标准""法则"。

〔评释〕论黄疸的病因，并说明对该病的辨治，只是略举示范而不是系统详论。

黄疸病，在《素问·平人气象论》《灵枢·论疾诊尺》中都说得很清楚。如："溺黄赤安卧者，黄疸……目黄者曰黄疸。""身痛而色微黄，齿垢黄，爪甲上黄，黄疸也。"这已具体载明，临床上凡出现皮肤、黏膜、爪甲等颜色发黄，小便色深黄等特征的，就是黄疸一类病证。

历代对黄疸的分类很多，但不出阴、阳两大类型。现在临床上一般只分"阴黄""阳黄"，特别在阳黄中，详辨湿重、热重和湿热并重，是较为实际的。

黄疸的病因是湿热。而其病性有阴阳，湿热有偏盛，所病的脏腑主为脾胃、肝胆。即外因感受时令湿热毒邪，内因酒食不节，损伤脾胃，以致水谷不运，浊湿停聚。

这样内外合邪，郁久化热，湿热交蒸，逆犯肝胆，壅滞胆道，不得疏泄，郁遏熏蒸，胆汁逆流入血，外溢浸淫，熏染肌肤，表现出色黄如橘子般明亮而成为"阳黄"证。也有病久脾伤，中阳不振，无力化湿、运湿，或脾胃素虚，中阳不足，感邪之后，湿从寒化，胆液为寒湿所阻，不得通泄，以致反流入血，淫于肌肤，表现出黄如烟熏的晦暗而成为"阴黄"证。

因此，对黄疸的治疗，虽总以治湿通胆，消黄利尿为主，但阳黄重在清化分消，阴黄宜于温化健脾，而必以宣通气分为要，这又是不易之法。如有瘀滞，还应兼以消瘀逐水之法。

对于临证的一般辨治问题，吴氏"自注"中选录叶案"疸门"编后蒋式玉的一段论说，摘要如下，以资参考。《金匮要略》论黄疸，在审证方面认为：黄疸的出现与不出现，在于小便的利与不利；黄疸的易治与难治，在于口之渴与不渴。在辨证施治方面所指出的，大要有：一是脉弦胁痛，证兼少阳，治宜和解；二是口渴喜饮水，为阳明化燥，治主泄热；三是湿在上焦，一身尽热治以辛散，或风药胜湿；四是湿在下焦，小便短涩，治用苦泄淡渗；五是蓄血如狂，治以攻下；六是汗后小便清白，治以温补；七是酒客湿热素盛，先应清中分利，后顾脾阳；八是色欲不节，秽浊内蕴，初用解毒，继用滑窍，最后宜补肾阴；九是表虚的可补卫阳；十是里虚的当扶脾胃。此外，汗出入水，火劫发汗所致的黄疸，以及治逆变各证，都已论及，而为后世的津梁。

七十、夏秋疸病，湿热气蒸，外干时令，内蕴水谷，必以宣通气分为要，失治则为肿胀，由黄疸而肿胀者，苦辛淡法，二金汤主之。

此揭疸病之由与治疸之法、失治之变，又因变制方之法也。

二金汤方苦辛淡法

鸡内金五钱　海金沙五钱　厚朴三钱　大腹皮三钱　猪苓三钱
白通草二钱

水八杯，煮取三杯，分三次温服。

〔**评释**〕论黄疸的病因、发病季节、治则及继发为肿胀的具体治法。

黄疸病本是什么时候都可以发病的。不过，由于病起湿热，而夏秋正是暑热很盛，阴雨连绵，湿热之气交蒸的季节，这时发病较多，所以吴氏以夏秋为例。

黄疸病由于是内外湿热毒邪相合而成，病邪黏腻浊滞，易阻气机。因此，对该病的治法，总以清化湿热为主。而清化湿热，又必须以宣通气分为要。因为只有气机宣通，湿热才能得以清化。如果坐失治疗时机，就会使病情日渐加重，甚至发生肿胀。由黄疸而继发腹胀肢肿的，文内指出可用苦辛淡渗的二金汤为主进行治疗，以宣通气分，利湿清热。

本条方证，前半段是节录叶案"疸门"张姓案的论说，后半段是对蒋姓案的整理。原案中并有每间三日，加用逐水的丸剂之说。案只一诊，并无结果，当是未愈。现从临床实际而论，像这样由黄疸失治发展到腹胀、肢肿，是病到后期的严重阶段，二金汤不会有多大效果。还应详察情机，细辨虚实，调气化瘀，利水清热，宜攻宜补，该多该少，务须慎重掌握，灵活运用。

二金汤方以鸡内金入肝脾而软坚化积，海金沙清血分湿热而通水道，厚朴、腹皮消水宽中，猪苓、通草利湿下行，合为苦辛淡渗的方剂。

七一、诸黄疸小便短者，茵陈五苓散主之。

沈氏目南云：此黄疸气分实证通治之方也。胃为水谷之海，营卫之源，风入胃家气分，风湿相蒸，是为阳黄；湿热流于膀胱，气郁不化，则小便不利，当用五苓散宣通表里之邪，茵陈开郁而清湿热。

茵陈五苓散 五苓散方见前。五苓散系苦辛温法，今茵陈倍五苓，乃苦辛微寒法

茵陈末十分　五苓散五分

共为细末，和匀，每服三钱，日三服。

《金匮》方不及备载，当于本书研究，独采此方者，以其为实证通治之方，备外风内湿一则也。

〔评释〕《金匮要略》说："诸病黄家，但利其小便。"又说："黄疸病，茵陈五苓散主之。"吴氏宗之，列为治黄疸病湿重于热的一法。现在也不例外，临床上，凡是黄疸病身微热，或不热，口不渴，苔白而小便短黄，证属湿重于热，湿热内郁，外发黄疸，内流膀胱，气化被阻的病例，用茵陈五苓散随证化裁，无不获效。因它符合治黄利小便的原则。该方之茵陈为清湿热、利胆退黄的要药，五苓散是化气利水的名方。只要气化行，小便利，则湿热清，黄自退。

七二、黄疸脉沉，中痞①恶心，便结溺赤，病属三焦里证，杏仁石膏汤主之。

前条两解表里，此条统治三焦，有一纵一横之义。杏仁、石膏开上焦，姜、半开中焦，枳实则由中驱下矣，山栀通行三焦，黄柏直清下焦。凡统宣三焦之方，皆扼重上焦，以上焦为病之始入，且为气化之先，虽通宣三焦之方，而汤则名杏仁石膏也。眉批：金针尽度，经所谓治节出焉。

杏仁石膏汤方苦辛寒法

杏仁五钱　石膏八钱　半夏五钱　山栀三钱　黄柏三钱　枳实汁每次三茶匙，冲　姜汁每次三茶匙，冲

水八杯，煮取三杯，分三次温服。

〔词解〕

①中痞：指胸腹中有痞闷感。

〔评释〕病皮肤发黄而脉沉，说明湿热内着而邪不在表。胸腹痞闷，恶心欲呕，是湿热结于中、上二焦，以致气机阻塞，胃

气逆而不降的表现，大便秘结，小便短赤，是湿热郁阻中、下二焦，结于肠道，流于膀胱，使其传导、化气功能失常所致。可见上述脉症，是辨黄疸病湿热充斥三焦的主要依据（当然其舌红、苔黄燥、口渴等症状，也必然同见）。病既是这样，治疗当然应用杏仁石膏汤，以宣通三焦，清利湿热。

本方证，见叶案"疸门"第五张姓案。湿热充斥，留滞不解，肆虐到这种程度，主要是因为阻滞了三焦的宣发、输布和排泄功能。因此，宣通三焦就是当前治疗的总法则。湿热是浊邪，最易阻气。要宣通三焦，首先必须开上焦，因上焦是气体输布之源，人体气机的总司。方中杏仁、石膏，就是辛开清上的药，上焦开，气机利，湿化不滞。同时，又用姜汁、半夏的苦辛以开中焦，枳实苦温从中直趋下焦。开气为了逐邪，所以用山栀通行三焦，清利湿热，黄柏苦寒直清下焦湿热，合石膏清中、上焦，共达三焦气开，湿化热清的目的。它虽不直接退黄，而黄疸自可消退。如果闭结较重，加入茵陈、大黄较好。

七三、素积劳倦，再感湿温，误用发表，身面俱黄，不饥溺赤，连翘赤豆饮煎送保和丸。

前第七十条，由黄而变他病，此则由他病而变黄，亦遥相对待。证系两感，故方用连翘赤豆饮以解其外，保和丸以和其中。俾湿温、劳倦、治逆，一齐解散矣。保和丸苦温而运脾阳，行在里之湿；陈皮、连翘由中达外，其行湿固然矣。兼治劳倦者何？经云：劳者温之。盖人身之动作云为，皆赖阳气为之主张，积劳伤阳。劳倦者，因劳而倦也，倦者，四肢倦怠也。脾主四肢，脾阳伤，则四肢倦而无力也。再肺属金而主气，气者，阳也；脾属土而生金，阳气虽分内外，其实特一气之转输耳。劳虽自外而来，外阳既伤，则中阳不能独运，中阳不运，是人之赖食湿以生者，反为食湿所困，脾既困于食湿，安能不失牝马之贞而上承乾健乎！古人善治劳者，前则有仲景，后则有东垣，皆从此处得手。奈之何后世医者，但云劳病，辄用补阴，非惑于丹溪一家之说哉！本论原为外感而设，并不及内伤，兹特因两感而略言之。

连翘赤豆饮方苦辛微寒法

连翘二钱　山栀一钱　通草一钱　赤豆二钱　花粉一钱　香豆豉一钱

煎送保和丸三钱

保和丸方苦辛温平法

山楂　神曲　茯苓　陈皮　卜子　连翘　半夏

〔评释〕论误表发黄的症状和治法。

劳则耗气，因此长期过度劳碌，会出现肢体倦怠无力。脾主四肢，倦怠是脾阳内伤的表现。脾气因劳致伤则运化失健，水谷之湿留滞，这正是造成内湿的因素。如再感受湿热毒邪，则内外之邪相合而搏结为病。这时误用表散，必然汗出阳伤，邪气内留，湿郁热蒸，外而肌肤发黄，内而困阻气机，不知饥饿，下而热扰膀胱，气化不利而小便黄赤。是此，治疗可用连翘赤豆饮加保和丸，以清利湿热，运脾和中。

这条方证，是从叶案"疸门"第六黄姓案整理而来。方用连翘、山栀，清热于上；通草、赤豆，渗湿于下；花粉，清热除黄而不伤胃；豆豉，化浊升清而能醒脾；再加保和丸运脾阳而消食、湿。全方是祛邪护正的又一方法。

保和丸方出《丹溪心法》，为消食和胃，清热利湿的一种成药。凡由于饮食过度，脾运不及引起的停食、停湿都可用。由于它药性平和，能消除食湿，悦脾和胃，可以保持脾胃的冲和状态，所以名为"保和"。

七四、湿甚为热，疟邪痞结心下，舌白口渴，烦躁

自利，初身痛，继则心下亦痛，泻心汤主之。

此疟邪结心下气分之方也。

泻心汤方法见前

［评释］论感受疟邪以后，邪气内结，导致胃脘痞闷等一些症状，以及其治法。

疟邪具有湿热毒性，感人以后，随着人体内在因素的不同而表现有湿重或热重的不同。更由于病邪本身，就具有湿和热的二重性，且湿郁久也要化热，故说"湿甚为热"。

湿热郁蒸，阻滞气机，邪结胃脘则心下痞闷，舌苔白腻，口发渴；湿热熏蒸上扰，则神情烦躁；湿热下注则大便溏泄。

病初起，身体疼痛，是邪滞经络，病在表分。后即胃脘痞闷，甚至按之微感疼痛，已是湿热传里，邪结"心下"，将有形成结胸之势。这一湿热内结的心下痞结，就成为本条证的主要矛盾。解决的方法，不是急于截疟，而是急开痞结。泻心汤，是专治痞闷的方子，故作为治疗本证的主方。

本条是从叶案"疟门"第二十二曾姓案整理而来。该案共录四诊，泻心汤是第三诊所用之方。即半夏泻心汤去甘草、大枣，加枳实。吴氏编入后，并去人参、干姜，加入生姜。

七五、疮家①湿疟，忌用发散，苍术白虎汤加草果主之。

《金匮》谓疮家忌汗，发汗则病痉。盖以疮者血脉间病，心主血脉，血脉必虚而热，然后成疮；既成疮以后，疮脓又系血液所化，汗为心液，由血脉而达毛窍，再发汗以伤其心液，不痉何待？故以白虎辛凉重剂，清阳明之热湿，由肺卫而出；加苍术、草果，温散脾中重滞之寒湿，亦由肺卫而出。阳明阳土，清以石膏、知母之辛凉；太阴阴土，温以苍术、草果之苦温；适合其脏腑之宜，矫其一偏之性而已。

苍术白虎汤加草果方辛凉复苦温法

即前白虎汤内加苍术、草果。

〔词解〕

①疮家：指素患疮疡的病人，或受刀斧所伤失血的人。

〔评释〕论患有疮疡久溃不愈而病疟的治法和禁忌。

久患疮疡的人，长期肿溃流脓，阴血损伤已较厉害。如果再感疟邪，虽有表证，也不能发散。发散，则阴液为汗所夺，就会使筋脉失养，发生抽搐的"痉证"。这是张仲景一再指出的问题。吴鞠通在这里，恐"疮家"患疟，人误以其有寒热发作，而用发散的方剂，所以，把叶案"疟门"第二十四张姓案录入为戒。

那么，既患疮疡，又表现出湿疟症状的，应该怎样治呢？吴氏根据原案所记，采用苍术白虎汤，加草果进行治疗。因为白虎汤是辛凉重剂，能清阳明的热邪，苍术、草果性温燥而烈，味芳香而苦，能燥化太阴的寒湿。这样既可以护津，又能使湿热疟邪从肺、卫外出。

七六、背寒，胸中痞结，疟来日晏①，邪渐入阴，草果知母汤主之。

此素积烦劳，未病先虚，故伏邪不肯解散，正阳馁弱，邪热固结。是以草果温太阴独胜之寒，知母泻阳明独胜之热，厚朴佐草果泻中焦之湿蕴，合姜、半而开痞结，花粉佐知母而生津退热；脾胃兼病，最畏木克，乌梅、黄芩清热而和肝；疟来日晏，邪欲入阴，其所以升之使出者，全赖草果。俗以乌梅、五味等酸敛，是知其一，莫知其他也。酸味兼厥阴之气，居五味之首，与辛味合用，开发阳气最速，观小青龙汤自知。眉批：今晋人感寒用蒜醋发汗，即此义。

草果知母汤方 苦辛寒兼酸法

草果一钱五分　知母二钱　半夏三钱　厚朴二钱　黄芩一钱五分
乌梅一钱五分　花粉一钱五分　姜汁五匙，冲

水五杯，煮取二杯，分二次温服。

按：此方即吴又可之达原饮去槟榔，加半夏、乌梅、姜汁。
治中焦热结阳陷之证，最为合拍；吴氏乃以治不兼湿邪之温疫初
起，其谬甚矣。

再按：前贤制方，与集书者选方，不过示学者知法度，为学
者立模范而已，未能预测后来之病证，其变幻若何，其兼证若
何，其年岁又若何，所谓大匠诲人，能与人规矩，不能使人巧。
至于奇巧绝伦之处，不能传，亦不可传，可遇而不可求，可暂而
不可常者也。学者当心领神会，先务识其所以然之故，而后增减
古方之药品分量，宜重宜轻，宜多宜寡，自有准的，所谓神而明
之，存乎其人！眉批：举一反三，全书当如此观。

〔词解〕

①疟来日晏：指疟疾发作的时间，一天比一天迟。是由于邪
气客于"风府"（穴名，在颈项中央入发际一寸），循背脊向下，
卫气一昼夜大会于风府，到第二日，日下一节。所以，疟疾发作
的时间，也一天比一天迟。意出《素问·疟论》。

〔评释〕本条吴氏在"自注"中说："素积烦劳，未病先
虚……阳明独胜……中焦湿蕴……脾胃兼病。"所以，伏邪不肯
外解，就说明证是疟疾病邪内伏，胃燥，脾湿，正虚。再据证
分析：

胸部痞结，是脾虚湿郁，邪热与湿蒸腾上结胸脘的缘故。

背恶寒，是疟邪与阴相并，而阳气又为湿邪所困。因为背为
督脉和太阳经循行的通路，胸又为背之府，邪结胸脘，胸阳不
振，于是寒从背起。

此外，疟疾发作的周期性虽未有大的改变，但其发作时间，却一次比一次迟。这是疟邪日趋入阴的象征。

在这种湿热交错，脾胃都病，疟邪将要入阴的情况下，治疗就要清热化湿，升邪出阳，故以草果知母汤为主。

草果知母汤方是从叶案"疟门"第八十七吴姓案整理而来。原案说，用此方是"两和太阴、阳明法"。因方中的草果性温香燥，能醒脾以升邪出阳，得厚朴的苦温行气，以化太阴的湿浊，合姜汁、半夏开结除痞，知母能泄阳明之热，得花粉以清胃生津，疟邪多伏少阳，且脾胃同病，最容易受肝胆欺侮。所以，用乌梅、黄芩，清热邪，和肝胆，而共达清热化湿，祛邪外出的目的。

七七、疟伤胃阳，气逆不降，热劫胃液，不饥不饱，不食不便，渴不欲饮，味变酸浊，加减人参泻心汤主之。

此虽阳气受伤，阴汁被劫，恰偏于阳伤为多。故救阳立胃基之药四，存阴泻邪热之药二。喻氏所谓变胃而不受胃变之法也。

加减人参泻心汤苦辛温复咸寒法

人参二钱　黄连一钱五分　枳实一钱　干姜一钱五分　生姜二钱牡蛎二钱

水五杯，煮取二杯，分二次温服。

按：大辛大温，与大苦大寒合方，乃厥阴经之定例。眉批：名论。盖别脏之与腑，皆分为二，或上下，或左右，不过经络贯通，以膜相连耳；惟肝之与胆，合而为一，胆即居于肝之内，肝动则胆亦动，胆动而肝即随。肝宜温，胆宜凉，仲景乌梅圆、泻心汤，立万世法程矣；于小柴胡，先露其端。此证疟邪扰胃，致令胃气上逆，而亦用此辛温寒苦合法者何？盖胃之为腑，体阳而用阴，本系下降，无上升之理；其呕吐哕痞，有时上逆，升者，胃气，所以使胃气上升者，非胃气也，肝与胆也，故古人以呕为肝病，今人则以为胃病已耳。

汪按：古人云：肝为刚脏，能受柔药；胃为柔脏，能受刚药。故胃阳伤者，可与刚中之柔，不可与柔中之刚。又云：治肝不效，每以胃药收功，盖土衰木必乘之，扶阳明，所以制厥阴也。再考厥阴为阴阳交际之处，贞下起元，内藏相火，故用寒必复热，用热必复寒，仲景茱萸、四逆、当归四逆，不用纯阳；乌梅、泻心，阴阳并用，为此也先贤于内伤肾肝阴中之阳者，用羊肉、鹿茸等血肉之品，不用姜、附；及温肾必助凉肝，皆此义。至胃为中土，伤阳则为卑监，当用刚远柔；伤阴则为燥亢，当用柔远刚；阳衰者少佐宣畅，权衡在手，斯临证无差矣。

〔评释〕论胃阳、胃液两伤而以阳伤为主的治法。

如前条所述，疟邪具有湿、热的二重性。其中湿热浊毒气，蕴蓄中焦，在某种情况下，必阻滞且伤害胃阳。秽热毒气，久郁于内，必劫灼胃液。胃阳伤，胃气不降，上逆而呕吐、呃逆。胃液伤，胃中无津上承而口干发渴，因有湿郁在内，口渴又不想喝水，更因胃中津液为热所耗，阳气被湿所伤，气机不能通降，纳运功能失司，临床上表现出既不觉得饥饿，又不想吃食物，也没有大便。

至于所谓"味变酸浊"，是口中有味酸，口气秽浊，或呕逆且味酸气浊。这与胃受邪淫，肝胆之气乘虚犯胃，夹湿热浊气上犯有关。

这种阳伤液耗，肝胆乘虚犯胃之证，应以寒热并用的加减人参泻心汤为主进行治疗。

本方证是从叶案"疟门"第七十七杨姓案编入。阴湿阻遏，胃阳受伤，药用人参以扶胃，干姜化阴湿而救阳；热毒熏灼，胃液被劫，药用黄连苦降泄热，牡蛎咸寒存阴；气机被阻，上逆不降，药用生姜辛散秽逆，枳实苦降浊逆。合为扶阳存阴，清邪降逆，和肝胆，调寒热的方子。

七八、疟伤胃阴，不饥不饱，不便，潮热，得食则烦热愈加，津液不复者，麦冬麻仁汤主之。

暑湿伤风，疟邪伤阴，故见证如是。此条与上条不饥不饱不便相同。上条以气逆味酸不食辨阳伤，此条以潮热得食则烦热愈加定阴伤也。阴伤既定，复胃阴者莫若甘寒，复酸味者，酸甘化阴也。两条胃病，皆有不便者何？九窍不和，皆属胃病也。

麦冬麻仁汤方酸甘化阴法

麦冬五钱，连心　火麻仁四钱　生白芍四钱　何首乌三钱　乌梅肉二钱　知母二钱

水八杯，煮取三杯，分三次温服。

〔评释〕论疟久劫伤胃阴的症状和治法。

本条与上条比较，其中不饥、不饱、不便的症状二者一样。不一样的是，上条兼见呕、呃、不食，是胃中阳气阻遏、亏伤之现象，属于阴阳两伤。本条兼见午后潮热，进食后烦热增重，是疟久阴伤，胃中液燥之现象，纯属阴虚之证。证既是阴伤当以复阴为主。治用甘寒养阴的麦冬麻仁汤。

本方证也是从叶案"疟门"第七十四王姓案整理而来。方中用麦冬、麻仁甘寒养阴，合白芍、乌梅以酸甘化阴，合知母，以酸苦坚阴润燥。疟久必伤肝耗血，用首乌入肝养血，且与麻、麦配合而润便，与知母、乌梅，合而清邪止疟。全方可起养阴润燥，益血止疟的作用。

七九、太阴脾疟①，寒起四末，不渴多呕，热聚心胸，黄连白芍汤主之；烦躁甚者，可另服牛黄丸一丸。

脾主四肢，寒起四末而不渴，故知其为脾疟也。热聚心胸而

多呕,中土病而肝木来乘,故方以两和肝胃为主。此偏于热甚,故清热之品重,而以芍药收脾阴也。

黄连白芍汤方苦辛寒法

黄连二钱　黄芩二钱　半夏三钱　枳实一钱五分　白芍三钱　姜汁五匙,冲

水八杯,煮取三杯,分三次温服。

〔词解〕

①脾疟:《素问·刺疟》中的疟疾病名之一。以身寒,腹痛,发热则肠鸣,汗出为特征。

〔评释〕论脾疟"热聚心胸"的症状和治法。

人体感邪后,出现恶寒现象,多是由背部开始发冷而遍及全身。本文所谓的"寒起四末",则是先从四肢开始,而后波及全身。为什么先从四肢发冷呢?因为脾主四肢,疟邪发于足太阴脾,阳为邪阻,不能通达于四末,故先由太阴之表(四肢)开始发生恶寒。口不渴,是脾湿内郁所致。多呕,吴氏"自注"认为是"热聚心胸"的表现。既是热聚心胸,必然还有胸脘烦闷的症状。这样呕才是因热而胃气上逆,也才与苦辛宣降,和胃清里的黄连白芍汤方相合。如烦躁不安较重,加服牛黄丸是必要的。

本方是叶氏治柳姓"太阴疟"的方子,也是由"泻心汤"化裁而成。由于"热聚心胸",治用芩、连苦寒清热;枳实苦温泄闷降逆;胃气失和,用半夏、生姜,辛温和胃而止呕;呕虽是胃气上逆,但呕逆的发生,却往往与胃伤而肝胆之气横逆相加有关,故又配白芍一味,以敛肝舒胃。这样,苦辛寒温并用,既可清降里热,又有苦辛化浊的作用,用于脾疟热重湿轻的较好。烦躁不安,加服牛黄丸,是预防热犯厥阴,以免发生厥闭现象。

八十、太阴脾疟，脉濡，寒热，疟来日迟，腹微满，四肢不暖，露姜饮主之。

此偏于太阴虚寒，故以甘温补正。其退邪之妙，全在用露，清肃能清邪热，甘润不伤正阴，又得气化之妙谛。

露姜饮方甘温复甘凉法

人参一钱　生姜一钱

水两杯半，煮取一杯，露一宿，重汤温服。

〔评释〕论疟疾，太阴虚寒的脉症和治法。

疟发太阴，病在脾。脉象浮细柔软，恶寒发热，是邪气未净。发作时间日渐推迟，是邪气深入阴分，脾寒气虚所致。腹部微觉满胀，四肢不温，都是脾气虚寒，内则失于运化，外则难于布达四末的表现。治当甘温补正，方用露姜饮，以温脾阳，涤邪秽。

本方证是从叶案"疟门"第七十二沈姓案而来。叶氏在《幼科要略》中说：露姜饮用人参、生姜，"一以固元，一以散邪。有通神明，去秽恶之义"。且秋露甘凉，由升而降，有升阳涤邪的作用。王孟英说："以邪衰而正气已虚者，可用此。"

八一、太阴脾疟，脉弦而缓，寒战，甚则呕吐、噫气①，腹鸣溏泄，苦辛寒法不中②与也；苦辛温法，加味露姜饮主之。

上条纯是太阴虚寒。此条邪气更甚，脉兼弦，则土中有木矣，故加温燥泄木退邪。

加味露姜饮方苦辛温法

人参一钱　半夏二钱　草果一钱　生姜二钱　广皮一钱　青皮一钱，醋炒

水二杯半，煮成一杯，滴荷叶露三匙温服，渣再煮一杯服。

〔词解〕

①噫气：又称"嗳气"。俗叫"生食气"。往往由于吃得过饱，或肝胃不和，胃气阻滞而发生。其表现是，胃中有气上逆，夹有少量液体或食物，微有声响而随即咽下，但不连速。"呃逆"连速发作，声响显著，不夹液体、食物。这是二者的不同。

②不中："中"这里作"可"字解。俚语以不可为不中。《萧参希通录》中引《左传·成公二年》之说，为"无能为役"。杜预注："不中为之役使。"

〔评释〕论疟疾表现为虚寒的脉症和治法。

疟发太阴，脉弦是疟疾应有之象，缓是脾的本脏脉。弦缓并见，既说明病在太阴，也是脾虚而邪气相侮的反应。

症见寒战而剧烈时腹中肠鸣，大便溏泄，是脾气虚寒，不能抗邪外出而反下泄的象征。脾与胃相表里，脾虚胃寒，停食不运，加之肝胆之气相逼上逆，轻则嗳气，重则呕吐。

从总的脉症看，本条较上条重得多。吴氏认为对此治疗，苦辛寒法已不能用，应改用苦辛温法，在露姜饮中加入半夏、草果、广皮等温燥药品，以温脾和胃，调气止呕。

本条是从叶案"疟门"第三十四袁姓案而来。原案共载五诊。叶氏在第四诊中说："但畏寒，不知热为牝疟。"可见此例是诊为"牝疟"的，吴氏选入的是初诊。从全案看，第四诊采用具有辛甘理阳作用的鹿茸、鹿角霜、人参、当归、浮桂（指江西九江产的肉桂）、茯苓等药后，获效较显著。叶氏在案中说："牝为阴，身体重着，亦是阴象，此辛甘理阳，鹿茸自督脉以煦提，非比姜、附，但走气分之刚暴，祛邪益虚，却在营分。"正由于据此更法变方，才获得正充营和，疟战立止的效果（五诊所志）。当然，用这方法治"牝疟"，也只能用于年老久疟，阳衰经虚，无力抗疟的情况下。临床上必须据证详察。

八二、中焦疟①，寒热久不止，气虚留邪，补中益气汤主之。

留邪以气虚之故，自以升阳益气立法。

补中益气汤方

炙黄芪一钱五分　人参一钱　炙甘草一钱　白术一钱，炒　广皮五分　当归五分　升麻三分，炙　柴胡三分，炙　生姜三片　大枣二枚，去核

水五杯，煮取二杯，渣再煮一杯，分温三服。

〔词解〕

①中焦疟：疟疾的名称之一。

〔评释〕论久疟中气不足，无力托邪的治法。

疟疾，恶寒发热，长期定时发作，说明病虽日久，而邪气并未衰减。邪气久留于内，正气必然被伤，正气一虚，更无力抗逐病邪，致使疟疾经久不愈。

所谓"中焦疟"，就是当疟疾发作前后，表现有中焦症状。中焦是脾胃所属之地，从疟久正虚，病在中焦来论，它除表现为寒热定时发作外，必还有寒热时间拖长，以及每休止后，精神疲惫，少气懒言，倦怠嗜卧，纳少运迟等表现。这才是中焦脾胃受伤，"气虚邪留"之征象。邪气久留，由于气虚不能托邪，治当用补中益气汤，以升阳扶正，托邪外出。

补中益气汤方是李东垣本《内经》中"损者益之，劳者温之"为原则，制定的治劳倦内伤的名方。其有调补脾胃，升阳益气的作用。也用于外感病中正虚邪不外透，或病中中虚邪陷，该方可起到扶正托邪，提邪外出的作用。这是从叶香岩用治程姓疟久气虚邪留的一例选入的（见《临证指南医案》"疟门"第三十一案），可作临床参考。

八三、脉左弦，暮热早凉，汗解渴饮，少阳疟偏于热重者，青蒿鳖甲汤主之。

少阳切近三阴，立法以一面领邪外出，一面防邪内入为要领。小柴胡汤以柴胡领邪，以人参、大枣、甘草护正；以柴胡清表热，以黄芩、甘草苦甘清里热；半夏、生姜两和肝胃，蠲内饮，宣胃阳，降胃阴，疏肝；用生姜、大枣调和营卫。使表者不争，里者内安，清者清，补者补，升者升，降者降，平者平，故曰和也。青蒿鳖甲汤用小柴胡法而小变之，却不用小柴胡之药者，小柴胡原为伤寒立方，疟缘于暑湿，其受邪之源，本自不同，故必变通其药味以同在少阳一经，故不能离其法。青蒿鳖甲汤以青蒿领邪，青蒿较柴胡力软，且芳香逐秽，开络之功则较柴胡有独胜。寒邪伤阳，柴胡汤中之人参、甘草、生姜，皆护阳者也；暑热伤阴，故改用鳖甲护阴，鳖甲乃蠕动之物，且能入阴络搜邪。柴胡汤以胁痛、干呕为饮邪所致，故以姜、半通阳降阴而清饮邪；青蒿鳖甲汤以邪热伤阴，则用知母、花粉以清邪热而止渴，丹皮清少阳血分，桑叶清少阳络中气分。宗古法而变古方者，以邪之偏寒偏热不同也。此叶氏之读古书、善用古方，岂他人之死于句下者所可同日语哉！

青蒿鳖甲汤方苦辛咸寒法

青蒿三钱　知母二钱　桑叶二钱　鳖甲五钱　丹皮二钱　花粉二钱

水五杯，煮取二杯，疟来前，分二次温服。

〔评释〕论少阳疟偏于热重的症状和治法。

上条是偏于"寒"，所以说它证似伤寒，本条是疟邪与阳相并而偏于"热"的证治，所以病人左手脉弦，傍晚发热，直到早上才能汗出热退，且口渴很厉害，这是热重伤阴的现象。

少阳是外出内入的枢纽，是疟邪伏藏和发病的必经之地。因此，治疗必须领邪外出，防止内入。小柴胡汤是治寒重的，此为热重，所以依法变方，将青蒿鳖甲汤作为主治的方子。

青蒿鳖甲汤方实是"温热下焦证"中的"青蒿鳖甲汤"加减方。即在其中去生地，加桑叶、花粉而成。吴氏仍名为青蒿鳖甲汤，不知何意。这一方证，是从叶案"疟门"第四十七翁姓案而来。"自注"谓此为"用小柴胡法而小变之"。青蒿领邪外出虽较柴胡力弱，但其芳香辟秽，疏利经络，祛除疟邪的作用则比柴胡强。暑热易于伤阴，所以用鳖甲养阴，且可入络搜邪。知母、花粉清热止渴。更用桑叶清少阳气分，丹皮清少阳血分。合而成为治疗"少阳疟"热伏气营的良方。再看，青蒿用于治疟，以往在临床应用中，效果卓著，且无常山、蜀漆等不良反应，只是用量宜大，一般可用五钱到一两。

八四、少阳疟①**如伤寒证**②**者，小柴胡汤主之。渴甚者，去半夏，加瓜蒌根；脉弦迟者，小柴胡加干姜陈皮主之。**

少阳疟如伤寒少阳证，乃偏于寒重而热轻，故仍从小柴胡法。若内躁渴甚，则去半夏之燥，加瓜蒌根生津止渴。脉弦迟则寒更重矣，《金匮》谓脉弦迟者，当温之，故于小柴胡汤内，加干姜、陈皮温中，且能由中达外，使中阳得伸，逐邪外出也。眉批：疟症数条，皆于偏于寒热阴阳处着眼。

小柴胡汤方苦辛甘温法

柴胡三钱　黄芩一钱五分　半夏二钱　人参一钱　炙甘草一钱五分　生姜三片　大枣二枚，去核

水五杯，煮取二杯，分二次温服。加减如《伤寒论》中法。渴甚者，去半夏，加瓜蒌根三钱。

小柴胡加干姜陈皮汤方 苦辛温法

即于小柴胡汤内，加干姜二钱，陈皮二钱。

水八杯，煮取三杯，分三次温服。

〔词解〕

①少阳疟：古疟疾病名之一。它以身体倦怠，发冷发热都不重，怕见人，见了人就有"惕惕"不安的恐惧表现，发热时间较长，出汗多等为特征。本文是指疟邪侵入"少阳"而发病，其症状表现与上略有不同。

②如伤寒证：指类似《伤寒论》少阳篇少阳病的证型。

〔评释〕疟疾，古谓"是感受岚瘴毒疠之气"。是因疟邪为患而出现的一种传染病。临床上以阵发性寒战，高热，出汗，脾肿，贫血为特征。

本病一年四季都可发病，但以夏秋为主，并有一定的地区性。

疟疾，在中医学中，是记载最早的一个病名，《素问》中就有专论疟病和治疟的两个篇章，并详论了病因、病机和证、治。后世学者，在这一基础上，又各有很大发展。

本病虽主要是感受疟邪所致，但由于感邪类型不同，兼感暑湿、风寒不一，内郁痰、食有别，体质强弱各异，病邪伏藏和病发于三阴、三阳部位不同，以致阴阳有所偏盛，正邪离合各有定时，而寒热作止及表现，就有种种不同类型。有间隔一日一发的，叫作"正疟"（即"间日疟"）；有间隔两日一发的，叫作"太阴三疟"或"少阴三疟"（即"三日疟"）；还有"疫疟"和"瘴疟"（即"恶性疟"）。其中，可能包括但寒不热的"牝疟"（寒冷型）、但热不寒的"瘅疟"（过热型）及"脾疟""胃疟"（以胃肠症状为特征）、"心疟"（以险恶的心脑症状为特征）。又有疟久不愈，形衰正虚，遇劳即发的"劳疟"，以及久延不愈，反复发作，胁上结块的"疟母"等。

对疟疾的治疗，一般均以和解达邪为主。但久病正虚的，应扶正祛邪，疟结胁下的，应化痰破结，软坚消瘀，并各随其证而详辨施治。至于采取治疗的时间，应按《疟论》所说的治于未发之前，这样才可使"真气得安，邪气乃止"。本条所说的"少阳疟"，是指周期性的间隔一日发作，具有寒战、热、渴、汗、汗后热退等典型过程的一类疟疾。所谓"如少阳证"，就是说，它表现有寒热往来，胸胁苦闷，口苦脉弦等类似伤寒少阳证那样偏于寒的症状。

证既是疟发于少阳而偏于寒，小柴胡汤是和解少阳的祖方，并具有一定的消灭疟邪作用。用之祛除半表半里的病邪而治疗少阳疟，虽以小柴胡汤为主，但用药必须随症加减。因此，又指出，如口渴厉害，是疟邪躁动于内，津液受伤，应减去半夏的辛燥，加瓜蒌根以生津止渴，如脉象弦迟，是"病在阴"，有寒盛之象，应加干姜、陈皮，以温中达外，祛逐疟邪。

小柴胡是治寒热往来，邪踞少阳的主方。以其有疏达表邪，清除里热，调营和卫，扶正祛邪的功用。本方用治疟，是以疟不离于少阳的缘故。今已确知，柴胡除有解热功能外，还有抗疟的作用。但从临床体验说，以染患时间不久，用之效果最显。

此外，吴氏"自注"谓："少阳切近三阴，立法以一面领邪外出，一面防邪内入为要领。"方中柴胡领邪并清表热，黄芩、甘草苦甘，可清里热。参、枣、甘草护正，半夏、生姜善调和营卫。全方使表解里安，热清正复，升的升，降的降，平的平，所以叫"和"。

八五、舌白脘闷，寒起四末，渴喜热饮，湿蕴之故，名曰湿疟①，厚朴草果汤主之。

此热少湿多之证。舌白脘闷，皆湿为之也。寒起四末，湿郁脾阳,脾主四肢,故寒起于此。渴,热也,当喜凉饮,而反喜热饮者,湿为阴邪,弥漫于中,喜热以开之也。故方法以苦辛通降,纯用温开,而不必苦寒也。

厚朴草果汤方苦辛温法

厚朴一钱五分　杏仁一钱五分　草果一钱　半夏二钱　茯苓块三钱　广皮一钱

水五杯,煮取二杯,分二次温服。

按:中焦之疟,脾胃正当其冲。偏于热者,胃受之,法则偏于救胃;偏于湿者,脾受之,法则偏于救脾。胃,阳腑也,救胃必用甘寒、苦寒;脾,阴脏也,救脾必用甘温、苦辛。两平者两救之。眉批:扼要。本论列疟证,寥寥数则,略备大纲,不能偏载。然于此数条反复对勘,彼此互印,再从上焦篇究来路,下焦篇阅归路,其规矩准绳,亦可知其大略矣。

〔词解〕

①湿疟:古疟疾病名之一。以身热不扬,肢重脘闷,苔腻,脉缓等表现为特征。

〔评释〕湿疟是先因脾伤,阴湿内聚,后又感受疟邪,或疟邪先伏,又感湿邪而发病。临床表现有舌苔白腻,脘部痞闷,渴喜热饮,就是阴湿之邪郁阻中焦太阴之证。

所谓"寒起四末",是由于四肢为足太阴之表,既是湿郁太阴,先从四末开始发冷,那更是必然的了。

然而,从"舌白脘闷,寒起四末,渴喜热饮"等几个症状,只能说明它是湿邪为患,还不能说明是疟疾。因此,病既以疟名,就必然具有寒热(寒起四末,身热不扬),且有一日一发或两日一发等周期性特点。

病是兼夹湿邪的疟疾,治疗就应以苦辛通降的厚朴、草果为主,以开气除湿、祛疟。如身重痛,或四肢重痛,可加桂枝、防己，以通络祛湿。

厚朴草果汤方是从叶案"疟门"第十七案整理而来。疟由湿郁，湿阻气滞，治必苦辛通降。方中杏仁、陈皮，苦辛开气；草果、半夏，辟秽截疟而除痰；厚朴，苦温燥湿；茯苓，淡渗利湿。合为开气燥湿，除痰截疟的轻剂。

八六、湿温内蕴，夹杂饮食停滞，气不得运，血不得行，遂成滞下，俗名痢疾，古称重证，以其深入脏腑也。初起腹痛胀者易治，日久不痛并不胀者难治。脉小弱者易治，脉实大数者难治。老年久衰，实大、小弱并难治，脉调和者易治。日数十行者易治，一二行，或有或无者难治。面色便色鲜明者易治，晦暗者难治。噤口痢①属实者尚可治，属虚者难治。先滞俗所谓痢疾后利俗谓之泄泻者易治，先利后滞者难治。先滞后疟者易治，先疟后滞者难治。本年新受者易治，上年伏暑，酒客积热，老年阳虚积湿者难治。季胁②少腹无动气③疝瘕者易治，有者难治。

此痢疾之大纲。虽罗列难治易治十数条，总不出邪机向外者易治；深入脏络者难治也。眉批：扼要。谚云：饿不死的伤寒，膹不死的痢疾。时人解云：凡病伤寒者，当禁其食，令病者饿，则不至与外邪相搏而死也。痢疾日下数十行，下者既多，肠胃空虚，必令病者多食，则不至肠胃尽空而死也。不知此二语，乃古之贤医，金针度人处，后人不审病情，不识句读，以致妄解耳。按《内经》热病禁食，在少愈之际，不在受病之初。仲景《伤寒论》中，现有食粥却病之条，但不可食重浊肥腻耳。痢疾，暑湿夹饮食内伤，邪非一端，肠胃均受其殃，古人每云淡薄滋味，如何可以恣食，与邪气团成一片，病久不解耶！吾见痢疾不戒口腹而死者，不可胜数。盖此二语，"饿"字、"膜"字，皆自为一句。谓患伤寒之人，尚知饿而思食，是不死之证；其死者医杀之也。盖伤寒暴发之病，自外而来，若伤卫而未及于营，病人知饿，病机尚浅，医者助胃气、捍外侮则愈，故云不死，若不饿则重矣。仲景谓风病能食，寒病不能食是也。痢疾久伏之邪，由内下注，若脏气有余，不肯容留邪气，彼此互争则膜，邪机向外，医者顺水推舟则愈，故云不死；若脏气已虚，纯逊邪气，则不膜而寇深矣。

汪按：疟、痢二证，若不能薄滋味，药虽对证亦不能效，其愈后坚壁清野之法，与伤寒、温病相同。但疟疾至正气大衰之时，胃虚不能胜邪，俗人仍令禁食，亦大谬也。丹溪《格致余论》俗言无饱死痢一条，可参看。

〔词解〕

①噤口痢：指"疫痢"或"湿热痢"中，出现的严重症状之一。以不进饮食，或以呕逆而饮食不下，胸脘痞闷，舌红或绛，苔黄腻为特征。

②季胁：又叫"季肋"。指胸部两侧第十一至十二肋软骨之处。

③动气：在季胁的下边，即脐的两旁，以手按之，指下感到有搏动，谓之"动气"。在正常情况下，一般多无明显的搏动感。病中如出现明显的搏动，就可从其动的部位、动态情况，诊断内脏病变。这一方法，源自于《素问·至真要大论》的"所谓动气，知其藏也"。《难经》更具体地指出，可从脐的左右、上下"动气"，辨五脏病变。这就成为后世论"动气"的理论根据。

〔评释〕本条是论痢疾的大纲。其内容涉及病名、病因、病机及辨别治疗难易等方面，而以后者为中心。

痢疾一病，在《内经》中名为"肠澼"，《金匮要略》内叫作"热利"。把它直名为"痢疾"（赤白痢、血痢等）是从巢元方开始的。但后来还有称其为"滞下"的。惟到了金元时代，朱丹溪已认识到痢疾具有传染性，往往"一方一家，上下传染相似"（见《丹溪心法》），因又称它为"时疫痢"（现叫"疫毒痢"）。

对于痢疾的名称，从古今方书来看，提出的约有三十多种。其所以这样繁多，是因为古人就其条件和认识，将那时所认为的原因、病变中的某一突出表现等作为依据而命名。像所谓的"疫毒痢"（近似"暴发型痢疾"）、"湿热痢"（近似"急性痢疾"），主要是就不同病因及其具有的传染性而区分的；"赤白痢""噤口痢"，是就病变的突出表现而区分的。又像所谓的"热痢""毒痢"，可能是急性痢疾；"冷痢""久痢"，可能是慢性痢疾。不可否认，这种分类命名，与现代的分类有着一定的差别，它除指现代医学所说的"细菌性痢疾"外，还包括了其他原因所致的，具有类似痢疾症状的肠道疾患。吴氏这里所论的也不例外。

痢疾的病因，就本文而论，不外两种情况：一是湿热秽浊毒邪的传染，一是饮食停滞，二者夹杂为病。从传染性的痢疾来看，其发病虽不一定都有饮食停滞，但它们确实都与饮食不洁有着直接关系。也就是说，都是食入带有"湿热秽浊毒邪"的饮食，才招致发生本病。俗谓"病从口入"，对本病来说，是千真万确的道理。

痢疾的病机，就所病部位说，都是以肠为主。其机理单就传染性痢疾说，是病邪侵犯大肠，正邪相搏，壅积于内，气血凝滞。所以文内说它是由于"气不得运，血不得行"，以致出现了腹痛便频，里急后重，大便艰涩难下的现象。毒邪伤肠损络，则赤白脓血杂下。这正如张景岳所说的："白者其来浅，浮近之脂膏也；赤者其来深，由脂膏而切肤络也；下纯血者，多以血为热迫，随溢随下，此是深之最深者也；若红白相兼者，则又是浅深皆及者也。"对其道理讲得倒很明确。

对痢疾治疗的难易，文中从脉症、年龄、新久、兼病等方面，提出十点辨别方法。下面除将辨脉的两点合论外，余都一一依次分析：

其一，所谓初起腹胀痛易治，日久腹不胀痛难治的问题。这是从夹杂饮食停滞而论的。胃肠有饮食停滞，又与邪气相搏，气机受阻与邪相抗而出现胀痛。由于这时病变刚起，正气不虚，积停于内，导下可除，所以说易治。如果病痢日久，正气衰弱无力抗邪，常见久痢不愈，滑脱不禁，特别是老年、小儿、病人，虽腹无胀痛，治疗确不易。

不过，从临床实际来说，"疫毒痢"和"湿热痢"，无论在急性期或慢性期，没有不腹痛的，只是它的特点是每痛即便，便后痛减，痛次、便次相等。惟一般轻证初期，腹痛反不显著，治疗倒是容易（疫痢暴发，毒热过盛，直犯两厥阴，辨证不以痢疾论，所以不在此例）。

至于腹胀，却与上相反，不夹杂饮食停滞（一般较少或不主要），初起多无明显腹胀表现。只是成为慢性，日久不愈，反复发作的病例，才有轻度腹胀。此外，属于其他原因所致而具有痢疾样症状的肠道疾患，如现代所说的阿米巴肠病、各型结肠炎，都有轻度腹胀，特别是结肠癌，也有痢疾样症状，而且越到晚期，胀痛越严重。是此，日久有胀痛，反是难治之证了。

其二，痢疾的脉象，古以沉滑、细小为顺，洪弦实数为逆。是因为沉滑为浊滞在里，细小是邪势不盛，见这些脉也是正气内敛抗邪的象征。见洪弦实数等脉，则是邪势亢进的表现。所以，前者为顺而后者为逆。吴氏以脉小弱，是邪浅病轻，脉实大而数，是毒重邪盛，意义亦同。所以，前者治疗较易，而后者较难。这是指一般而说。如果是老年人，或是久病体弱之人，其正气已虚，脉见实大，是体虚邪盛，脉见小弱而病不已，是正虚无力抗邪，治疗都比较难。只有脉象和缓从容，是胃气尚好，气血协调的象征，治疗才比较容易。

其三，一般来说，痢疾的便次，轻的，日大便数次到十数次，重的，日数十次，严重的，甚至窘迫不离便器（在这种情况下，往往便量极少，甚至或有或无）。是此，在治疗方面，当然是病轻易治，病重难治，是不能以吴氏所说为据的。不过，由于古人所说的"痢疾"，不是单一的病，它包括了其他类似的病变。真正的痢疾一般便次多，治疗较容易，其他类似的则相反。因此，应该这样体会，即吴氏以便次预断治疗的难易，包含着对痢疾与类似证的鉴别。

其四，一般来说，痢疾初起，邪浅病轻，面色多鲜明荣润，便色也红白色鲜，这是其气血阻滞不甚的表现，所以治疗较容易。如面色浊滞暗晦，便色污垢如败酱，则是邪气久蓄，正气日衰，毒伤肠络，营血已败的表现，见于久痢，治疗较难。见于其他类似病变，治疗也不很容易。

其五，在患痢疾的早期或中期出现"噤口痢"的症状，虽是湿热毒邪上攻入胃，伤害胃气，劫伤胃阴的严重表现，但由于它主要是毒邪闭阻，病时不久，正气还未衰败，属实证，故可治。如见于后期，那已是脾胃两伤，纳运无力，失和失降的衰微现象，属虚证，难治。

其六，先病痢疾而后转为泄泻，是痢疾好转的现象。这种表现，临床上有二：一是痢止后，可有两三天不大便，或见成条的少量粪便夹带黏液；一是由脓血便，逐渐转为稀粪便。这都是由重转轻，毒邪去，肠气和的现象，所以，容易治。但也有先病泄泻而后转为痢疾的。这除疫痢初起，或湿热痢疾急性发作时，常以泄泻开始外，一般凡泄泻多日，后又转为痢疾，多与病中饮食不洁，继感湿热秽浊毒邪有关。在这种情况下，其所以说"难治"，既与其病深入腑，劫伤肠络有关，也与泻久正气已虚，复感浊邪，邪实正虚，势难相抗有关。

其七，所谓先病痢，后又病疟为易治；先病疟，后又病痢，为难治。这是以阳明为里，少阳为半表里，出表为轻，入里为重的传变理论推论的。其实，无论先病痢疾，后又病疟，或先病疟，后又病痢，都是一病刚愈，又复感邪，正气已虚，病疟、病痢，应该说都较先病为难治。

至于由慢性痢疾转而出现类似疟疾的症状，这是湿热毒邪长期留滞，酝酿熏蒸，由阳明逆犯肝胆，病势转深转重，应该说是难治，不得以传统观念的所谓出表易治而忽之。

其八，所谓"本年新受"，是说感邪不久病就发生，邪气较浅，正气不虚，当然比较易治；所谓"上年伏暑"，是当时感邪，没有发病，邪气深潜，正气被伤，病发则正不胜邪，所以说难治。如是素好饮酒，湿热久积，又因饮食不洁，秽浊之邪杂入，新久病邪相合的，病势必重，治疗也较一般为难。至于老年病人，阳气不足，湿热蓄积于内而病痢疾的，在这种正虚邪实的状况下，导滞则正虚不支，固正则邪气壅塞，热毒更盛，所以治疗也难。

其九，有痢疾的症状，脐两旁没有"动气"，外无疝气症状，内摸不到痞块，是不合并其他的病证，治疗较容易。如果有并发症，治疗就比较困难。

以上这些治疗难易的辨别，总的说：凡是邪浅病轻，脏腑未伤的多易治；邪深病重，伤及脏腑的多难治。正气抗邪有力的多易治；正衰不能御邪的多难治。新病、单纯痢疾的多易治；久痢合并其他病证，或属于其他疾患的难治。

八七、自利不爽，欲作滞下，腹中拘急，小便短者，四苓合芩芍汤主之。

既自利俗谓泄泻矣，理当快利，而又不爽者何？盖湿中藏热，气为湿热郁伤，而不得畅遂其本性，故滞。脏腑之中，全赖此一气之转输，气既滞矣，焉有不欲作滞下之理乎！曰欲作，作而未遂也。拘急，不爽之象，积滞之情状也。小便短者，湿注大肠，阑门小肠之末，大肠之始不分水，膀胱不渗湿也。故以四苓散分阑门，通膀胱，开支河，使邪不直注大肠；合芩芍法宣气分，清积滞，预夺其滞下之路也。此乃初起之方，久痢阴伤，不可分利，故方后云：久痢不在用之。

按：浙人倪涵初，作疟痢三方，于痢疾条下，先立禁汗、禁分利、禁大下、禁温补之法，是诚见世之妄医者，误汗、误下、误分利、误温补，以致沉疴不起，痛心疾首而有是作也。然一概禁之，未免因噎废食；且其三方，亦何能包括痢门诸证，是安于小成，而不深究大体也。瑭勤求古训，静与心谋，以为可汗则汗，可下则下，可清则清，可补则补，一视其证之所现，而不可先有成见也。至于误之一字，医者时刻留心，犹恐思虑不及，学术不到，岂可谬于见闻而不加察哉！

四苓合芩芍汤方苦辛寒法

苍术二钱　猪苓二钱　茯苓二钱　泽泻二钱　白芍二钱　黄芩二钱　广皮一钱五分　厚朴二钱　木香一钱

水五杯，煮取二杯，分二次温服，久痢不在用之。

〔评释〕病初起大便溏而不爽，是与湿热郁于肠中有关。但湿热内郁，有成为泄泻或成为痢疾的不同。如何作进一步分辨呢？文中指出"腹中拘急"，就是临大便时，腹内先有一种窘迫感，这是痢疾特有的表现。所以说"欲作滞下"。

至于"小便短",也是泄泻和痢疾都有的症状,而病机则不一样。泄泻的小便短是湿热下注,影响了分清降浊的功能所致;痢疾的小便短,是湿热酝酿郁蒸,秽浊毒气浸淫与气血相搏,肠络受损所致。因此,在治疗上,前者治必分利,使其湿化热清,清浊自分而尿利泻止;后者治当以清导浊滞,调和气血为主,或兼用化浊利湿之品,使其邪解热清,血和气行,则痢疾消失,小便自利。反之,如以分利为主,则不仅会小便不利,而且会耗津助邪,加重病变。对此,吴氏以"四苓"为主,虽加用芩、芍,仍嫌淡渗太过。正如叶霖在按语中所说:"用于治痢,是不够妥帖的。"

总之,临床上要辨明是湿热腹泻还是痢疾,只从"自利不爽""小便短"是不易区别的,必须结合舌、脉和其他症状特点,仔细进行分辨。

病案:在 1935 年夏,我随师见习时,曾有一颜姓男患者,年四十余岁,安徽人。以大便黏腻如血,多年不愈而前来诊治。患者素嗜烟酒,大便日三四次,质黏腻,色如败酱,有时似血,腹不痛,肛不坠,饮食如常。六年余,历经数省,易医二十余人,服药三百余剂,病况依然如故,小便时而混浊,舌苔灰黄厚腻,晨起口中气浊,脉象沉而小弱。诊毕,师示教说:"这是湿热内盛,蕴蓄肠中所致。"体丰之人,本就湿盛,酒又是恣湿酿热之品,嗜酒必嗜甘腻炙煿之物,则湿热内聚,浊滞酝酿,肠道失司,沤腐色变,其排出黏滞如败酱,舌脉之象,也是可凭之症。因索阅前方,无一不是治血止痢的,其中一方,用药达二十六味之多,止血之品,几乎搜罗无遗。又说:"病本湿热,竟治以止血、止痢,无怪其数年不愈。"师遂以渗湿清热,兼以调气为法,方用四苓汤各三钱,加防风一钱五分,黄芩三钱,滑石三钱,山楂炭三钱,木香一钱五分。水煎,日服一剂,连服三天。

三剂后复诊，据患者说，他持方配药时，因药价无几，意难取效，后以试试看的态度，买了回去。煎服后，获意外好转，不但粪色转黄，便次也减少。复依原方，继进三剂而愈。此病本非重证，但因辨证不准确，遂使缠绵六年之久，耗资千余元未能获效。今仅药用六剂，费约元余而病竟霍然，可见辨证求因、审因论治的重要了。古谓"见血勿治血"，其意义即在此。

八八、暑温风寒杂感，寒热迭①作，表证正盛，里证复急，腹不和②而滞下者，活人败毒散主之。

此证乃内伤水谷之酿湿，外受时令之风湿，中气本自不足之人，又气为湿伤，内外俱急。立方之法，以人参为君，坐镇中州，为督战之帅；以二活、二胡合芎劳，从半表半里之际，领邪出外，喻氏所谓逆流挽舟者此也；以枳壳宣中焦之气，茯苓渗中焦之湿，以桔梗开肺与大肠之痹，甘草和合诸药，乃陷者举之之法，不治痢而治致痢之源，痢之初起，憎寒壮热者，非此不可也。眉批：今人徒以发表矣。若云统治伤寒、温疫、瘴气则不可，凡病各有所因，岂一方之所得而统之也哉！此方在风湿门中，用处甚多，若湿不兼风而兼热者，即不合拍，奚况温热门乎！世医用此方治温病，已非一日，吾只见其害，未见其利也。

活人败毒散 辛甘温法

羌活　独活　茯苓　川芎　枳壳　柴胡　人参　前胡　桔梗 以上各一两　甘草五钱

共为细末，每服二钱，水一杯，生姜三片，煎至七分，顿服之。眉批：每服二钱，是每味仅二分耳。陷者举之即止，并非犯下利不可发汗之大戒也。后人每味辄用钱许，并去人参，何其谬哉！热毒冲胃噤口者，本方加陈仓米，各等分，名仓廪散。服法如前，加一倍。噤口属虚者勿用之。

汪按：噤口有虚实之分，此方虚者固不可用，即实证亦惟表证重者当用。若中焦湿热壅滞，当用丹溪人参黄连法；虚者当于理中等法求之。

〔词解〕

①迭（dié）：其意思有二，一作交替解，即寒热交替出现；一作相连解，即寒热连着发作。这里是指后者。

②腹不和：指腹中有疼痛窘迫等不舒适感。

〔评释〕论痢疾初起并有表邪的症状和治法。

本条是因饮食不洁，痢邪潜伏，复感暑湿、风寒，邪袭于表，既见恶寒发热，头身疼痛的表证，又见腹痛不舒，窘迫的里证。但病刚开始，恶寒发热连着发作，显然表证较急。根据邪从外来，使之仍从外去的原则，宜用活人败毒散疏散表邪，则外邪解，里气和，虽不治痢，痢自缓解。

活人败毒散原为钱乙《小儿药证直诀》方，名为"败毒散"，后来朱肱收入他的《活人书》内。方中以人参扶正祛邪为主。以羌活、独活、柴胡、前胡、川芎等，疏风祛湿，宣表退热。复用枳壳以利中焦气机，茯苓渗中焦湿浊，桔梗开肺气，理大肠，因肺气开，则大肠的气机自利。更用生姜以散寒和胃，甘草以和中缓急。各药合用，可提邪向上外出，治痢疾发病的根源，而扼制邪气趋向下流之势。所以喻嘉言谓之"逆流挽舟"。但此方必须用于痢疾初起，表证重而里热不盛时，才为合法。如不兼风寒而表热重的，不能用。我在临床上尝用葛根芩连汤治以高热为主而下痢的，或高热痢下窘迫，表里都急的，更合白头翁汤，以解肌清里，都有立竿见影之效。

本方加陈仓米，名仓廪汤（《普济方》），因陈仓米能开胃进食，故用治初起有风寒表证而噤口不食之证。无风寒表证，本方同样不能用。吴氏在"自注"中，一边说"兼热者"不合法，一边又说"热毒冲胃，加陈仓米"。其实加陈仓米，也不能用于热毒冲胃。我尝用陈仓米一两，石菖蒲三钱，佩兰叶三钱，鲜荷叶半片（带梗），用荷叶包前两味药，煎服，以开闭辟秽，清化浊热，名"开噤饮"。用治痢疾噤口，疗效确很满意。

八九、滞下已成，腹胀痛，加减芩芍汤主之。

此滞下初成之实证，一以疏利肠间湿热为主。

加减芩芍汤方苦辛寒法

白芍三钱　黄芩二钱　黄连一钱五分　厚朴二钱　木香一钱，煨
广皮二钱

水八杯，煮取三杯，分三次温服。忌油腻、生冷。

加减法：肛坠者，加槟榔二钱。腹痛甚欲便，便后痛减，再痛再便者，白滞加附子一钱五分，酒炒大黄三钱；红滞加肉桂一钱五分，酒炒大黄三钱，通爽后即止，不可频下。如积未净，当减其制。红积加归尾一钱五分，红花一钱，桃仁二钱。舌浊脉实有食积者，加楂肉一钱五分，神曲二钱，枳壳一钱五分。湿重者，目黄舌白不渴，加茵陈三钱，白通草一钱，滑石一钱。

〔评释〕论热痢腹胀痛的治法。

腹痛、里急、大便黏滞带脓血，别无其他宿疾，当是痢疾无疑。本证腹痛且胀，是阳明气机为邪所阻的缘故。治疗可用加减芩芍汤，以疏利肠气，清导热浊。

本方是从黄芩汤衍化而来。黄芩汤本为治太阳、少阳合病，热迫于里的下利。后人在此基础上加减用治"热痢"，遂成为治"痢"的祖方。这里所谓"加减芩芍汤"，就是《活法机要》把"黄芩汤"中的大枣去掉，改为"黄芩芍药汤"，以治热痢，腹痛后重。吴氏加入黄连，以增强清热泻火的力量，并因它除腹痛外，还有腹胀，而去甘草避其甘缓壅滞，加厚朴、木香、广皮，

以调畅气机，除胀止痛。

此外，方后的加减法，一般可以。惟所谓加附子、肉桂，是不能以"白滞""红滞"来决定的，应以脉症之有无寒象为依据。如确无寒象，是不能加入的。至所谓"痛甚欲便，便后痛减，再痛再便"，这是痢疾腹痛的共有特征，它更不是加用热药的标准。因为痢由热邪发生，初起便色红、白，只是与邪伤浅深有关，而邪的性质并未变。附子、肉桂都是祛寒温里的药（肉桂质差的更易助火动血），病热痢而用这类药，虽加大黄，也难相制。临床上一般是初起便白色脓液而窘迫不爽，可加槟榔、大黄，便红色脓血而不爽，可加地榆、秦皮，较为合法。

病案：杨某，男，27岁，住地委党校。1950年秋，病痢已十多天。现气短神疲，卧床不起，恶食口浊，大便日二十余次，五色杂下，腹痛窘迫而里急后重，苔厚中黄，脉沉紧略数。此因饮食不洁，滞伤胃肠，气血壅阻。今病虽多日而积滞未除，且积久化热，故宜消积导滞，兼以清热活血，使积滞消而脓便止，气血和而痛重除。因用治痢验方（生焦山楂、槟榔、木香、莱菔子、赤糖）以消积化瘀，调气整肠，并可和胃。水煎，每两小时服一次，热服。一剂后，而重痛减，继用两剂而痢止。复用理气养血，和中健胃之剂调理多日而痊愈。

九十、滞下，湿热内蕴，中焦痞结，神识昏乱，泻心汤主之。

滞下由于湿热内蕴，以致中痞。但以泻心治痞结之所由来，而滞自止矣。

泻心汤方法并见前

〔评释〕论湿热痢疾"中焦痞结"的治法。

痢疾秽浊毒邪，酝酿结滞于内，中焦的气机滞塞。临床上表现出脘腹胀满、大便黏腻不爽、神志昏乱不安等症状。这些症状的产生，主要是秽浊阻滞中焦气机，所以，主要症状是脘腹胀满。这里必须说明的是，痢疾神昏，本是一个严重问题，为什么它反不是主要症状呢？因为本条症的"神识昏乱"，不同于毒犯心包的昏迷，而是由于秽浊熏蒸，阻滞气机所导致的神志失常，昏瞀烦乱不安的一种状态，故不是主要症状。因此，在治疗中，应抓住主要矛盾，直去"痞结"产生的原因，用泻心汤清化热浊，开结除满，使胀满等的病因湿热秽浊毒邪得除，则诸症自解。

本条方证，是从叶案"痢门"第十三陆姓案录来。原案由于患者素体阳虚，故用生姜泻心汤，去甘草、大枣的甘补壅滞，加枳实以开结除痞。而吴氏把它整理编入为一般立法，减去其中人参、干姜的温补，倒是很对。

九一、滞下红白，舌色灰黄，渴不多饮，小溲不利，滑石藿香汤主之。

此暑湿内伏，三焦气机阻室，故不肯见积治积，乃以辛淡渗湿宣气，芳香利窍，治所以致积之因，庶积滞不期愈而自愈矣。

滑石藿香汤方辛淡合芳香法

飞滑石三钱　白通草一钱　猪苓二钱　茯苓皮三钱　藿香梗二钱　厚朴二钱　白蔻仁一钱　广皮一钱

水五杯，煮取二杯，分二次服。

〔评释〕论湿热痢下红白的症状和治法。

大便白冻带血，是痢疾的特征之一。舌苔灰黄是湿热内伏的表现。口渴不喜多喝水，也与湿热蕴伏于内有关。小便不利同样是湿热阻滞气机的缘故。所以"自注"谓：是因"暑湿内伏，三焦气机阻滞"，失于宣达所致。

　　本证是从叶案"痢门"第四某姓案整理而来。抽去了其中"不饥恶心"四字,并改"下利红白积滞"为"滞下红白"。从病机和方药看,"不饥恶心"这两个症状不能没有。正如叶霖所说,去掉就"失去制方之义",改"下利"为"滞下",也与方义不合。因为"下利红白积滞",是指单一的大便色、状而说,"滞下"是病名,它包括痢疾临床表现的主要特征(腹痛便频,里急后重,大便红白)。叶氏此案,除记了气机阻滞的一些症状外,又记了"下利红白积滞",就是点明它没有腹痛、里急后重等现象。所以,才说不必"见积""攻涤",而治用辛开淡渗、芳香利窍的滑石藿香汤,以治暑湿,则不治其下利红白,而下利红白自愈。

　　本方与用"六一散"治暑湿内郁,利下赤白意同。因本证同时突出表现有阻滞气机的一些症状,所以,除用二苓淡渗,滑石、通草清热利窍外,又用藿、蔻芳香化浊,朴、橘苦辛开气,合成辛开淡渗,芳香清利之剂。此叶氏据证而立,以治暑湿阻滞气机为主的一法,而不能当作治湿热痢的常法。如苔厚污垢,腹痛窘迫,后重等表现显著,应减去苓皮、橘皮,加入清热导滞的芩、连、白芍、木香等味。

九二、湿温下利,脱肛①,五苓散加寒水石主之。

　　此急开支河,俾湿去而利自止。

五苓散加寒水石方辛温淡复寒法

　　即于五苓散内加寒水石三钱,如服五苓散法,久痢不在用之。

〔词解〕

①脱肛:指直肠或直肠黏膜脱出肛门。

〔评释〕"脱肛"是久泻、久痢都可能出现的一个症状。在泄泻中见此，不是湿热下注，中虚气陷，就是脾虚久泻，气失升提。在痢疾中见此，多因便次频繁、肛门重坠等所谓"虚坐努责"，久则气伤下陷，肛门松弛，以致直肠或黏膜脱出肛外，或因素体中虚，过用疏导，以致气虚下陷，肛脱不收。所以，单就"脱肛"这一症状来说，都是虚象。虽如此，除脾虚泄泻的纯虚证外，也不能都贸然纯补。还必须辨明"痢"或"泻"及热浊的有无、轻重。如痢下脓血，腹痛里急仍重，说明热浊未净，当仍以治痢为主，如大便稀溏，深黄浊臭，肛门灼痛，就是湿热未清，当仍以清湿热治泻为主。只有里邪除，泻或痢的症状消失或缓减，肛才能收。当然，里邪已解，肛脱不收的纯虚之候，就必须改为以提补收敛为主。属于脾虚久泻的，应重用参、芪、升、柴、枳壳等，以益气升提。属于久痢的寒滑脱肛，何秀山先生有诃子皮散（诃子、粟壳、炮姜、橘红）一法，并用磁石末一钱，米饮下，外用铁锈水洗肛门，以温中敛脱，可参考。

本条是从叶案"痢门"第十一某姓案而来，只是将其中的"下痢"改为"下利"，方后又加了"久痢不再用之"。从论痢疾的第一条中所立的"滞"俗谓"痢疾"，"利"俗谓"泄泻"这一定义推论，这样改的意思，是以"五苓散加寒水石"用治湿热下注的泄泻，方证还较适应；若用治湿热痢疾脱肛，证药就不相适应的缘故。既然这样，按理说，本案是可以不选的，要选，也应列于一般的湿热证之后，而不应列入痢疾条文之中。今仍类编于此，一是服从原案的实例，一是因为对于湿热泄泻的脱肛，它也不是一个必须效法的范例。

再者，本方用于痢疾，不只久痢不可用，新痢更不能用。所谓"久痢不再用之"，不知其意何在？难道病时不久反可用吗！既如此，又何必改"痢"为"利"呢？这又是吴氏自相矛盾和混乱的地方。

九三、久痢阳明不阖①，人参石脂汤主之。

九窍不和，皆属胃病。久痢胃虚，虚则寒，胃气下溜，故以堵截阳明为法。

人参石脂汤方辛甘温合涩法，即桃花汤之变法也

人参三钱　赤石脂三钱，细末　炮姜二钱　白粳米一合，炒

水五杯，先煮人参、白米、炮姜，令浓，得二杯，后调石脂细末，和匀，分二次服。

〔词解〕

①阳明不阖："阳明"为里，有闭合收敛的作用。正常是"阳明为阖"（见《素问·阴阳离合论》）。这里指"阳明"失去了闭合的功能。

〔评释〕论久痢胃虚不固的治法。

本条是胃肠虚寒，阳明失于闭合之证，病位主要在胃肠。文内虽未提及脉症，但我们从它的性质可以得知，必有不思食、食后即便、大便稀薄、水谷不化，夹有浓质黏液、面色萎黄、肢倦失温、舌淡、苔白滑、脉迟弱等胃肠虚寒的脉象和症状。病既如此，治当用人参石脂汤以养胃固肠。

九四、自利腹满，小便清长，脉濡而小，病在太阴，法当温脏，勿事通腑，加减附子理中汤主之。

此偏于湿合脏阴无热之证，故以附子理中汤，去甘守之人参、甘草，加通运之茯苓、厚朴。

加减附子理中汤方甘苦辛温法

白术三钱　　附子二钱　干姜二钱　　茯苓三钱　厚朴二钱

水五杯，煮取二杯，分二次温服。

汪按：理中不独湿困太阴宜用，每见夏日伤冰水瓜果，立时发痢者，止有寒湿，并无热证，小儿尤多此证，小便亦或短赤，

不行拘泥，宜用理中，甚则加附子。瓜果积，加丁香、草果；下利滞涩者，加当归；其有误用克伐者，则人参又当倍用矣；上焦有暑湿或呕者，反佐姜、连少许。

〔评释〕论寒湿证"自利腹满"的辨证和治法。

病大便稀溏而腹部痞满（必喜按、喜温而濡软），小便清长脉见小而柔细的"濡"象，这是"寒湿"证，不是"湿热"证。其中区别的关键是"小便清长"，因为"湿热证"小便必然黄浊，所以，从其"小便清长"就可知它是寒湿困于足太阴脾所致。因此，当用温热药以温运脾阳，不能因腹满而用苦寒药以通胃腑。方用加减附子理中汤。

本方证是从叶案"痢门"第六十四陆姓案整理而来。它和上条都是用附子理中汤加减。但是上条伤在阳明，有余湿将化之象，所以，姜附须存性；本条虚在太阴，寒湿偏重，所以姜附不炒。上条去甘草，是防甘腻致闷，不去人参，是因气陷肛坠；本条已有腹胀，所以甘守的参、草全去，并加厚朴调气，茯苓渗湿。可见用方虽同，加减、炮制不同，功用就有区别。

九五、自利不渴者属太阴，甚则哕俗名呃忒，冲气逆①，急救土败②，附子粳米汤主之。

此条较上条更危，上条阴湿与脏阴相合，而脏之真阳未败。此则脏阳结而邪阴与脏阴毫无忌惮，故上条犹系通补，此则纯用守补也。扶阳抑阴之大法如此。

附子粳米汤方苦辛热法

人参三钱　附子二钱　炙甘草二钱　粳米一合　干姜二钱

水五杯，煮取二杯，渣再煮一杯，分三次温服。

〔词解〕

①冲气逆：指"哕"的发生，是气向上冲逆所致。

②土败：土代表脾和胃，这里具体指脾。土败，即脾阳败。

〔评释〕论寒湿证自利、呃逆的治法。

"自利不渴者，属太阴"是张仲景对"太阴病，脏有寒"所下的定语。说明太阴本脏有寒，又有阴邪，与阳经下利、传经的热病不一样。这里引用，以说明患者大便清稀、口不渴，是寒湿伤脾的主要表现。

如果寒湿太甚，脾阳损伤严重，从而导致胃中虚气夹浊阴上逆，发生呃声低弱而不连续时，是脾阳衰败的表现。这时应当以急速扶助将要衰败的脾阳为主，宜用附子粳米汤治疗。

本方证是从叶案"痢门"第五十一某姓案整理而来。方出《金匮要略》，并减去半夏、大枣，加入人参、干姜。目的是用附子、干姜，以扶阳抑阴；人参、甘草、粳米，以守补脾胃，使脾阳复，阴浊化，则自利、呃逆自止。

九六、疟邪热气，内陷变痢，久延时日，脾胃气衰，面浮腹膨，里急肛坠①，中虚伏邪②，加减小柴胡汤主之。

疟邪在经者多，较之痢邪在脏腑者浅，痢则深于疟矣。内陷云者，由浅入深也。眉批：以上数条，俱于虚实浅深字着眼。治之之法，不出喻氏逆流挽舟之议，盖陷而入者，仍提而使之出也。故以柴胡由下而上，入深出浅，合黄芩两和阴阳之邪，以人参合谷芽宣补胃阳，丹皮、归、芍内护三阴，谷芽推气分之滞，山楂推血分之滞，谷芽升气分，故推谷滞；山楂降血分，故推肉滞也。

加减小柴胡汤苦辛温法

柴胡三钱　黄芩二钱　人参一钱　丹皮一钱　白芍二钱，炒　当归一钱五分，土炒　谷芽一钱五分　山楂一钱五分，炒水八杯，煮取三杯，分三次温服。

〔词解〕

①肛坠：指肛门有下坠感，即"后重"，不是指"脱肛"。

②伏邪：不是指感邪后未发病的邪气内伏，是指疟痢病久正虚，疟邪不得外出，痢邪不能下泄而邪留于内的意思。

〔评释〕论"疟邪热气，内陷变痢"的问题。

就所述的症状看，似疟疾的症状已经消失，只是由于病久中虚，脾胃气衰，以致"面浮腹膨，里急肛坠"。但是再从治疗来看，用的实是疟痢并治的方药。是此，它究竟是疟后病痢，还是疟痢合病呢？结合临床实际，单纯性疟疾，在严重时（尤其是恶性疟），可有肠胃方面的症状（如恶性疟的赤痢型）。至于一般疟疾邪气内陷而变为痢疾的，我未经过。在现代的研究中，就所看到的资料，也还没有过。惟疟痢交叉感染的，并不鲜见。它和疟疾出现胃肠症状的，都表现为既有规则或不规则的疟疾症状，同时又有痢疾的症状。不过，疟疾见胃肠症状者，其疟疾症状多不规则，胃肠症状多见于疟疾病不太久的病期中；疟痢交叉感染，则以兼感的时间而定，其痢疾症状，可以出现于疟疾感染的不同时期内。把文中所说的症状和方药结合起来分析，它应是病疟疾后，又因饮食不洁，使秽浊病邪与积滞交加，迁延不愈（本证叶氏原案记载为"延已三月"），内伤脾胃，脾胃虚则面肿。脾虚肠伤，邪气积滞壅结则"腹膨"、里急后重。此外，还可能有久疟内伏、阴阳失和的某些症状。

正由于疟久正虚，病兼浊滞下痢，治疗才用加减小柴胡汤，以领邪外出、消除积滞、调和阴阳，实为扶正祛邪、疟痢并治的一法。

本方从叶案"痢门"第八十石姓案同证整理而来。方药的作用，吴氏在"自注"中说，用柴胡入深出浅，领邪由里达表，与黄芩合用，可以两和阴阳。再以人参、谷芽，宣发而辅助胃阳，丹皮、归、芍和里而内护三阴。且谷芽气升，行气分之滞，山楂性降，行血分之滞。临床上还可根据症状，以青蒿、川连、鸦胆子、木香、青皮等出入加减。

九七、春温内陷下痢，最易厥脱，加减黄连阿胶汤主之。

春温内陷，其为热多湿少明矣。热必伤阴，故立法以救阴为主。救阴之法，岂能出育阴、坚阴两法外哉！此黄连之坚阴，阿胶之育阴，所以合而为名汤也。从黄连者黄芩，从阿胶者生地、白芍也，炙草则统甘苦而并和之。此下三条，应列下焦，以与诸内陷并观，故列于此。

加减黄连阿胶汤甘寒苦寒合化阴气法

黄连三钱　　阿胶三钱　　黄芩二钱　　炒生地四钱　　生白芍五钱
炙甘草一钱五分

水八杯，煮取三杯，分三次温服。

〔评释〕论热痢阴伤防变的治法。

春温是发于春季的一种温热病，病初起就以里热阴伤为突出表现。春温病中出现痢疾症状，多是温热毒邪不能外出，内陷下迫于肠而成为肠热下痢，或因饮食不洁，兼感致痢之因所致。但它既见于春温，本已阴伤，邪再陷下焦，灼伤肠络，势必阴液衰竭于下，虚阳厥逆于上，就有发生昏厥、虚脱的可能。因此，为了防止逆变，必须以救阴清热为急。方用加减黄连阿胶汤。

本方证是从叶案"痢门"第二十二某姓案而来。病因热生，治当清热，阴液被伤，治当救阴。苦寒能清热，甘寒可育阴。所以，用黄芩助黄连以清热，白芍、生地助阿胶以育阴，更用甘草协调各药而缓急。全方把苦寒寓于甘寒之中，既可发挥其清热的作用，又可抑制其化燥的弊病；把酸甘、酸苦合用一起，就可收到化阴、坚阴的功效。这样配合，药力协同，能清热，又能"化合阴气"，所以，可治热灼阴虚的下利和痢疾。

九八、气虚下陷，门户①不藏，加减补中益气汤主之。

此邪少虚多，偏于气分之证，故以升补为主。

加减补中益气汤甘温法

人参二钱　黄芪二钱　广皮一钱　炙甘草一钱　归身二钱　炒白芍三钱　防风五分　升麻三分

水八杯，煮取三杯，分三次温服。

〔词解〕

①门户：指肛门。

〔评释〕论久痢气虚失摄的症状和治法。

痢疾或泄泻日久，大便次数仍多，肛门松弛，便后后重不除，并见气短乏力，小便清白，舌淡苔白，脉象细弱。这是中气虚衰，无力升提固摄，以致肛门失于闭藏的缘故。如原非痢疾，现仍大便稀薄，那就属于"泄泻"，如原病"滞下"，现大便仍为脓样物质，那就属于痢疾，如原为痢疾，现大便转为稀薄粪水，那就是由痢疾转为泄泻。是此，从病机讲，不论哪一种，只要便次多，表现为气陷而肛门不收，都与中虚气陷有关。现就本文说，应属久痢邪少虚多，气失固摄之证。因此，治用加减补中益气汤，以补中升阳，调和气血。此为治久痢虚证的又一法。

补中益气汤是李东垣调补脾胃，升阳益气的名方。叶氏（"痢门"八十一某姓案）用此治久痢气陷不藏，减去白术的温燥，加入芍药以和营，柴胡虽能升清阳，但与芍药并用，独长于疏肝解郁，今病不在肝胆，故去而代之，以防风引入阳明直升清气，并可胜湿，足见其化裁古方之功夫。

病案：1975年夏，榆林一位退休工人，乔某，年七十余。一年前，病痢疾后，长期大便中有黏液，有时为白冻，量少，日十余次，便时难以自禁。体弱气短，进食日不及四两。小便清长，舌质淡嫩，苔白薄润，脉沉而柔弱。当以久痢中虚，气陷失摄论治。即用叶氏此方以升阳提气。去其中当归的滑润，加煨木香五分，配广皮以调气。加熟诃子五分，赤石脂三钱，以固涩。加煨姜五分，以温中固下。连服六剂，大便次数减少至日两三次，且能亲自如厕。后以本方出入调理多日，而数月未犯。

九九、内虚下陷，热利下重，腹痛，脉左小右大，加味白头翁汤主之。

此内虚湿热下陷，将成滞下之方。仲景厥阴篇谓：热利下重者，白头翁汤主之。按热注下焦，设不差，必圊脓血。脉右大者，邪从上中而来；左小者，下焦受邪，坚结不散之象。故以白头翁无风而摇者，禀甲乙之气，透发下陷之邪，使之上出。又能有风而静，禀庚辛之气，清能除热，燥能除湿，湿热之积滞去而腹痛自止。秦皮得水木相生之气，色碧而气味苦寒，所以能清肝热。黄连得少阴水精，能清肠澼之热。黄柏得水土之精，渗湿而清热。加黄芩、白芍者，内陷之证，由上而中而下。且右手脉大，上中尚有余邪。故以黄芩清肠胃之热，兼清肌表之热。黄连、黄柏但走中下。黄芩则走中上。盖黄芩手足阳明、手太阴药也。白芍去恶血，生新血，且能调血中之气也。按仲景太阳篇有表证未罢，误下而成协热下利之证，心下痞硬之寒证，则用桂枝人参汤；脉促之热证，则用葛根黄连黄芩汤，与此不同。

加味白头翁汤苦寒法

白头翁三钱　秦皮二钱　黄连二钱　黄柏二钱　白芍二钱　黄

芩三钱

水八杯，煮取三杯，分三次服。

汪按：治痢之法，非通则涩，扼要在有邪无邪，阴阳气血浅深，久暂虚实之间，稍误即危，不可不慎也。又痢俱兼湿，例禁柔腻温邪下痢者非。其有久痢阴虚，当摄纳阴液，或阴中阳虚，应用理阴煎等法者，属下焦。

征按：滞下、自利诸条，俱系下焦篇证，似不应列入中焦。要知致病之由，则自中焦而起，所以《金匮》方中只有黄芩汤，以治太阳少阳两经合病之下利，遂开万世治利之门。经云：治病必求其本，此之谓也。

〔评释〕继论热痢的脉症和治法。

"邪之所凑，其气必虚"，热痢的发生，虽以感受秽浊毒邪为主因，但中气不足，胃虚不能御邪，以致邪气下陷入肠，也是一个重要的内在因素。邪既陷入下焦，便成为热性痢疾。热陷入肠，气血与邪相搏而腹痛，热毒下迫肛门而后重，热伤肠络而便脓血。病在大肠，右手脉诊肺、胃、大肠病变，所以右手脉大。综合脉症，病属热痢。治疗应用加味白头翁汤，以清热解毒，凉血止痢。

白头翁汤，是《伤寒论》厥阴篇用治"热利下重"的方子。现在用它治"热痢""疫痢"，确是有效的良方，已为临床所肯定。

吴氏本条方证，是从叶案"痢门"第二十九蔡姓案整理而来。他用白头翁清解痢疾病邪的毒热；黄连、黄柏，苦寒清热解毒；秦皮合白头翁，清肝凉血，宁络止痢；加黄芩、白芍，以清肠胃，和血气，并起酸苦坚阴的作用。如腹痛，急迫后重较甚，加入槟榔、木香，以调气开滞。

秋　燥

一百、燥伤胃阴，五汁饮主之，玉竹麦门冬汤亦主之。

五汁饮方法并见前

玉竹麦门冬汤甘寒法

玉竹三钱　麦冬三钱　　沙参二钱　生甘草一钱

水五杯，煮取二杯，分二次服。土虚者，加生扁豆。气虚者，加人参。

〔评释〕燥邪损伤胃中津液，表现出口舌干燥而思饮。应用五汁饮，或用玉竹麦冬汤进行治疗，以甘寒润燥养液。

玉竹麦门冬汤方和前面的沙参麦冬汤基本相同。这里只是重在滋养胃液，故减去桑叶的轻清疏邪，扁豆的甘淡益气，全用质气较为重厚的药，以独养胃阴，实也是"补土生金"之法，即救胃就是救肺的道理。

此外，本方和沙参麦冬汤的效用，证之临床，不只对温病后期的肺胃阴伤有效，一般由于胃阴不足，表现为舌质纯红，光滑无苔，上而呕逆，下而腹泻的病证，尝用此加减亦多获显效。

百一、胃液干燥，外感已净者，牛乳饮主之。

此以津血填津血法也。

牛乳饮甘寒法

牛乳一杯

重汤炖熟，顿服之；甚者，日再服。

〔评释〕论燥邪化热以后劫伤了胃中津液，邪气虽去而津干未复之证。怎样得知呢？那就是他除外感症状已完全消失外，必然还留有舌干不润、大便干涩的表现。只有这样，才能说他是胃中津伤。既然表现为邪去津伤，那就不必再用其他药物，而独用"牛乳"来调养。因为牛乳是由精血化生的液体，它味甘、性微寒，能滋润胃肠、补诸虚不足，用于病后津伤，是润燥生津的最好滋养品。

百二、燥证气血两燔者，玉女煎主之。

玉女煎方见上焦篇

汪按：燥证路径无多，故方法甚简。始用辛凉，继用甘凉，与温热相似。但温热传至中焦，间有当用寒苦者，燥证则惟喜柔润，最忌苦燥，断无用之之理矣。其有湿未退而燥已起，及上燥下湿、下燥上湿者，俱见湿门。

〔评释〕秋燥病出现"气血两燔"，其性质当和温热病一样。即既应有气分热盛之高热、口燥渴等表现，也必有血热的舌绛无津之特征。治疗也应采用玉女煎，以清气凉血，益阴润燥。

此外，秋燥病在一般情况下，以伤肺津或耗胃液为主，它的传变较少，病及营血的不多。治疗方面，初宜辛凉润燥，继宜甘寒滋液。至于病入中焦，灼伤胃液，只宜柔润生津，最忌苦寒伐胃，以免伤中损阴。这和"温热"病中焦热炽，偶用苦寒以直折邪势大不相同，是必须注意的。

卷三　下焦篇

风温　温热　温疫　温毒　冬温

一、风温、温热、温疫、温毒、冬温、邪在阳明久羁[1]，或已下，或未下，身热面赤，口干舌燥，甚则齿黑唇裂，脉沉实者，仍可下之；脉虚大，手足心热甚于手足背者，加减复脉汤主之。

温邪久羁中焦，阳明阳土，未有不克少阴癸水者，或已下而阴伤，或未下而阴竭。若实证居多，正气未至溃败，脉来沉实有力，尚可假手于一下，即《伤寒论》中急下以存津液之谓。若中无结粪，邪热少而虚热多，其人脉必虚，手足心主里，其热必甚于手足背之主表也。若再下其热，是竭其津而速之死也。故以复脉汤复其津液，阴复则阳留，庶可不至于死也。去参、桂、姜、枣之补阳，加白芍收三阴之阴，故云加减复脉汤。在仲景当日，治伤于寒者之结代，自有取于参、桂、姜、枣，复脉中之阳，今治伤于温者之阳亢阴竭，不得再补其阳也。用古法而不拘用古方，医者之化裁也。

〔词解〕

①羁（jī）："羁"，即马的笼头，有约束、留滞的意思。这里

作热邪留滞在中焦的借用词。

〔评释〕温热毒邪，本易灼津伤阴。当其传入中焦气分，热结在胃肠稽留时间过久，那就既灼胃津，也伤肾阴，所以不论已经用过攻下药，或是还未用过攻下药，只要病人表现出身热很高，面部潮红，口舌干燥而不润，甚至出现牙齿焦黑，口唇燥裂等现象，就是热盛阴消的象征。但这时判断其是兼实还是纯虚，关键要依脉象的情况而定。

如果脉象沉实有力，并见苔焦黑，腹满便闭的症状，那就说明津伤阴亏而胃肠实热仍在。是此，正气未至大虚，治疗还可采用《伤寒论》阳明病“急下存阴”的方法。当然，由于其阴液久耗，运用攻下法，应以增液承气或增液合调胃承气汤为宜。

如果脉象大而无力，或虚而数，手足心发热的情况比手足背要严重，而无腹满便闭的现象，就是热灼肾阴，阴虚内热的表现。所以，这时的口舌干燥，齿黑唇裂，不再是实热现象，而是热毒久留于内，阴液被消耗太过的缘故了。治疗应该用加减复脉汤，以滋养阴液为主，使阴有所生，阳有所恋。否则，阴消过甚，阳无所恋，那就不只是阴竭，阳也有外脱的危险。

复脉汤，是炙甘草汤的别名，也是《伤寒论》中，治疗心气阴液双亏，症见“心动悸，脉结代”的一个养血益阴、通阳复脉的方子。吴氏加以化裁，用地黄、麦冬、阿胶、麻仁生津养阴，炙甘草扶中益气。减去温心阳，益心气的参、桂、姜、枣，加入收敛阴气的芍药，配甘草，酸甘化阴，以治热邪消灼阴液之证，期达养阴复液的目的。临床上用于阴消液亏，累著奇效，真不愧为遵古法，而又不受古方约束的善于化裁者。

此外，原著方后按语中谓“方中的麻仁”，柯韵伯认为应当是枣仁。他从“心动悸”三字看出是传抄时的错误，不能说没有一定的见解。本书加减复脉汤仍用麻仁，是取其有甘能益气，润可去燥的作用，对于温病阴亏的治疗是适宜的。

地黄有生、干、熟三种，作用各有区别。生地黄是鲜的，即从地中刨出，洗净泥土，捣烂，绞出药汁，对入药中用，也可入药煎服。它性味甘凉，能清上、中二焦的热邪，并有凉血保津的作用。干地黄，是用鲜地黄晒干的，当其晒干后，寒凉性减而成为甘平的性味。熟地黄，是干地黄用黄酒、砂仁末拌蒸，经过九次蒸晒炮制而成。其性味甘温，能滋肾益阴。三者的炮制方法不同，功效略异，用时须辨。

二、温病误表，津液被劫，心中震震①，舌强神昏，宜复脉法复其津液，舌上津回则生，汗自出，中无所主者，救逆汤主之。

误表动阳，心气伤则心震，心液伤则舌蹇，故宜复脉复其津液也。若伤之太甚，阴阳有脱离之象，复脉亦不胜任，则非救逆不可。

〔词解〕

①震震：是形容心脏跳动比较重的词语。

〔评释〕本条和上条都是误用辛温升散，助阳劫阴，以致心气阴液都被耗伤之证。前条指出"脉结代"，是详脉而略症；本条指明心中悸动不安，舌转动不灵，神志疲惫不清，是详症而略脉。由于都是心气、阴液耗伤的结果，治疗时在原则上都应用复脉汤益气救阴。在具体运用上，还应根据心气、心阴损伤的不同程度，进行随症加减。如心悸动较重，脉来力衰动迟，间歇显著，是津涸血浓，运行涩滞，心气耗损偏重，应加强补益心气的药；如舌强不润，转动不灵，则是心阴耗伤偏重，应加重养阴的药。这样才能更适应病情。

用药后，再将舌上是否恢复湿润，作为判断预后好坏的标准。如舌湿润，说明津液已经恢复，就有回生的希望；如服药后，病情还不能控制，不但舌上津液不复，而且发展到汗流不止，心中空虚、心跳、慌乱不能自主，那就是阴亏过甚，阳无所恋，将有离脱的危险。这时单纯用补益气阴的复脉汤力已不足，应改用益阴摄阳的救逆汤进行治疗才行。

此外，曹炳章先生在"眉评"中说：脉见"虚大欲散，则亡阳在即，故加人参；若既见亡阳证，则又当用参附汤，先救其阳，俟阳回后，再议养阴"。

三、温病耳聋，病系少阴，与柴胡汤者必死，六七日以后，宜复脉辈复其精。

温病无三阳经证，却有阳明腑证中焦篇已申明腑证之由矣、三阴脏证。盖脏者，藏也，藏精者也。温病最善伤精，三阴实当其冲。如阳明结则脾阴伤而不行，脾胃脏腑切近相连，夫累及妻，理固然也。有急下以存津液一法。土实则水虚，浸假而累及少阴矣，耳聋不卧等证是也。水虚则木强，浸假而累及厥阴矣，目闭痉厥等证是也。此由上及下，由阳入阴之道路，学者不可不知。按温病耳聋，《灵》《素》称其必死，岂少阳耳聋，竟至于死耶？经谓：肾开窍于耳，脱精者耳聋。盖初则阳火上闭，阴精不得上承，清窍不通，继则阳亢阴竭，若再以小柴胡汤直升少阳，其势必至下竭上厥，不死何待！何时医悉以陶氏《六书》，统治四时一切病证，而不究心于《灵》《素》《难经》也哉！瑭于温病六七日以外，壮火少减，阴火内炽，耳聋者，悉以复阴得效。曰宜复脉辈者，不过立法如此，临时对证，加减尽善，是所望于当其任者。

〔评释〕温病后期耳聋，是热灼阴亏，精气被夺，病属少阴虚证。它不但与《伤寒论》少阳病邪郁于经的耳聋截然不同，就是与温病上焦证热邪熏蒸，上扰清窍的耳聋，也有虚实的区别。对此，如误以和解剂小柴胡汤治疗，虽不至于因误治而死，也会造成阳亢于上、阴竭于下的危险局面。因为小柴胡汤中是一派辛甘药（参、草、姜、枣、半夏），柴胡又升发阳气，黄芩虽能清里热，但对阴虚者也非所宜。如用此方治精亏耳聋，是有百害而无一利的。

那么，应该怎样治疗呢？这要从它的病机来论，温热最容易耗阴，热郁过久，必然深入下焦而劫夺肝肾的阴液。耳为肾窍，肾精亏耗，肾气无力上通于耳，则其窍失聪。《灵枢·决气》中谓"精脱者耳聋"，此当属之。

由于这种耳聋是肾的阴精热邪消耗所致，其耳聋必耳内无胀闷的感觉，有面赤、夜热、神疲、脉虚等症状。用复脉汤可以使阴液恢复，虚火潜降，则精气能够上通于耳，就可达到恢复听力的目的。

四、劳倦内伤，复感温病，六七日以外不解者，宜复脉法。

此两感治法也。甘能益气，凡甘皆补，故宜复脉。服二三帖后，身不热而倦甚，仍加人参。

〔评释〕心劳则神伤，体劳则筋伤。劳累过度的人，多内伤精气而神疲体倦。如果再感受了温热毒邪，发病后，病程经过六七天以上的时间，身上发热仍然不退，就是正气虚弱，阴液受伤不能祛邪外出的缘故。这时要达邪外出，必须先扶正气。加减复脉汤能益气养阴，可以选用。它是对内外两伤治以扶正祛邪的方法。当加减复脉汤服过两三剂，发热已消退后，身体困乏疲倦仍然较重时，那是邪气虽退，正气还没有恢复的现象。应在加减复脉汤内加入人参，继续服用，以期气阴两复。

五、温病已汗而不得汗，已下而热不退，六七日以外，脉尚躁盛者，重①与复脉汤。

已与发汗而不得汗，已与通里而热不除，其为汗下不当可知。脉尚躁盛，邪固不为药衰，正气亦尚能与邪气分争。故须重与复脉，扶正以敌邪，正胜则生矣。

〔词解〕

①重（zhòng）：指加重剂量。

〔评释〕本条是论发汗、泻下后，阴液被伤，邪气仍盛，治以扶正祛邪的方法。

在温病的治疗中，或宣表，或通里，运用必须恰当，才能发挥祛邪退热的作用。如果病不在上焦卫表，强行宣表责汗，热没有结在中焦胃、肠，强行攻下通便，那就是"无的放矢"。这不只是发汗汗不得出，攻下热不得退，而且是败坏正气，徒伤阴分津液。然而还好，现在尚未因汗、下造成大的不良变化。时间虽过了六七天，脉象还是数动有力的，即所谓"躁盛"，这说明热邪盛而正气还未大衰。为什么？因为脉数动为热，有力为实。从数动可以测知邪热并没有因用汗、下药而衰减。从脉动有力，可以了解阴液虽为邪热或汗、下所伤，但正气还能与邪气抗争。治疗就必须把加减复脉汤的剂量加重，使其阴液有所滋养，正气得到扶助。阴液复，正气强，邪热自然消退。这也是"扶正祛邪"的一种方法。

六、温病误用升散，脉结代①，甚则脉两至者，重与复脉，虽有他证，后治之。

此留人治病法也。即仲景里急，急当救里之义。

〔词解〕

①结代：是两种脉象。结脉，是缓而时一止，止无定数。代脉，是动而中止，不能自还，因而复动，止有定数。二脉虽同是阴脉，但在一病中不能同时并见。这里应作或见结脉，或见代脉来理解。临床上以结脉为多见。

〔评释〕论误治后，脉结代的治法原则。

温病误用升散药，必然助火伤阴。升散发汗，汗为心液，强发其汗，直接劫夺心液，耗伤心气，以致心失所养，空虚悸动。脉应心动，心虚则力不能继，于是时断时续，则脉见结象，或见动而中止的代象，甚至脉来一息二至，这是心气阴液大亏，力衰动迟的严重现象。病到了这种里虚最急的情况，此时虽有其他症状，也不能兼顾。应遵照张仲景"里急，急当救里"的原则，加重复脉汤的剂量。待心气阴液恢复以后，再根据具体情况，进行其他治疗。

本条既是阴液心气同时虚衰，其用"复脉"应是"复脉"原方。因为只有不减去人参和用少量姜、桂，才能在养阴之中起益气强心的作用。

七、汗下后，口燥咽干，神倦欲眠，舌赤苔老[①]，与复脉汤。

在中焦下后与益胃汤，复胃中津液，以邪气未曾深入下焦。若口燥咽干，乃少阴之液无以上供，神昏欲眠，有少阴但欲寐之象，故与复脉。

〔词解〕

①苔老：指苔垢经过泻下治疗后，并未消退，仍坚老干燥，色苍而暗。是胃津肾液耗伤不能转化的缘故，不是燥结实象。

〔评释〕继论汗、下后，津亏阴伤表现的不同症状和治法。

温病邪在卫分的，经过解表，在气分的，经过通里，应该邪退病愈。就是热邪耗伤了肺、胃津液，也应如中焦阶段那样，在下后采用益胃汤生津养液，其津液一般是不难恢复的。现在恰恰相反，汗、下后，不但津液未复，而且出现口干咽燥，精神疲惫，昏昏欲睡，舌质色赤，舌苔坚老、干燥、色苍而暗。这是什么原因呢？是由于病变本来就属热盛津伤，又经过汗、下的治疗，邪气大减，阴液也大伤，于是口燥咽干，舌苔苍老、干燥；血分余热未尽，则舌质色赤；肾阴既耗，不能上济以养神，则神倦而昏昏欲睡。据此，本条的脉象应是虚细而数。

由此可知，这不只是伤了胃阴，而是少阴的阴液也亏伤较重，病已转入下焦的缘故。治疗就得用复脉汤滋养阴液。

此外，《伤寒论》少阴病的"但欲寐"和本条的"神倦欲眠"，都是神虚现象。但伤寒有"寒化""火化"的不同，要从兼见症状而定。本条病属温热，症见口燥咽干、面赤，是阴伤及肾，已无疑义。

八、热邪深入，或在少阴，或在厥阴，均宜复脉。

此言复脉为热邪劫阴之总司也。盖少阴藏精，厥阴必待少阴精足而后能生，二经均可主以复脉者，乙癸同源也。

加减复脉汤方 甘润存津法

炙甘草六钱　干地黄六钱。按地黄三种用法：生地者，鲜地黄未晒干者也，可入药煮用，可取汁用，其性甘凉，上中焦用以退热存津；干地黄者，乃生地晒干，已为丙火炼过，去其寒凉之性，本草称其甘平；熟地制以酒与砂仁，九蒸九晒而成，是又以丙火丁火合炼之也，故其性甘温。奈何今人悉以干地黄为生地，北人并不知世有生地，金谓干地黄为生地，而曰寒凉，指鹿为马，不可不辨　生白芍六钱　麦冬五钱，不去心　阿胶三钱　麻仁三钱。按柯韵伯谓：旧传麻仁者误，当系枣仁。彼从心悸动三字中看出传写之误，不为无见。今治温热有取于麻仁甘益气，润去燥，故仍从麻仁

水八杯，煮取八分三杯，分三次服。剧者加甘草至一两，地黄、白芍八钱、麦冬七钱，日三夜一服。

救逆汤方 镇摄法

即于加减复脉汤内，去麻仁，加生龙骨四钱、生牡蛎八钱；煎如复脉法。脉虚大欲散者，加人参二钱。

2,其原因不外阳虚和阴伤两个方面。

其一,素体阳虚,又经苦寒攻下,重伤阳气,必致阳虚不能下固而大便稀溏。但这种便溏,必是稀薄滑利,且舌苔不燥,脉象迟而力弱。

其二,下不得法,或误下或下得太过而引起便溏,使阴液失于固秘而反下泄,将有阴脱的危险,其辨证的依据除"脉仍数"

外，还必有躁扰不安，大便稀，有热感而舌赤。

现在既谓大便溏而脉数，当是下后阴伤，余热未消的象征，这时复脉汤不能用。因为方中多是滋阴之品，有滑泄的作用，应以牡蛎一味的一甲煎独用，取牡蛎有存阴、收涩和清在里余热的作用。服过一两日后，大便溏泄已止，可以再据情运用养阴固涩的一甲复脉汤，以进行善后调理。

十、下焦温病，但大便溏者，即与一甲复脉汤。

温病深入下焦劫阴，必以救阴为急务。然救阴之药多滑润，但见大便溏，不必待日三四行，即以一甲复脉法，复阴之中，预防泄阴之弊。

〔评释〕本条和上条都是下焦阴伤，而以"便溏"为主要症状。治疗也都应以救阴为急务。不过，两条的机理、成因又略有差异。

前条是因下后引起便溏，恐其因泄多而导致亡阴，故独用牡蛎一味，重点在于固阴止便。

本条是病入下焦，热灼阴伤而便溏，重点在于阴伤。就给予益阴为主、固涩为辅的一甲复脉汤进行治疗。

十一、少阴温病，真阴欲竭，壮火复炽①，心中烦，不得卧者，黄连阿胶汤主之。

按：前复脉法为邪少虚多之治。其有阴既亏而实邪正盛，甘草即不合拍。心中烦，阳邪夹心阳独亢于上，心体之阴，无容留之地，故烦杂无奈；不得卧，阳亢不入于阴，阴虚不受阳纳，虽欲卧得乎！此证阴阳各自为道，不相交互，去死不远，故以黄芩从黄连，外泻壮火而内坚真阴；以芍药从阿胶，内护真阴而外捍亢阳。名黄连阿胶汤者，取一刚以御外侮，一柔以护内主之义也。其交关变化神明不测之妙，全在一鸡子黄。前人训鸡子黄，金谓鸡为巽木，得心之母气，色赤入心，虚则补母而已，理虽至当，殆未尽其妙。盖鸡子黄有地球之象，为血肉有情，生生

阳

阴

寐
阳入于
阴则寐

寤
阴出于
阳则寤

阳从
上脱

阴从
下脱

阴阳
交脱

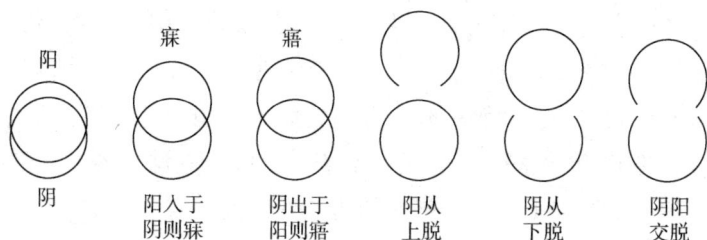

不已，乃奠安中焦之圣品，有甘草之功能，而灵于甘草；其正中有孔，故能上通心气，下达肾气，居中以达两头，有莲子之妙用；其性和平，能使亢者不争，弱者得振；其气焦臭，故上补心；其味甘咸，故下补肾；再释家有地水风火之喻，此证大风一起，荡然无余，鸡子黄镇定中焦，通彻上下，合阿胶能预熄内风之震动也。然不知人身阴阳相抱之义，必未能识仲景用鸡子黄之妙，谨将人身阴阳生死寤寐图形，开列于后，以便学者入道有阶也。眉批：不知阴阳相抱之理，亦不知伤寒必当救阳，温病必当救阴之妙。

黄连阿胶汤方 苦甘咸寒法

黄连四钱　黄芩一钱　阿胶三钱　白芍一钱　鸡子黄二枚

水八杯，先煮三物，取三杯，去滓，纳胶烊尽，再纳鸡子黄，搅令相得，日三服。

征按：此《金匮》治伤寒少阴病，二三日以上，心烦不得卧之祖方也。二三日以上，寒变热之时也。少阴多寐，以传经之阳邪灼阴，故不得卧，与少阴温病，确乎相合。阳亢不入于阴，阴虚不受阳纳二语，虽倡自叶氏，然亦自经文"卫气留于阳，则阳气满，不得入于阴，则阴气虚，故目不瞑"而来，可为一切不寐之总纲。他如湿痰留于胃腑不寐，《内经》则有半夏汤以通其阳，其方则以千里外之流水扬万遍，取五升，炊以苇薪，沸则纳秫米一升，半夏五合，炊至升半，去渣，饮汁一小杯，日三服，以知为度。虚烦不眠，仲祖则有酸枣仁汤，以和其阴，方用枣仁二升，知母、茯苓、川芎各二两，甘草一两，以水八升，煮酸枣仁得六升，纳诸药，煮取三升，分温三服。又如胆虚不寐，《本事方》有鳖甲丸，鳖甲、枣仁、羌活、牛膝、五味、参、芪各等分，细末蜜丸桐子大，每用温酒服三四十丸。痰热不眠，《集验方》有温胆汤，橘红、半夏、茯神、甘草、枳实、竹茹。振悸不眠，半夏、陈皮、甘草、茨实、茯苓、竹茹。虚劳不寐，枣仁二两，碾末，同半夏二合煮糜，入地黄汁一合，再煮，时时与服。六一散加牛黄，治烦躁不眠。竹叶汤调服炒枣仁末，治脾虚不眠之类。条例甚多，总不出乎安胃和中，俾阳明之气顺，则阴阳之道路，可通而已矣。

〔词解〕

①壮火复炽："壮火"，出《素问·阴阳应象大论》，是一种亢奋的病理之火，能伤害正气，同"壮火食气"。

〔评释〕病入下焦，阴液亏虚，固然是虚多实少，应以复脉汤之类滋养阴液为主，如以上各条所列举的那样。但也有少阴虚衰而邪火仍亢的情况，独用滋养方法治疗就不恰当了。如本条温邪进入下焦，下而肾水被烁，真阴欲竭，上而火邪夹心阳上亢，于是阴愈虚，火愈亢，以致阳亢不交于阴，阴虚不能济阳，形成上下失交，阴阳不济的状态，产生心神不宁的烦乱、不能安卧等症状。治疗宜用黄连阿胶汤，以清热育阴。

本方是《伤寒论》少阴篇第203条用治少阴病邪从热化，阴虚血少，心阳独亢的所谓"阳亢不入于阴，阴虚受阳纳"，症见"心中烦，不得卧"的方子。由于本条"阴竭火亢"的机理与此基本相合，所以，吴氏选用了这个方子。方中黄连、黄芩，泻邪火而护真阴；白芍、阿胶，滋阴液以御亢阳；更以鸡子黄滋养中焦，交通心肾。共起清热育阴的作用。

十二、夜热早凉，热退无汗，热自阴来者，青蒿鳖甲汤主之。

夜行阴分而热，日行阳分而凉，邪气深伏阴分可知；热退无汗，邪不出表而仍归阴分，更可知矣，故曰热自阴分而来，非上中焦之阳热也。邪气深伏阴分，混处气血之中，不能纯用养阴，又非壮火，更不得任用苦燥。故以鳖甲蠕动之物，入肝经至阴之分，既能养阴，又能入络搜邪；以青蒿芳香透络，从少阳领邪外出；细生地清阴络之热；丹皮泻血中之伏火；知母者，知病之母也，佐鳖甲、青蒿而成搜剔之功焉。再此方有先入后出之妙，青蒿不能直入阴分，有鳖甲领之入也；鳖甲不能独出阳分，有青蒿领之出也。

青蒿鳖甲汤方辛凉合甘寒法

青蒿二钱　鳖甲五钱　细生地四钱　知母二钱　丹皮三钱

水五杯，煮取二杯，日再服。

〔评释〕阴虚夜热多见于温病后期，往往经久不解。叶氏原案有"能食，形瘦，脉数左盛，两月不解"的记载。可见这时病虽不重，但它是温热余邪留伏阴分，消耗阴血，也是值得注意的。吴氏"自注"说："夜行阴分而热，日行阳分而凉，邪气深伏阴分可知。热退无汗，邪不出表，而仍归阴分，更可知矣。"所以，它是邪气深伏厥阴，不能从少阳转出的表现。治疗需用青蒿鳖甲汤深入厥阴，领邪从少阳外出，则邪从外解而热自退。

本方是叶案"温热"第29案治王氏"阴虚夜热"的主方，吴氏减去其中竹叶，而名为青蒿鳖甲汤。它不仅用于温病有效，就是其他病，只要具有"阴虚夜热"的症状，也有效。方中以鳖甲滋阴入络搜邪，青蒿芳香透络，配合鳖甲领厥阴的病邪从少阳转出，丹皮泻伏火，生地清阴热，知母甘寒生津润燥。合为清热透邪的方子。

十三、热邪深入下焦，脉沉数，舌干齿黑，手指但觉蠕动，急防痉厥，二甲复脉汤主之。

此示人痉厥之渐也。温病七八日以后，热深不解，口中津液干涸，但觉手指掣动，即当防其痉厥，不必俟其已厥而后治也。故以复脉育阴，加入介属潜阳，使阴阳交纽，庶厥可不作也。

二甲复脉汤方咸寒甘润法

即于加减复脉汤内，加生牡蛎五钱，生鳖甲八钱。

〔评释〕论热入下焦，对痉厥发生的辨别和治疗方法。

温病热邪深入下焦，必然灼肾阴，肾阴被灼，则水不上承而症见舌干齿黑。下焦热炽则脉见沉数。阴虚则阳亢，阳亢则肝风内动，而见手指微微抽动。这一手指抽动，便是将要发生痉厥的预兆，也是本条辨治的要点。对此，必须采取育阴潜阳的紧急措施，方用二甲复脉汤，以救阴潜阳防止痉厥的发生。如果痉厥已经发作，用这个方子治疗，也是有效的。

十四、下焦温病，热深厥甚，脉细促，心中憺憺大动①，甚则心中痛者，三甲复脉汤主之。

前二甲复脉，防痉厥之渐；即痉厥已作，亦可以二甲复脉止厥。兹又加龟板名三甲者，以心中大动，甚则痛而然也。心中动者，火以水为体，肝风鸱张，立刻有吸尽西江之势，肾水本虚，不能济肝而后发痉，既痉而水难猝补，心之本体欲失，故憺憺然而大动也。眉批：此心动与水停心下者相反。心为丁火，所恶者客水，而所喜者真水，故心与肾并主少阴也。一则水气上凌心，若薪炭之见水而爆沸也；一则水不济火，若游鱼之失水而腾跃也，一则通阳利水，一则潜阳补水，当于脉证辨之。甚则痛者，阴维为病主心痛，此证热久伤阴，八脉丽于肝肾，肝肾虚而累及阴维故心痛，非如寒气客于心胸之心痛，可用温通。故以镇肾气、补任脉、通阴维之龟板止心痛，合入肝搜邪之二甲，相济成功也。

三甲复脉汤方同二甲汤法

即于二甲复脉汤内，加生龟板一两。

〔词解〕

①心中憺（dàn）憺大动："憺"动貌。有空虚、动荡的意思。全句是形容心跳很快而有空虚的感觉。

〔评释〕本条是从上条之证发展而来的。上条仅见手指微动，本条"自注"谓"痉厥已作"。上条是脉沉数，本条已呈细促脉象。上条还没有明显的悸动，本条已是心中悸动不安，甚至心胸有疼痛的感觉，从而足见比上条更为严重了。但这种脉症是怎样发生的呢？

这种"厥"是由于热灼于内，阴竭于下而发生的一种"热厥"。

这种"痉"是由于热邪久留下焦，真阴被灼，不能滋养肝阴。反之，热留下焦，同时也消灼肝阴，肝阴为热所灼，又必下吸肾阴，导致肾阴愈加亏损，肝阴更失所养。肝主筋，肝阴失养则不能濡筋，而发生风动的痉挛现象。

这种"心中憺憺大动"，是因肾阴下竭，不能上养心神，心失所养，更难以补给周身所需，所以动荡不安，心胸疼痛。

综上几点，再结合脉象的细促，也足以证明是热入下焦，热灼阴竭，肝风内动，心失所养而造成的急促不振现象。

因此，治疗以滋阴潜镇，养血息风的二甲复脉汤，并加龟板填补真阴，交通心肾，合而名为"三甲复脉汤"，以使阴液足而亢阳潜降，诸症自可消退。

十五、既厥且哕俗名呃忒**，脉细而劲**①**，小定风珠主之。**

温邪久踞下焦，烁肝液为厥，扰冲脉为哕，脉阴阳俱减则细，肝木横强则劲，故以鸡子黄实土而定内风；龟板补任_{谓任脉}而镇冲脉；阿胶沉降，补液而熄肝风；淡菜生于咸水之中而能淡，外偶内奇，有坎卦之象，能补阴中之真阳，其形翕阖，故又能潜真阳之上动；童便以浊液仍归浊道，用以为使也。名定风珠者，以鸡子黄宛如珠形，得巽木之精，而能熄肝风，肝为巽木，巽为风也。龟亦有珠，具真武之德而镇震木。震为雷，在人为胆，雷动未有无风者，雷静而风亦静矣。亢阳直上巅顶，龙上于天也，制龙者，龟也。古者蓄龙御龙之法，失传已久，其大要不出乎此。眉批：鳖名守神，亦此义。

小定风珠方_{甘寒咸法}

鸡子黄_{一枚，生用}　真阿胶_{二钱}　生龟板_{六钱}　童便_{一杯}　淡菜_{三钱}

水五杯，先煮龟板、淡菜，得二杯，去滓。入阿胶，上火烊化，纳鸡子黄，搅令相得，再冲童便，顿服之。

〔解词〕

①劲（jìng）：指脉坚强有力，其有两种情况：一种是有力而不失柔和，为有神；一种是坚劲力强而失去柔和，为失神。这里是阴亏而稍失柔和之象。

〔**评释**〕论下焦温病"厥""哕"并见的脉症和治法。

热入下焦，出现四肢逆冷，同时又见呃逆，这是极为严重的问题。

从厥逆来看，温病后期见四肢逆冷，多是由于热郁肝、肾，液耗水涸，气血营运艰滞，不能通达四末的结果。

再从呃逆来说，它和"热厥"并见，多与热扰"任脉"，循膈而引动胃气冲逆有关。因为任脉统一身的阴脉，为"阴经之海"，阴经竭，任脉空，则热邪内扰，任脉沿腹胸而上，故病主胸腹内脏而见其机能失调。但其特点，应是呃声低弱而短频。

总的说，这里的关键是脉"细而劲"这三个字。因为"细"是阴亏液耗的现象，"劲"是肝阳横逆的象征，脉是本条辨证的着眼点。否则，略去热厥所应有的胸腹灼热、舌质干绛的特征，是无法辨明其寒热的。

由于证属肾阴耗竭，肝阳横逆，治疗当以滋液息风的小定风珠为主。

本方是叶案"痉厥"第 25 案治顾某络伤风动，阳并为厥，冲逆为呃，症见肢厥，呃逆，形瘦，面青，咽喉痛，脉细劲的方子。方中鸡子黄养胃液，并协同阿胶滋水涵木，平息内风；龟板能养肾阴，补任脉，降冲逆，且得淡菜的潜真阳，童便的降虚火。合而用于阴亏阳亢，虚火冲逆之证。有养阴潜阳，息风平冲的作用。但本方多是黏腻的药品，且味太腥浊，胃气虚弱的病人不能用，以免引起呕吐而导致虚脱。

十六、热邪久羁，吸烁真阴，或因误表，或因妄攻，神倦瘛疭，脉气虚弱，舌绛苔少，时时欲脱者，大定风珠主之。

此邪气已去八九，真阴仅存一二之治也。观脉虚苔少可知。故以大队浓浊填阴塞隙，介属潜阳镇定；以鸡子黄一味，从足太阴，下安足三阴，上济手三阴，使上下交合，阴得安其位，斯阳可立根基，俾阴阳有眷属一家之义，庶可不致绝脱欤！

大定风珠方酸甘咸法

生白芍六钱　阿胶三钱　生龟板四钱　干地黄六钱　麻仁二钱 五味子二钱　生牡蛎四钱　麦冬六钱，连心　炙甘草四钱　鸡子黄二枚，生　鳖甲四钱，生

水八杯，煮取三杯，去滓，再入鸡子黄，搅令相得，分三次服。喘加人参，自汗者加龙骨、人参、小麦，悸者加茯神、人

参、小麦。

　　[评释] 论误治阴衰，风动欲脱的症状和治法。

　　前面"汗下伤阴"第二条（即原文下焦第7条），是用汗、下法而伤了阴液，以致"神倦欲眠，舌赤苔老"，脉象细数，病较轻。本条是病入下焦，真阴已伤，又误用汗、下药，更劫夺了肝肾的阴液，因而神倦脉弱，舌绛苔少，甚至到了将要虚脱的程度，病多危重。

　　前者，阴伤不太严重，用复脉汤其力已足；此则阴气耗伤极重，非大剂滋阴潜阳的大定风珠就不能达到复阴恋阳，挽回危局的目的。

　　本方由加减复脉汤加味而成。方用复脉汤滋补真阴；三甲潜阳；五味、白芍合甘草，而甘酸化阴；鸡子黄养阴血，息风阳。共起酸甘化阴，潜阳息风的作用。由于药味腥浊，胃弱而呕、呃欲脱的，同样不宜用。

十七、壮火尚盛者，不得用定风珠、复脉。邪少虚多者，不得用黄连阿胶汤。阴虚欲痉者，不得用青蒿鳖甲汤。

　　此诸方之禁也。前数方虽皆为存阴退热而设，其中有以补阴之品，为退热之用者；有一面补阴，一面搜邪者；有一面填阴，一面护阳者，各宜心领神会，不可混也。

　　[评释] 本条是说明临证立法、处方，必须针对疾病情机，才能恰当。下焦温病，虽都是温邪伤阴，但邪势有缓急，阴伤有轻重。其中虚实多少不一，表现出的症状有异，治法就不能完全相同。在下焦滋阴养液的几个方子中，运用是有区别的。

　　定风珠和加减复脉汤，是用于阴液虚衰的。邪热尚盛的不能用。

　　黄连阿胶汤，是用于阴虚火亢的。邪少虚多的不能用。

青蒿鳖甲汤，是用于阴虚不甚，热留厥阴的。阴液虚衰将要发痉的不能用。

这几个方子，各有其应用范围，不能随意乱用。

十八、痉厥①神昏，舌短、烦躁，手少阴证未罢者，先与牛黄、紫雪辈，开窍搜邪；再与复脉汤存阴，三甲潜阳，临证细参，勿致倒乱。

痉厥神昏，舌蹇烦躁，统而言之曰厥阴证。然有手经足经之分：在上焦以清邪为主，清邪之后，必继以存阴；在下焦以存阴为主，存阴之先，若邪尚有余，必先以搜邪。手少阴证未罢，如寸脉大，口气重，颧赤，白睛赤，热壮之类。

〔词解〕

①厥：这里单纯指和痉证并见的四肢逆冷。

〔评释〕辨厥阴四症的病在心包和肝，以及两厥阴同病的先后不同治法。

温病出现痉厥、神昏、舌短、烦躁，都是厥阴经的症状。但厥阴有手、足二经之分，即有心包与肝的不同。这在临证时，如何区分呢？应从以下几点来分析：

一是症状出现的阶段。属于心包证，一般见于上焦或中焦热邪极盛阶段。如在下焦末期阶段出现，则主要属于肝。

二是痉厥。属于心包，是毒邪内陷，热极引动肝风的"风火相扇"证。为病邪亢进期的实证。其四肢厥闭，筋脉挛急的现象，也很急剧，甚则角弓反张。属于肝，则是肾阴被烁，肝阳独亢的"虚风内动"证，是病到末期的邪少虚多，或纯虚的症状，其四肢虽厥闭而筋脉挛急不甚，只见手足微动或瘛疭。

三是神昏烦躁。属于心包，是火毒炽盛，热闭机窍，昏则昏谵并见，躁则烦躁不安。属于肝，是肾阴亏耗，神失所养，多表现为神倦而昏昏欲眠的状态。烦是虚火上扰的烦，躁是手足躁扰。

四是身热。属于心包的，热邪炽盛，胸腹热高。属于肝的，阴虚阳亢，热多夜甚。前者，是实热；后者，是虚热。

正由于手、足二经的病理、病势有这样的不同，所以对其治疗的规律，也就不一样。如属上焦心包证，治疗时应先清邪，后养阴。如属下焦肝之证，就要以养阴为主。原则是这样，也不能绝对化。如果病属于肝，又伴有寸口脉大，口中时有臭气，目赤红，身热很高，那就是手少阴的邪热还在。这时就应先用牛黄丸、紫雪丹一类药（并可配合清营或清宫汤），以开窍搜邪，然后，再与"复脉"滋阴，"三甲"潜阳，确是非常必要的。总之，邪有余，先搜邪，阴将竭，先复阴，或间用，或并用，全在临证详审而认真掌握运用，不要颠倒混乱。

十九、邪气久羁，肌肤甲错①，或因下后邪欲溃，或因存阴得液蒸汗，正气已虚，不能即出，阴阳互争而战②者，欲作战汗也，复脉汤热饮之。虚盛者加人参；肌肉尚盛者，但令静，勿妄动也。

按：伤寒汗解必在下前，温病多在下后。缚解而后得汗，诚有如吴又可所云者。凡欲汗者，必当先烦，乃有汗而解。若正虚邪重，或邪已深入下焦，得下后里通；或因津液枯燥，服存阴药，液增欲汗，邪正努力纷争，则作战汗，战之得汗则生；汗不得出则死。此系生死关头，在顷刻之间。战者，阳极而似阴也，肌肤业已甲错，其津液之枯燥，固不待言，故以复脉加人参助其一臂之力，送汗出表。若其人肌肤尚厚，未至大虚者，无取复脉之助正，但当听其自然，勿事骚扰可耳，次日再议补阴未迟。眉批：以上十九条，立法虽多，而以存阴退热为主。

〔词解〕

①肌肤甲错：是形容肌肉消瘦，皮肤粗糙、干燥或角化的词语。皮肤的外观呈褐色，如鱼鳞状。一般为内有瘀血的体征之一。这里是由于津耗阴伤太过所致。

②战：指恶寒战栗。

〔评释〕本条是论热久伤阴，正虚而邪气不得外出，将欲战汗的辨别和治疗方法。全文可分为以下三点：

其一，是说明热久耗津的一种表现，即"肌肤甲错"。它的形成原因，主要是温热毒邪久留气分，瘀热伤津，以致肌削皮皱，粗涩干燥。这的确是阴亏津耗得很严重的一种表现。

其二，是说明采取不同治疗方法后的反应。即在津伤的情况下，如果燥热内郁，腑实不通，那就须用急下存阴的治法。下后郁解里和，邪可外溃而作战汗。如果里无燥结，而是瘀热灼阴，津液过分耗伤，根本无津可布，那就要急予清解瘀热，滋养阴液，也可使阴液足，正气得助，"云行雨施"，一战而汗解。

因为温病和伤寒不一样。伤寒邪从汗解，是在用泻下法以前；温病是汗不嫌迟，它的汗解，往往是在用泻下法或补充阴液以后。当然，临床上出现战汗的情况，都是正气与邪气交争的关头。

其三，是说明邪溃正虚欲作战汗时的两种不同处理方法。邪溃正虚欲作战汗，这是一个关键时刻，对其邪正虚实的情机变化如能分辨准确、治疗得当，可以获得战而后解的效果。否则，战而汗脱，或战而不能作汗，就会变生顷刻。至于怎样掌握其情机变化，主要有两个方面：

一方面，是在用泻下法之前，就要估计到战汗的可能。因为下后战汗，多是在下后不久出现的。当用下法时，对这种津伤到

"肌肤甲错"的病人，就不能纯用攻下，必须攻补兼施，以防下后战而无汗或战而因汗致脱的不良情况出现。

另一方面，是要从战时的表现来窥察它的变化。凡见烦扰不安，四肢发凉，爪甲青紫，身体战栗，是将要战汗的预兆。这时如测其脉为缓而虚软，按之有根，说明正气可以抗邪，不必用药，待汗后再据情给予滋养。如脉见沉弱如无，或虚微而散，就说明下焦肾的精气衰微，将有脱变的危险，可急用加减复脉汤加人参热饮，以固正防脱。至于肌肉还比较丰满，津液亏耗不显著的，是正气并未大伤，虽欲作战汗，自不当补。用之，反会壅塞碍邪，阻其出路，这是应该注意的。

二十、时欲漱口不欲咽，大便黑而易者，有瘀血也，犀角地黄汤主之。

邪在血分，不欲饮水，热邪燥液口干，又欲求救于水，故但欲漱口，不欲咽也。瘀血溢于肠间，血色久瘀则黑，血性柔润，故大便黑而易也。犀角味咸，入下焦血分以清热，地黄去积聚而补阴，白芍去恶血，生新血，丹皮泻血中伏火，此蓄血自得下行，故用此轻剂以调之也。

犀角地黄汤甘咸微苦法

干地黄一两　生白芍三钱　丹皮三钱　犀角三钱

水五杯，煮取二杯，分二次服，渣再煮一杯服。

〔评释〕本条是温邪进入血分，热毒迫动血液，渗溢肠内，久色黑，随粪而下之证。其中"时欲漱口，不欲咽"，"大便黑而易"是辨别热入血分，大便出血的要点。这是因为：

时欲漱口：是热毒在里，消灼阴液，但觉口干，想饮水以润其燥。

不欲咽：是热在血分，邪已入阴，且血溢肠内，所以，口虽干而不想将水咽下。

大便黑而易：是热入血分，与血相搏，动血迫血，血溢肠内，瘀久色黑所致。又因粪得瘀血的滑润而便时容易排出。

这三点，尤以大便色黑而容易排出，是辨肠内有出血现象的有力证据。

此外，由于是温热病热入血分，必然还具有舌色深绛，身灼热，躁扰不安，甚至昏狂谵妄的现象。

由是可知，热入血分而见大便黑，是血热动血，迫血妄行所致。这时如不急于清热凉血，则有血出过多而导致亡血的危险。根据叶香岩的"入血就恐耗血动血，直须凉血散血"的原则，用犀角地黄汤，以清热解毒，凉血止血。

本方具有清心凉血，消瘀解毒的作用，为治血热迫血的有效剂。如瘀热较重，干地黄可改用生地黄，白芍改用赤芍，还可加入丹参、茜草、地榆、秦皮等味，以加强凉血、活血、止血的作用。

二一、少腹坚满，小便自利，夜热昼凉，大便闭，脉沉实者，蓄血①**也。桃仁承气汤主之，甚则抵当汤。**眉批：此上二条，法稍变，一则为阴亏蓄血而设，补中有泻；一则为邪多蓄血而设，重在攻邪，以泻为补。

少腹坚满，法当小便不利，今反自利，则非膀胱气闭可知。夜热者，阴热也；昼凉者，邪气隐伏阴分也。大便闭者，血分结也。故以桃仁承气通血分之闭结也。若闭结太甚，桃仁承气不得行，则非抵当不可，然不可轻用，不得不备一法耳。

桃仁承气汤法苦辛咸寒法

大黄五钱　芒硝二钱　桃仁三钱　芍药三钱　丹皮三钱　当归三钱

水八杯，煮取三杯。先服一杯，得下止后服，不知再服。

抵当汤方飞走攻络苦咸法

大黄五钱　　虻虫二十枚, 炙干为末　　桃仁五钱　　水蛭五分, 炙干为末

水八杯, 煮取三杯, 先服一杯, 得下止后服, 不知, 再服。

〔词解〕

①蓄血: 即血液积于管腔或脏器内的一种病证。这里具体指血热相搏瘀积于下焦肠中。

〔评释〕 本条是热入血分, 下焦蓄血的症状和治法。

热在下焦, 小腹胀满, 按之坚硬, 是热结膀胱和热结血瘀所共有的症状。辨别的方法和"伤寒"一样, 都在于小便的利与不利。因为前者, 是结在膀胱, 必导致气化闭塞而小便不利; 后者则是血蓄肠中, 不影响膀胱气化, 小便自然通利。《伤寒论》有"热在下焦, 少腹当硬满, 小便自利者, 下血乃愈"之说。吴氏遵之, 以小便自利为蓄血的象征。

至于"夜热昼凉", 是热邪隐伏在阴分的缘故。"大便闭, 脉沉实", 不是气分燥结, 而是血分瘀蓄。闭结不通, 也是邪实而正气尚可支持的象征, 因用桃仁承气汤, 以通血分的闭结。如果服了以后, 闭结仍不通, 那是血结较甚, 可改用抵当汤, 以行瘀破结。当然, 使用时应慎重, 瘀结一通, 即应停服。

再者, 本条和上条, 都是从吴又可《温疫论》之中"蓄血"条下参合而来。不过, 鞠通认为见黑便即用犀角地黄汤, 而不再行通下瘀结, 是有道理的。但是, 当少腹硬满, 血结于下, 非泻不可时, "桃仁""抵当"是可一用, 一候便通结下, 急需根据血热病机, 给予凉血止血。如正气亦虚者, 必要时, 还应加人参以固气, 或单用独参汤以提气。

《伤寒论》治寒邪化火入血, 瘀热结于少腹所用的"桃核承气汤", 是调胃承气汤加桃核、桂枝, 以温通血脉, 攻逐瘀热。

本条所用的"桃仁承气汤"是《温疫论》方。即《伤寒论》方去桂枝、甘草，加当归、芍药、丹皮。其所以去桂枝、甘草，是因本证属于热毒入血，瘀热蓄结下焦，避其甘温助热；加归、芍、丹皮，是为了在荡逐郁热的同时，加强凉血、活血的作用。这样便可使大便通、瘀结去，而热清血活。

抵当汤方是《伤寒论》治瘀血实证最有力的方剂。《温疫论》和《温病条辨》中，也都用本方治"蓄血"重证，以攻下瘀热。方中水蛭、虻虫、桃仁，能攻恶逐瘀，推陈致新，大黄可荡涤热邪导瘀下行。惟这些药行血逐瘀，力峻性猛。故吴氏又指出：它是不得已而备用的一法，绝不能草率从事。

二二、温病脉，法当数，今反不数而濡小者，热撤里虚也。里虚下利稀水，或便脓血者，桃花汤主之。

温病之脉本数，因用清热药撤其热，热撤里虚，脉见濡小，下焦空虚则寒，即不下利，亦当温补，况又下利稀水脓血乎！故用少阴自利，关闸不藏，堵截阳明法。

桃花汤方甘温兼涩法

赤石脂一两，半整用煎，半为细末调　炮姜五钱　白粳米二合

水八杯，煮取三杯，去渣，入石脂末一钱五分，分三次服。若一服愈，余勿服。虚甚者加人参。

[评释] 温热病"下利稀水，或便脓血"，原因很多，病机不一，不能笼统论证。简要地说，凡症以下利稀水为主，有肠热下利之用葛根芩连汤的，有热结旁流之用调胃承气汤的等等。凡症以脓血便为主，有湿热滞肠之用清热导滞汤（黄连、黄芩、枳实、大黄、槟榔、木香、山楂、泽泻、木通、甘草）的，有疫毒灼肠之用白头翁汤的。凡此，多是温病早期或中期邪盛证实的实证、热证。在末期，病后见大便稀水，或脓血，则多是邪衰正虚

的虚证，但有伤阴、伤阳的区别：如前面用一甲煎和一甲复脉汤的两条，就是治阴伤滑泄的例子，而本条和下一条，是治伤阳的例子。这些都必须根据不同病程，结合整个脉症一一进行详辨。

再就本条而论，它是以"下利稀水，或便脓血"为主证，将脉反不数而濡小作为"热撤里虚"的辨证依据。这是一个比较扼要的方法。不过，还须明确的是，温病病后"下利稀水"与"便脓血"，其性质虽都属于"热撤里虚"，但其机理实不完全相同。若在治疗上，都以桃花汤为主，是不够恰当的。因为它有"脾伤气陷"和"关闸不藏"之别。前者，不是由于中阳素虚，就是药用寒凉太过，其见症除脉濡小，排清冷稀粪外，必有体倦身凉，神疲息弱等中虚表现。后者，不是由于利后脏虚，就是肠有宿伤，又感温热，病到后期，除出现脉不数而软小外，必有脓血稀薄，滑脱不禁，下腹隐痛，神疲肢凉等虚寒现象，治疗则必须据证辨治。即对便稀的里虚证，应用加味异攻散（即四君子汤加陈皮、山药、木瓜、升麻、荷叶、枳壳、赤石脂等味），以补中升阳，固涩止泻，对便脓血的"关闸不藏"证，可用桃花汤的甘温固涩以止滑痢，才能适应病情，这是不得不加审辨的。

桃花汤方是《伤寒论》治"少阴病，下利便脓血"的主方。吴氏在本条中，用治温病后"热撤里虚"便脓血，谓本方有"堵截阳明"的作用。这是根据叶案"温热"第47席某第三诊医案和"痢门"第57沈某医案而来。方中用石脂敛肠固脱，炮姜温中，粳米养胃，合石脂以厚肠胃。正因三药合用，有温中、整肠、固脱的作用，所以，对久痢滑脱不止有效，对"温病"后"热撤里虚"的便脓血，也同样有效。

二三、温病七八日以后，脉虚数，舌绛苔少，下利日数十行，完谷不化，身虽热者，桃花粥主之。眉批：以上二条，大略相似，其中有移步换形之妙，学者留心。

上条以脉不数而濡小，下利稀水，定其为虚寒，而用温涩。此条脉虽数而日下数十行，至于完谷不化，其里邪已为泄泻下行殆尽。完谷不化，脾阳下陷，火灭之象；脉虽数而虚，苔化而少，身虽余热未退，亦虚热也。纯系关闸不藏见证，补之稍缓则脱。故改桃花汤为粥，取其逗留中焦之意。此条认定完谷不化四字要紧。

桃花粥方甘温兼涩法

人参三钱　炙甘草三钱　赤石脂六钱，细末　白粳米二合

水十杯，先煮参、草，得六杯，去渣，再入粳米煮，得三杯，纳石脂末三钱，顿服之。利不止，再服第二杯，如上法，利止停后服。或先因过用寒凉，脉不数，身不热者，加干姜三钱。

汪按：前一甲煎为下后滑泄者设，此二方为阳虚而关闸撤者设，当审证用之。此外有虽下利而邪未净，如热结旁流之类，仍当下；及热利下重，当用苦寒坚阴，如白头翁汤、芩芍汤之类者，各有本条，不在此例，不可误用。其湿温、疟痢等证，有当兼用升提者，又一例。

邪热不杀谷，亦有完谷一证，不可不慎，当于脉之虚实，并兼现之证辨之。

〔评释〕本条和上条一样，也是以"下利"为主要症状。不同的是，大便"完谷不化"，次数很多，且舌绛苔少，身热，脉虚数。这可能是与脾、肾的阳气受伤，不能化谷，关门不固有关。也不难看出它有余热下迫和脾胃阴亏的状态。吴氏在桃花汤中，只用石脂固涩止便，甘草、粳米和中养胃，加人参益气防脱，并减去干姜的温燥以防伤阴，可见其审慎的态度。不过，从全文脉症看，并不那样简单。其中"舌绛苔少"，是营热伤阴的象征。大便日数十次，多是热迫下注的现象。身热、脉虚数，在一般情况下，也不是虚寒现象。因此，它究竟是"阳伤"还是

"热迫"，就不能不深入研究和审辨。

温病下利，属于"阳伤"的，多因清泄太过，损伤脾肾，或初因"热迫"暴泻，终因液脱阳伤，而大便水谷杂下，日达数十次之多。就症而论，在未脱之前，或将脱之际，必大便量多而无臭味，有气液将脱的肌削目陷，神疲肢凉，舌淡脉微等表现。也有表现为身热的，必久按反无热感；脉见虚数，必按之空虚如无；舌质色绛，必淡而晦暗。这是一种液脱于下，阳浮于外的现象，也属虚寒，或叫"真寒假热"。此病起于温热，治疗不但要固涩止泻，而且要急于温中回阳，才能挽救将脱的气液。

如果是病到七八天，症见舌绛苔少、身热，当是热入营分，脉虚数，也正是营为热灼的阴虚现象。这时，大便日达数十次之多而无脱象，必量少急迫，实是肠为热灼所致，虽有"完谷不化"，也是肠伤不能杀谷，而致即下的现象，不得误认为是虚寒。应采用张锡纯的滋阴清燥汤（见《医学衷中参西录·医方第二十四》），加人参、萸肉、谷芽麦芽、黄连、牡蛎等味。其中生山药能补脾肺气阴，滑石清热能利小便而实大便，甘草、白芍酸甘化阴，合萸肉、山药以复阴，人参固气，谷芽麦芽和胃，并用黄连、牡蛎清泄阳明，厚肠胃而固涩止泻，用于热迫阴伤之证，较为合法。

二四、温病少阴下利，咽痛胸满心烦者，猪肤汤主之。

此《伤寒论》原文。按温病热入少阴，逼液下走，自利咽痛，亦复不少，故采录于此。柯氏云：少阴下利，下焦虚矣。少阴脉循喉咙，其支者出络心，注胸中。咽痛胸满心烦者，肾火不藏，循经而上走于阳分也；阳并于上，阴并于下，火不下交于肾，水不上承于心，此未济之象。猪为水畜，而津液在肤，用其肤以除上浮之虚火，佐白蜜、白粉之甘，泻心润肺而和脾，滋化源，培母气，水升火降，上热自除，而下利自止矣。

猪肤汤方甘润法

猪肤一斤，用白皮从内刮去肥，令如纸薄

上一味，以水一斗，煮取五升，去渣，加白蜜一升、白米粉五合，熬香，和令相得。

〔评释〕论温病下利咽痛的症状和治法。

风温、冬温症见"咽痛"，虽是一个或有之症，但由于出现的阶段不同，其性质、情机有着一定的差异。一般来说，"咽痛"见于初期阶段，多为肺胃受邪，毒热上扰的实证、热证。治应于辛凉之中加清化利咽的药品。中期阶段，多与气分热毒炽盛有关，治应于清泄之中，加解毒利咽的药物。惟当末期阶段，出现"咽痛"，则主要是肾阴耗伤，虚火上炎的虚多实少或纯虚证，治必滋阴降火。是此，都应根据不同阶段的性质、情机，结合整个脉症加以分析、研究，才能辨得准确，治得得当。

本条病在"少阴"，症见下利、咽痛、胸闷、心烦，这是由于温热邪入下焦，迫液下泄，肾阴耗伤，虚热循经上扰所致。即"自注"中所谓：肾火不藏，循经而上走于阳分，以致阳并于上，咽痛、心烦，阴并于下，下利便稀，成为火不下交于肾，水不上承于心的"失济"现象。正由于阴虚火浮，故治用猪肤汤甘凉滋润，以养阴润燥，调和阴阳。

本方用猪皮，性寒，其味甘微咸，以滋肾养阴，得白蜜甘凉润肺，以清上炎的虚火而除咽痛，更佐甘淡的白米粉，以和脾养胃，淡渗止利，合为滋阴液，清化源，和脾胃的方子。能达到阴阳相济，火降利止的效果。记得我的老师讲过：他曾用此方加味，治杨虎城将军病伤寒经治甫愈，复因饮酒导致阴虚火炎、喉痛失音之例，三服而痛止音出。也说明本方治少阴虚热所致的咽喉痛，确有一定的效验。

二五、温病少阴咽痛者，可与甘草汤；不差者，与桔梗汤。

柯氏云：但咽痛而无下利、胸满、心烦等证，但甘以缓之足矣。不差者，配以桔梗，辛以散之也。其热微，故用此轻剂耳。

甘草汤方甘缓法

甘草二两

上一味，以水三升，煮取一升半，去渣，分温再服。

桔梗汤苦辛甘升提法

甘草二两　桔梗二两

法同前。

〔评释〕本条也是热入下焦，灼伤肾阴，而以"咽痛"为主证，但不伴有下利、心烦、胸闷等症状。因此，它只有肾阴被灼，虚火上炎的表现，而无"阳并于下"，迫液下泄的症状。对此，在治疗方面，从原则上说，应以滋肾阴，清虚火为主，才为合法。然而，吴氏仍依"伤寒"之法，以甘草汤或桔梗汤为主，似不够妥帖。因为甘草生用甘平，虽能缓急解毒，有被覆咽喉黏膜的作用，但无直接益阴的功效。且单独一味，量至二两，用于温病后阴虚火浮，实难免有壅滞气血之弊。

桔梗辛开苦泄，能散结利咽，且得甘草的缓急解毒，二药合用于"咽痛"，是无可非议的。但以外感风热，初期邪轻而热毒不重的为宜。再者，桔梗是辛开肺气的药，甘草是甘平缓急的药，如因肺气失宣，津液不生，用以宣开上焦的郁火，使肺无瘀热为害，津液自可周布，当然是可以取法的。

惟本条是病至下焦，阴液亏耗而出现的"咽痛"，它是虚火上浮，不是实邪郁肺。这时如单用桔梗汤，且甘、桔的用量都高过二两之多，不但起不了济阴降火的效用，且会因大量甘草，甘甜壅滞，桔梗升提辛开，而更加劫阴于下，提阳于上，造成阴液更加劫伤，虚阳愈加上浮的不良现象。

假如要用桔梗汤，也必须在滋阴的基础上配用，如将生地、元参、麦冬等味，加入桔梗汤内。但甘、桔的用量，应为前药的三分之一，而不应以它们为主。这样以滋阴为主，甘、桔为佐使，可起到滋阴于下，开源于上，使水升火降的作用。

我在临床上，对阴虚火浮的咽痛，尝用六味地黄汤，加元参四钱，桔梗钱半，紫油桂五分至一钱（如无紫油桂，改用黑附子）的引火归原法，每投即效。

病案：杜某，素体阴虚，又嗜烟酒。1949年春末患流行性感冒后，咽痛不已，曾自用六神丸、牛黄解毒丸、磺胺等中西药无效，又经医生诊治，认为是肺胃虚热，用加减竹叶石膏汤而痛反增重，故前来就诊。其症咽痛夜甚，有干涩感，饮食无碍，入夜后自觉头顶和足心发热，咽腔暗赤，舌质暗红，脉象虚数而细，右尺尤弱，显为阴虚不能济阳，阳浮不入于阴的阴虚火浮证。治以滋阴纳阳，引火归原，方用水升火降汤：熟地八钱，山萸肉四钱，山药四钱，丹皮三钱，茯苓三钱，泽泻三钱，元参四钱，黄柏二钱，桔梗钱半，油桂八分，一剂而热除痛减。去黄柏，又服两剂而愈。后改用六味地黄丸，以元参、桔梗作引，煎汤送服，再未复发。

二六、温病入少阴，呕而咽中伤[①]，生疮不能语，声不出者，苦酒[②]汤主之。眉批：以上三条均系咽痛，其中又有分别。

王氏晋三云：苦酒汤治少阴水亏不能上济君火，而咽生疮，声不出者。疮者，疳也。半夏之辛滑，佐以鸡子清之甘润，有利窍通声之功，无燥津涸液之虑；然半夏之功能，全赖苦酒，摄入阴分，劫涩敛疮，即阴火沸腾，亦可因苦酒而降矣，故以为名。

苦酒汤方 酸甘微辛法

半夏二钱，制　鸡子一枚，去黄，纳上苦酒鸡子壳中

上二味，纳半夏着苦酒中，以鸡子壳置刀环中，安火上，令三沸，去渣，少少含咽之，不差更作三剂。

征按：醋能开胃散水，敛热解毒，《局方》消暑丸尝以煮半夏，亦此意也。

〔词解〕

①咽中伤：曹颖甫说："始因咽痛，医家刺以刀针，咽中遂伤。"

②苦酒：即陈醋。

〔评释〕本条虽同样是论热入少阴而以"咽痛"为主要症状，但与前两条比，这是"咽中伤，生疮"且"不能语，声不出"，显然又不完全相同。

唐容川说是"喉痛、喉蛾"一类疾病。就这而论，在早期，当是风热毒邪结于咽喉，以致喉肿疼痛，治宜疏风清热，解毒利咽为主。在后期，则是热邪深入，郁久灼阴，上而余邪未净，下而虚火又炎，循经而上，合郁于咽，治应以滋肾养阴，清火利咽为主。本条的"咽痛"，一般说，不是热入少阴才出现的，而是在病变早期就已经存在的一个主要症状。

至其所谓"咽中伤"，曹颖甫说得好。他说："始因咽痛，医家刺以刀针，咽中遂伤，久不收口，因而生疮。"当然刀针刺伤，是个显见的原因，而实际上，咽肿用刀针放血、排脓，是喉证不可少的一个治疗方法。这时咽肿未消，本是热毒未净，加上阴虚火炎，以致肿痛不已，甚至"不能语，声不出"。由于咽肿壅塞，进而影响及喉，才有不能出声的现象。

正由于痛是因"喉痛、喉蛾"，刺放以后，热久入阴，阴虚

火炎，余邪未净而肿痛不消，治取苦酒汤润燥清热，消肿敛疮，是治标的一法。

本方以苦酒酸收消肿敛疮，半夏辛滑散结发声，蛋清清润缓痛利窍，吴氏自注谓：三物配合，"有利窍通声之功，无燥津涸液之虑"。几药共起清热利窍，敛疮发声的作用。

曹颖甫在《曹氏伤寒金匮发微合刊》中说："近世相传喉中戳伤饮食不下验方，用鸡蛋一枚，钻孔去黄留白，入生半夏一枚，用微火煨熟，将蛋白服之，伤处随愈，亦可证……生半夏、蛋白之能已疮痛。"

再者，关于本汤的制法，所谓去黄留白，是将鸡子打一小孔，使蛋清流入杯中，取出蛋黄，然后将蛋清倒入蛋壳内，并加入陈醋至十分之八，再纳入半夏至全蛋壳的十分之九稍强，约可容小的七枚，大的三枚。如果是十四枚大半夏，就是一个空蛋壳也盛不下。所以，对半夏的用量，《外台秘要》与《圣济总录》中已有异议是有道理的。待汤制成后，将少量含入口内，有辛凉酸而微苦的气味，旋即津生满口，喉有舒适感觉。它比"润喉片"有生津酸敛的作用。此方对于喉部创伤疼痛、喉痛、喉蛾后期，热毒已经消退的，有滋养润敛的效果。如果热毒仍盛，配合清热解毒剂应用较好。

二七、妇女温病，经水适来，脉数耳聋，干呕烦渴，辛凉退热，兼清血分，甚至十数日不解，邪陷发痉者，竹叶玉女煎主之。

此与两感证同法。辛凉解肌，兼清血分者，所以补上中焦之未备；甚至十数日不解，邪陷发痉，外热未除，里热又急，故以玉女煎加竹叶，两清表里之热。

竹叶玉女煎方 辛凉合甘寒微苦法

生石膏六钱　干地黄四钱　麦冬四钱　知母二钱　牛膝二钱

竹叶三钱

水八杯，先煮石膏、地黄得五杯，再入余四味，煮成二杯。先服一杯，候六时覆之，病解停后服，不解再服。上焦用玉女煎去牛膝者，以牛膝为下焦药，不得引邪深入也，兹在下焦，故仍用之。

〔评释〕本条是从叶案"热入血室"第一，沈姓案整理出来的。是继论妇女温病，月经来潮，十数天病情转重，"恐其邪陷痉厥"（语见叶氏原案）的治法。

妇女在染患温病的同时，适逢月经来潮，症见"脉数耳聋，干呕烦渴"（原案中还有"寒热"这一症状），为邪犯气分，热郁少阳，又因经来血亏，邪气乘机有向"血室"侵扰的征象。对此治疗，在《温热论》中有小柴胡汤去参、枣的甘补，加生地、丹皮、桃仁、山楂肉等，此为凉血活血的法方，既可使其内入"血室"清消瘀热，又能祛邪从少阳外解。此可作参考。

肝主"血室"，少阳为厥阴之表，是病邪由腑入脏，或由脏出腑的必由之路。因此，对上述症状，如误认为热邪在肺而法用辛凉，虽无大害，但也会使邪气逗留不解，外滞少阳，内犯厥阴、血室，以致热灼阴耗，面色紫黑晦暗，势将动风发痉，治疗应用玉女煎加竹叶，以两清气血，退热救阴。

此外，叶案本是临诊纪实的资料，从本条所整理的内容看，还有两个问题，值得指出：一是用"辛凉退热"，治热郁少阳，侵扰血室，并不恰合病情。叶氏在案内已明确说明误从肺治，而吴氏反以"辛凉退热，兼清血分"作为治该证的方法之一，不能说不是对原意的误解。二是发痉的问题，叶案中所谓"三日前已经发痉"，是在"恐其邪陷痉厥"的前提下，补叙三日前曾发过痉。因此，既看不到有现症发痉的记录，也没有用息风解痉的药品。吴氏只从"三日前已经发痉"一句，就断定其为"邪陷发痉"是不确切的。

本方在上焦用治"气血两燔"证，去牛膝，是因其性降下行，怕引邪深入。在这里不去牛膝，正是取其引药下行，通经活血。竹叶性味辛寒，有两清表里的作用，其心尤善于清心通窍，清火导热，所以用它为使。

二八、热入血室，医与两清气血，邪去其半，脉数，余邪不解者，护阳和阴汤主之。

此系承上条而言之也。大凡体质素虚之人，祛邪及半，必兼护养元气，仍佐清邪，故以参、甘护元阳，而以白芍、麦冬、生地和阴清邪也。

护阳和阴汤方甘凉甘温复法，偏于甘凉，即复脉汤法也

白芍五钱　炙甘草二钱　人参二钱　麦冬二钱，连心，炒　干地黄三钱，炒

水五杯，煮取二杯，分二次温服。

〔评释〕本条是指前条"竹叶玉女煎"两清气血后，舌质转红、寒热、烦渴等症状（见原案复诊）都有所减缓，这是邪衰势减，已获成效。不过，由于体气素虚，阴伤较重，因而余邪残留未尽，脉象、面色依然同前。治疗就应顾护元气，和阴清邪，方用护阳和阴汤，以益气和阴。

本方的名称，叶霖按语说是"杜撰"，其实此方名是吴氏根据叶案中所谓"护养元气……和阴是急"的治法而起的。方中以人参、甘草甘补护阳益气，麦冬、地黄养阴清热，白芍合甘草等甘酸和阴。为加减复脉汤去麻仁、阿胶，加人参而成。

二九、热入血室，邪去八九，右脉虚数，暮微寒热者，加减复脉汤，仍用参主之。

此热入血室之邪少虚多，亦以复脉为主法。脉右虚数，是邪不独在血分，故仍用参以补气。暮微寒热，不可认作邪实，乃气

血俱虚，营卫不和之故。

加减复脉汤仍用参方

即于前复脉汤内，加人参三钱。

〔评释〕本条是紧接上条用护阳和阴汤后，诸症都已消失，惟傍晚的时候，感到有轻微寒热，右手脉象虚软无力而数。这是邪势大溃，气血仍虚，营卫失和的缘故，不能当做邪实对待。应用加减复脉加人参以滋阴益血、补养元气，作为主要疗法（叶氏原案中《伤寒论》复脉汤去姜、桂），和营卫似应减甘草三钱，加入五到八分桂枝较好。

其中所谓"右脉虚数"，是因为右手脉属气，特指出以提醒注意气虚，左手脉属血，其虚数自不待言。

加减复脉汤仍用参方即于复脉汤方内，加人参三钱，也就是护阳和阴汤加麻仁、阿胶。

以上四条，都是从叶案"热入血室"的两个医案中整理的。第一案共三诊，即2～4条；第二案仅有初诊，即第一条，它本是吴氏"热入血室"证的最后一条。我因为四条中，只有这条是"热瘀互结"证，所以改为第一条而列到"蓄血证"之后。

此外，原注引录叶案中邵新甫在"热入血室"后的批注，以及叶霖的按语，对全面理解"热入血室"一证，很有帮助。下面就其原意略加增删。

邵新甫认为，"热入血室"一证，《金匮要略》中有数法。第一条（在《伤寒论》中为第144条）是病中月经忽然停止，症见寒热往来如疟，是邪气侵扰血室较为轻浅，正气尚能抗邪，病势有向外之机，所以，治须因势利导，疏解枢机，透里达表。第二条（在《伤寒论》中为第145条）是感受寒邪后，身上发热，经水来潮，症见白天神志清楚，晚上惊慌、恐惧、说胡话。这是瘀热互结证，不得误认为是阳明实证，并指出在治疗时莫要伤害胃气与上焦津液。第三条（在《伤寒论》中为143条）是感受风邪，恶寒发热，恰当月经来潮期间，经过了七八天，又出现了脉迟、热退身凉、胸胁部胀闷如结胸，并且说胡话等症状。这显然是热入血室，瘀热结于胸胁，正气抗邪无力，表、泻二法都不能用，应针刺期门穴以疏通经络，泄积于胸胁的热邪。第四条（在《伤寒论》中为第216条）是病入阳明，下血，说胡话，仅头部出汗，也是热入血室，瘀热郁蒸不解的表现，治疗同样可以用针刺期门穴的方法，以泄热邪。这都是示人以辨证论治的方法。可是现在的医生，一遇到"热入血室"之证，不辨热邪陷入的轻重，血室的盈亏，就用小柴胡汤，那是会有害的。总之，治疗本证的方法很多，必须随证应用，凡热与血结的，应用桃仁承气汤，以及山甲、归尾之类。凡"血室"空虚而热邪侵入的，应用犀角地黄汤加丹参、木通之类。凡表邪未尽，虽有血瘀的症状而表证仍在，合乎和解法的，可用小柴胡汤去甘草加元胡、归尾、桃仁。凡热炽燔灼而谵妄如狂的，将牛黄膏调入清气化瘀的药中，再看叶案治"热入血室"，可用两解气血燔蒸的玉女煎法。热甚阴伤，有育阴养气的复脉汤法，又有护阴涤热的缓攻瘀结法。这些治法条理清楚，可作为临床辨证施治的参考。

叶霖在按语中说："热入血室"的四证，其中第四证是月经来潮时期感受温热，而月经仍照常排出，这是邪热没有进犯"血室"，对此，只治温热而不必顾月经，温热一清而病自愈。《伤寒论》第145条的"勿犯胃气，及上二焦"，就是指此而说。但治法必兼少阳、厥阴，所以，刺"期门"，以"柴胡"为主方，以和表里，提、泻所陷的热邪。有人对叶香岩有害怕柴胡而不敢用的讥议。其实他在《温热论》中，论治"热邪陷入与血相结"及"本经血结自甚"时，都主张用小柴胡汤加减治疗。可见他并不是"畏而不用"，而是随着病机和证候的差异，予以变法易方，这正是其"圆机活法"的高明处，非执死方以治活病的人所能理解。

三十、热病经水适至，十余日不解，舌萎饮冷，心烦热，神气忽清忽乱，脉右长左沉，瘀热在里也，加减桃仁承气汤主之。

前条十数日不解用玉女煎者，以气分之邪尚多，故用气血两解。此条以脉左沉，不与右之长同，而神气忽乱，定其为蓄血，故以逐血分瘀热为急务也。

加减桃仁承气汤方苦辛走络法

大黄三钱，制　桃仁三钱，炒　细生地六钱　丹皮四钱　泽兰二钱　人中白二钱

眉批：即上第二十条方，去芒硝、归、芍而易以生地、泽兰、人中白也。

水八杯，煮取三杯。先服一杯，候六时，得下黑血，下后神清渴减，止后服，不知渐进。

按：邵新甫云：考热入血室，《金匮》有五法：第一条主小柴胡，因寒热而用，虽经水适断，急提少阳之邪，勿令下陷为最。第二条伤寒发热，经水适来，已现昼明夜剧，谵语见鬼，恐人认阳明实证，故有无犯胃气及上二焦之戒。第三条中风寒热，经水适来，七八日脉迟身凉，胸胁满如结胸状，谵语者，显无表证，全露热入血室之候，自当急刺期门，使人知针力比药力尤捷。第四条阳明病下血谵语，但头汗出，亦为热入血室，亦刺期门，汗出而愈。第五条明其一证而有别因为害，如痰潮上脘，昏冒不知，当先化其痰，后除其热。眉批：第五条非另列一法也，总承上四条而分缓急之治。一证云者，言其或单有表证之寒热，或单有里证之谵语、结胸等证，而又有别因为害，则当从其急者

而先治之。仲景教人当知变通，故不厌推广其义，乃今人一遇是证，不辨热入之轻重，血室之盈亏，遽与小柴胡汤，贻害必多。要之热甚而血瘀者，与桃仁承气及山甲、归尾之属；血舍空而热者，用犀角地黄汤，加丹参、木通之属；表邪未尽而表证仍兼者，不妨借温通为使；血结胸，有桂枝红花汤，参入海蛤、桃仁之治；昏狂甚，进牛黄膏，调入清气化结之煎。再观叶案中有两解气血燔蒸之玉女煎法；热甚阴伤，有育阴养气之复脉法；又有护阴涤热之缓攻法。先圣后贤，其治条分缕析，学者审证定方，慎毋拘乎柴胡一法也。眉批：此段最宜著眼，证同而治不同者，全在几希之间耳。

　　［评释］论"热入血室"，瘀热在里的症状和治法。

　　热病里热内盛，本易伤阴动血。女性患热病，如遇月经来潮，虽应期而至，并非热激冲任所致，但血室一空，邪乘虚入，也会灼血耗阴，热血相搏，表现出"热入血室"之证。要是由于热盛冲激冲任，迫动血液，使月经先期来潮，窜入血室，更会耗灼阴液，热与血结，同样可见"热入血室"之证。本条所说的证，显系后者的瘀热相结。其中，经来十多天，身热不退，出现舌质紫暗，枯萎，舌苔污垢，是阴伤血瘀的象征；心中烦热、神志忽然清醒，忽然昏乱而说胡话，是"热入血室"，瘀热相结，浊邪循冲任上扰心包的缘故；脉右长是阳明热盛，左沉是瘀蓄血室；口渴喜冷饮，更是里热内盛的现象。

　　证既是热灼阴伤，瘀热内结，自应治以清热顾阴，活血逐瘀为法。用加减桃仁承气作为主治的方子。

　　本方是桃仁承气汤去芒硝、归、芍，加生地、泽兰、人中白。从而加强其活血清热，顾护阴液的作用。

　　三一、温病愈①后，嗽稀痰而不咳，彻夜不寐者，半夏汤主之。

　　此中焦阳气素虚之人，偶感温病，医以辛凉甘寒，或苦寒清温热，不知十衰七八之戒，用药过剂，以致中焦反停寒饮，令胃不和，故不寐也。《素问》云：胃不和则卧不安，饮以半夏汤，覆杯则寐。盖阳气下交于阴则寐，胃居中焦，为阳气下交之道路，中寒饮聚，致令阳气欲下交而无路可循，故不寐也。半夏逐痰饮而和胃，秫米秉燥金之气而成，故能补阳明燥气之不及而渗其饮，饮退则胃和，寐可立至，故曰覆杯则寐也。

半夏汤方 辛甘淡法

半夏八钱，制　　秫米二两。即俗所谓高粱是也，古人谓之稷，今或名为芦稷，如南方难得，则以薏仁代之

水八杯，煮取三杯，分三次温服。

汪按：不寐之因甚多，有阴虚不受阳纳者，有阳亢不入阴者，有胆热者，有肝用不足者，有心气虚者，有心液虚者，有跷脉不和者，有痰饮扰心者。温热病中，往往有兼不寐者，各察其因而治之，斯不误矣。

〔词解〕

①愈：瘳也。《孟子·公孙丑》："今病小愈。"即病刚愈。这里指温病本症已好。

〔评释〕 论温病进入恢复阶段后，出现失眠的症状和治法。

　　失眠见于病后，邪去正衰，其虚可知。"虚"，有阴虚、阳虚。温病后失眠，多为阴虚阳亢，心肾失交，或气虚液亏，心神失养。阴虚阳亢必兼心悸而烦，头晕耳鸣，五心烦热，口干舌红；气虚液亏必兼心虚悸动，神疲气少，舌淡脉弱。至于本条的症状，则与这相反，它除"彻夜不寐"外，还伴有"嗽稀痰而不咳"的症状。这是什么缘故呢？

　　从吴鞠通"自注"的话来论，是由于中阳素虚，感受温病后，在治疗中没有注意到病人是阳虚体质，而过用了寒凉，其

结果是病邪虽然消退，阳气反而大伤，于是脾阳虚则转输无权而饮停（舌体色淡、胖嫩），肺气弱则通调失职而痰聚（舌苔多白滑）。古人谓："脾为生痰之源，肺为贮痰之器。"从而说明温病后嗽清稀痰涎是"中寒饮聚"，脾胃阳气同伤所造成的。

更由于中焦为脾胃所居之地，是阴阳上下交济的通路，脾阳受伤，"中寒饮聚"，既可使胃失和降而脘闷不舒（或兼呕逆不食），又阻滞阴阳交济之路而失眠不卧。《素问·逆调论》说："胃不和则卧不安。"也可说明本证的失眠是饮阻于中，胃失和降所致。

总的来说，素体阳虚，病中过用寒凉，是嗽稀痰的成因。痰饮中阻，胃气失和则是失眠的成因。因此，吴氏选用半夏汤，以和胃气，逐痰饮，而为主治之方。

半夏汤是《灵枢·邪客》中，治阳不入阴所致目不瞑的方子。本条证属脾伤饮聚，胃气失和，中阻阴阳通路，用其中半夏逐痰饮而和胃，秫米益肺阴而补胃，二者合用，则痰饮消退，胃气和降，阴阳交泰，似可达"复杯则寐"的效果。

三二、饮退得寐，舌滑，食不进①者，半夏桂枝汤主之。

此以胃腑虽和，营卫不和，阳未卒复，故以前半夏汤合桂枝汤，调其营卫，和其中阳，自能食也。

半夏桂枝汤方辛温甘淡法

半夏六钱　秫米一两　白芍六钱　桂枝四钱。虽云桂枝汤，却用小建中汤法，桂枝少于白芍者，表里异治也　炙甘草一钱　生姜三钱　大枣二枚，去核

水八杯，煮取三杯，分温三服。

〔词解〕

①食不进：即胃口不开，不想吃食物。

〔评释〕继论服半夏汤后的反应和进一步调治的方法。

药后痰嗽止，能入睡，是已获饮消气降，道通阳交的效果。舌苔仍然色白滑润，不想进食，是胃气虽降，胃的消化功能还不活泼，中阳未能很快恢复的表现。据此，一般是可不必用药的，宜于静养，以饮食消息调护，自可康复。或用清灵养胃汤（洋参、苡仁、秫米水泡於术、佛手、鲜荷叶、谷芽等)，以醒胃气，也可使胃气活泼，消化力逐渐恢复。

惟文中是用半夏桂枝汤复方治疗，"自注"中又有"营卫不和"而合用桂枝汤，是为"调营卫"的说法。由此合参，除"舌滑，食不进"外，还应有自汗一症，才符合病后"营卫不和"而合用桂枝汤的证治。

然而，这一治法必须确是温病后期中阳未复，"卫弱营强"的"营卫不和"证才可用，否则，热邪刚解，须防"灰中有火"，误用难免导致"复燃"之祸，不可不慎。

三三、温病解①后，脉迟，身凉如水，冷汗自出者，桂枝汤主之。

此亦阳气素虚之体质，热邪甫退，即露阳虚，故以桂枝汤复其阳也。

桂枝汤方 见上焦篇。但此处用桂枝，分量与芍药等，不必多于芍药也；亦不必啜粥再令汗出，即仲景以桂枝汤小和之法是也

〔词解〕

①解：指邪气已被解除。

〔评释〕论邪解热退，阳虚汗出的症状和治法。

温病邪解热退，身凉脉静，本是转入恢复阶段的良好现象。

临床上常见有些温热病，在气分阶段，经用清泄方法治疗后，忽汗大出而热势骤降，身凉脉静，现在把这叫作"分利性下降"。在这一情况中，有的人当热降后，汗随之减少而进入恢复阶段；有的人由于素体正衰阳弱，或病久、过用寒凉，则当大汗后，邪退阳伤更重，卫阳不能外固而汗出不已。如本文中所说的"冷汗自出"，就可能属于后一种。

邪解阳虚，冷汗自出，是不是脱证？不是。因为脱证汗出，必如珠、如油，脉必微细欲绝。本证仅见汗出，脉现迟象，知其未至于脱，而是表虚自汗。所以，用复阳敛阴的桂枝汤主治。如表气过虚时，加人参、黄芪方妥。

不过，末两句描述得有点太过火。假如真的是"身凉如水，冷汗自出"，那不正如叶香岩所说的"肤冷汗出"，便为气脱了么！这样虽急用回阳固脱剂，犹恐不及，岂是桂枝汤所可治的。

三四、温病愈后，面色痿黄①，舌淡，不欲饮水，脉迟而弦，不食者，小建中汤主之。

此亦阳虚之质也。故以小建中，小小建其中焦之阳气，中阳复则能食，能食则诸阳皆可复也。

小建中汤方甘温法

白芍六钱，酒炒　桂枝四钱　甘草三钱，炙　生姜三钱　大枣二枚，去核　胶饴五钱

水八杯，煮取三杯，去渣，入胶饴，上火烊化，分温三服。

汪按：温热病虑涸其阴，湿温病虑虚其阳。病后调理，温热当以滋阴为法甘凉或佐甘酸；湿温当以扶阳为法甘温或佐辛甘，不可错误。热病解后，脉静身凉，然而炎威虽退，余焰犹存，略予甘温，燎原复炽，饮食尚能助邪，况参、术、姜、桂及二陈之类乎！但体质不同，或平素阳虚，或寒凉过当，邪去正衰，不扶其

阳则气立孤危，故列益阳数法于上，以备采用。所谓"有者求之，无者求之"，学者固不可不知有此法，然非见之真确，断不可冒昧轻投也。寒湿、湿温，病后化燥，有当用凉润者，可以隅反。

〔词解〕

①面色萎黄：指色黄暗淡，枯而不润泽。为中虚营血不能上荣之象。

〔评释〕论病后中焦阳伤未复的症状和治法。

温热病，病中阴伤太甚，病后固多阴亏液耗之证。但素体阳虚，尤其脾胃阳弱的人，病退后，显现阳虚或阳伤不复之证，也不是没有。临床辨识，总以见症为准。

文中指出的面色萎黄，舌质色淡，是病后正虚，血不上荣的一般征象。惟脉迟（阳虚）而弦（多虚弦，脾阳虚，肝血亏），不饮，不食，是中焦阳虚不复之象，是辨证的主要依据。

证既是阳虚不复，治疗自然要用小建中汤，以复建中阳为法，是无可非议的。

然而犹应注意，温病益阳，是备用的一种变法，虽然用于病后，求有、求无，责盛、责微，全在精辨详审，症真脉确，自无孟浪误投之弊。

本方在《伤寒论》中是治里虚、心中悸烦的方子。心中悸烦为什么要用小建中汤以养气呢？因为脾胃主中焦，为后天之本，气血生化之源，脾胃不健，营卫匮乏，阴阳失调而心虚气弱，所以建立中气，实是固本开源之法。吴氏采用此方治温病愈后，脾胃阳虚而不饮不食，就更合本方方义。

温热常多伤阴，此又因素体阳虚，或过用寒凉而更伤阳气。在这阴阳两虚的情况下，补阴则碍阳，补阳则耗阴，当以甘温平补为法。方中饴糖甘平补中，芍药酸寒敛阴，桂枝辛温助阳，甘草甘平益气。且饴糖合桂枝，辛甘可以化阳，则素衰之阳得复；甘草合芍药，酸甘可以化阴，则新伤之阴得养。再加上辛甘的姜、枣以养胃和中，合桂、芍以兼调营卫，使阳复而阴不耗，阴生而阳得济，二者协调，脾胃复健，则饮食自进，气血充足。这可能就是鞠通选用本方用以温病后复建中气的原因。

我常用它加减，治病后"虚黄"及"中虚腹痛""虚寒性胃脘痛"等病证，都很有效。

三五、温病愈后，或一月，至一年，面微赤，脉数，暮热，常思饮，不欲食者，五汁饮主之，牛乳饮亦主之。病后肌肤枯燥，小便溺管痛①，或微燥咳②，或不思食，皆胃阴虚也，与益胃、五汁辈。

前复脉等汤，复下焦之阴。此由中焦胃用之阴不降，胃体之阳独亢，故以甘润法救胃用，配胃体，则自然欲食，断不可与俗套开胃健食之辛燥药，致令燥咳成痨也。眉批：以上五条，皆温热病后之条证。

五汁饮、牛乳饮方并见前秋燥门

益胃汤见中焦篇

按：吴又可云：病后与其调理不善，莫若静以待动，是不知要领之言也。夫病后调理，较易于治病，岂有能治病，反不能调理之理乎！但病后调理，不轻于治病。若其治病之初，未曾犯逆，处处得法，轻者三、五日而解，重者七、八日而解，解后无余邪，病者未受大伤，原可不必以药调理，但以饮食调理足矣，经所谓食养尽之是也。若病之始受既重，医者又有误表、误攻、误燥、误凉之弊，遗殃于病者之气血，将见外感变而为内伤矣。全赖医者善补其过谓未犯他医之逆，或其人阳素虚阴素亏，或前因邪气太盛，攻剂不得不重，或本虚邪不能张，须随清随补之类，而补人之过谓已犯前医之治逆，退杀气谓余邪或药伤，迎生气或养胃阴，或护胃阳，或填肾阴，或兼固肾阳，以迎其先后天之生气，活人于万全，岂得听之而已哉！万一变生不测，推委于病者之家，能不愧于心乎！至调理大要，温病后一以养阴为主。饮食之坚硬浓厚者，不可骤进。间有阳气素虚之体质，热病一退，即露旧亏，又不可固执养阴之说，而灭其阳火。故本论中焦篇列益胃、增液、清燥等汤，下焦篇列复脉、三甲、五汁等复阴之法，乃热病调理之常理也，下焦篇又列建中、半夏、桂枝数法，以为阳气素虚，或误伤凉药之用，乃其变也。经所谓：有者求之，无者求之，微者责之，盛者责之，全赖司其任者，心诚求之也。

〔词解〕

①溺管痛：即"茎中痛"，指小便时自感尿道疼痛。

②燥咳：指喉部干燥，常想咳嗽。

〔评释〕论温病愈后持续低热的辨证和治法。

温病后期，热邪深入下焦，常多肾阴枯涸，但也有热邪逗留气分，胃阴耗伤太过的。因此，当温病治愈以后，阴伤不复，就可能长期遗留夜间低热、面微赤、脉数等症状。至于它是胃阴虚还是肾阴虚，那就要结合其他症状来分析。如并见腰酸，头晕，耳鸣，咽痛，就是肾阴虚的特征；如并见口干，常想喝水，不思食，就是胃阴虚的特征。

文内所述症状，正是后者，是胃阴未复，胃阳偏亢。因之用五汁饮或牛乳饮生津润燥，以复胃阴。

如果胃阴亏耗很重，则津难外荣，肌肤枯燥，不能上输润肺，喉燥干咳，无液下渗膀胱，"小便溺管痛"。由于这些也主要是胃阴虚的缘故，治疗也以益胃汤或五汁饮等滋胃阴之方为主。只要胃阴恢复，自能进食。为此，吴氏在"自注"中特别指出，绝不可用辛燥等开胃药来重伤胃津，以免导致"燥咳成痨"的后果。

暑温 伏暑

三六、暑邪深入少阴^①消渴^②者，连梅汤主之；入厥阴^③麻痹^④者，连梅汤主之；心热烦躁神迷甚者，先与紫雪丹，再与连梅汤。

肾主五液而恶燥，暑先入心，助心火独亢于上，肾液不供，故消渴也。再心与肾均为少阴，主火，暑为火邪，以火从火，二火相搏，水难为济，不消渴得乎！以黄连泻壮火，使不烁津，以乌梅之酸以生津，合黄连酸苦为阴；以色黑沉降之阿胶救肾水，麦冬、生地合乌梅酸甘化阴，庶消渴可止也。肝主筋而受液于肾，热邪伤阴，筋经无所秉受，故麻痹也。再包络与肝均为厥阴，主风木，暑先入心，包络代受，风火相搏，不麻痹得乎！眉批：大凡麻痹皆气不运行之故，暑温则壮火食气，壮火散气，故麻痹也。以黄连泻克水之火，以乌梅得木气之先，补肝之正，阿胶增液而熄肝风，冬、地补水以柔木，庶麻痹可止也。心热烦躁神迷甚，先与紫雪丹者，开暑邪之出路，俾连、梅有入路也。

连梅汤方_{酸甘化阴，酸苦泄热法}

云连二钱　乌梅三钱，去核　麦冬三钱，连心　生地三钱　阿胶二钱

水五杯，煮去二杯，分二次服。脉虚大而芤者，加人参。

〔词解〕

①少阴：包括手、足少阴。

②消渴：是古病名之一。近似现在"三多一少"的糖尿病及"多饮多尿"的尿崩症等。它也是某些病的症状之一，即由于火亢阴亏所致的口渴，饮水量多。这里即属于后者。

③厥阴：包括手、足厥阴。

④麻痹：指筋肉有轻度拘急、屈伸不利和皮肤麻木等混合感觉。

〔评释〕暑邪深入少阴，病变涉及心和肾，暑热入心与阳相并，少火变为壮火，以致火邪独亢，内灼心营。阳热亢盛，必下消肾阴，肾阴耗竭，又不能上济心阳，这样造成心肾同伤的病机。因此，表现出心热烦躁，口渴饮水量多的症状。特别是"右脉空大，左脉小芤"（原案中脉象），更说明心肾同伤，以阴为主的情机，治疗以连梅汤清心救肾。

少阴受伤，厥阴更受困，病又及肝和心包，肝主筋，赖肾阴的滋养，肾阴被热邪消灼，则筋脉失于濡养；手厥阴心包内寓相火，足厥阴肝有风木的属性，暑困心包，火亢风动，风火相扇，则症见麻痹而肌肉有拘急感。叶香岩在原案中说："热深劫阴，而为痉厥"，须及早防范，以连梅汤主治。用此就是为了滋肾柔肝，泻火息风，以防治痉厥，如果在见心胸烦热，躁扰不安的同时，神志昏迷的程度也重，那已是热闭的象征，就得先用紫雪丹以开闭达邪，再继用连梅汤直达病所以平亢壮阴。

暑邪深入少阴、厥阴，病及四经，其程度的深重可想而知。叶案引张凤逵《伤暑全书·辨寒暑证各异》说：暑病"入肝则麻痹，入肾则消渴"。吴氏本条所论，是将原案（见叶案"暑门"第38案顾姓案）加以整理，并根据"入肝""入肾"进行分论，虽总以连梅汤主治，但他又据"心热烦躁，神迷"，加入先用紫雪丹的意见，也与证颇合。

不过，如此重证，案只一诊，当难定其必愈，这里无非是聊备一法，以资参考罢了。

本方是酸苦泄热，酸甘化阴的方子。其中黄连苦寒入心与包络，泄热邪而存阴；阿胶合生地、麦冬，救肾阴而柔肝息风；乌梅味酸入肝，既可配黄连泄热，又可配胶、麦化阴生津。数药合用，能使热清阴足而火平风息。

三七、暑邪深入厥阴，舌灰，消渴，心下板实①，呕恶吐蛔，寒热，下利血水，甚至声音不出，上下格拒②者，椒梅汤主之。

此土败木乘，正虚邪炽，最危之候。故以酸苦泄热，辅正祛邪立法，据理制方，冀其转关耳。

椒梅汤方酸苦复辛甘法，即仲景乌梅圆法也，方义已见中焦篇

眉批：此方自乌梅丸化出，较之连梅，有一刚一柔之分。

黄连二钱　黄芩二钱　干姜二钱　白芍三钱，生　川椒三钱，炒黑　乌梅三钱，去核　人参二钱　枳实一钱五分　半夏二钱

水八杯，煮取三杯，分三次服。

〔词解〕

①心下板实：指上腹脘部如板状而按之坚实。

②上下格拒：词原有两个意思，一是指由于三焦气机阻格不通而吐逆、饮食不下；一指阳气偏盛，阴气受阻，阴不能与阳相交。这里是指邪气阻格，上下不通，以致上而吐逆，下而利血。

〔评释〕暑热毒邪，久治不解，热陷下焦厥阴，则阴伤火逆，症见舌苔色灰无津，口渴饮水量多。更由于中焦阳明久为暑热所灼，脾胃大伤，肝火横逆，加之热迫虫动，上窜入胃，而症见脘腹板样坚实，浊气中阻，以致上而呕恶吐虫，下而肠伤利血，外而肢寒身热，内而气虚声微，发不出声。形成上下格拒，外厥内虚的危象。治用椒梅汤以扶正清邪，化阴敛肝，安胃杀虫，通格开闭。

本方是叶香岩治万姓"暑邪陷入厥阴"（见叶案"暑门"第49案）的原方，鞠通名其为"椒梅汤"。方中以芩、连清热邪；人参扶正气；合白芍、乌梅化阴而和肝敛肝；枳实通络开闭；

姜、夏和胃安胃；更合乌梅、川椒伏杀蛔虫；芩、连合白芍，苦酸泄热坚阴，更可下治利血。为一酸苦辛甘俱备的方子。不过，证由暑热深陷所致，方中干姜应减量煨用，并加入苦楝皮，以灶心土煎汤代水用较好。这个方子加木香、玉片、苦楝皮，常用于虫证的腹痛，呕恶吐蛔时效果很好。

三八、暑邪误治，胃口①伤残，延及中下②，气塞填胸，躁乱口渴，邪结内踞③，清浊交混④者，来复⑤丹主之。

此正气误伤于药，邪气得以窃据于中，固结而不可解，攻补难施之危证，勉立旋转清浊一法耳。

来复丹方酸温法

太阴元精石一两　舶上硫黄一两　硝石一两，同硫黄为末，微火炒结砂子大　橘红二钱　青皮二钱，去白　五灵脂二钱，澄去砂，炒令烟尽

方论：晋三王氏云：《易》言一阳来复于下，在人则为少阳生气所出之脏。病上盛下虚，则阳气去，生气竭，此丹能复阳于下，故曰来复。元精石乃盐卤至阴之精，硫黄乃纯阳石火之精，寒热相配，阴阳互济，有扶危拯逆之功；硝石化硫为水，亦可佐元硫以降逆；灵脂引经入肝最速，能引石性内走厥阴，外达少阳，以交阴阳之枢纽；使以橘红、青皮者，纳气必先利气，用以为肝胆之向导也。

〔词解〕

①胃口：指胃气。

②中下：指中焦和下焦。

③邪结内踞：指邪气盘踞，固结不解。

④清浊交混：指清气不升，浊气不降而紊乱交混。

⑤来复：见《易经》中的复卦。取动静和顺，出入往来，无疾无咎，阳气来复之义。

〔评释〕暑邪兼湿，病初发生本应据证予以清暑化湿。本文指出误治，当是误以风热夹食而用辛凉苦寒、消导等药治疗，不但暑湿未解，反而损害了胃气。胃气被伤，邪气乘虚盘踞，固结于中、下焦，致使脾胃气机升降逆乱，表现出胸部壅塞痞闷、口渴烦乱、格拒不食、协热下利等症状。这是浊气上逆，湿热下迫，清浊紊乱所致，成为"攻补难施之危证"。对此，只有采用来复丹升清降浊一法来治疗。

本条也是从叶案"暑门"第四十一案何姓案整理而来。它同上两条一样，病都很重，只载一诊，药后效否，无法稽考。只可作为参考方法。

《局方》载，本方是治上盛下虚，里寒外热，伏暑、霍乱、中脘痞结等证的。吴氏引王晋三说：《易经》有"一阳来复于下"的说法。从人体来说，人身的"少阳"叫作"一阳"，其生发之气，源于脏腑。假如，病机表现为"上盛下虚"，那就是阳气衰，生机绝。这种丹药能恢复阳气于下，所以叫作"来复丹"。方中元精石是盐卤的结晶，味咸性寒，功能沉降。硫黄是火石结晶，性纯阳。两味药寒热相配，有阴阳互济，降逆兴阳的功能。硝石配硫黄，也有降逆的作用。灵脂入肝能引各类药内入厥阴，外达少阳，起阴阳升降、交合的枢纽作用。交气必先利气，用青皮、陈皮以理气机，并引诸药入肝胆，则枢纽利、阴阳交而清升浊降，似可获得上之壅塞通，下之下利止的目的。不过，此方以复阳为主，且金石之药，性多猛烈，作为救逆一用尚可，不能多服。

三九、暑邪久热，寝不安①，食不甘，神识不清，阴液②元气③两伤者，三才汤主之。

凡热病久入下焦，消烁真阴，必以复阴为主，其或元气亦伤，又必兼护其阳。三才汤两复阴阳，而偏于复阴为多者也。温热、温疫未传，邪退八九之际，亦有用处。暑温末传，亦有用复脉、三甲、黄连阿胶等汤之处，彼此互参，勿得偏执。盖暑温不列于诸温之内，而另立一门者，以后夏至为病暑，湿气大动，不兼湿不得名暑温，仍归温热门矣。既兼湿，则受病之初，自不得与诸温同法，若病至末传，湿邪已化，惟余热伤之际，其大略多与诸温同法，其不同者，前后数条，已另立法矣。

三才汤方甘凉法

人参三钱　　天冬二钱　　干地黄五钱

水五杯，浓煎两杯，分二次温服。欲复阴者，加麦冬、五味子；欲复阳者，加茯苓、炙甘草。

〔词解〕

①寝不安：即睡不安宁或不能入睡。

②阴液：指由水谷精微化生的富有营养的液体，包括脏腑的阴精。这里特别指心、肾的"阴液"。

③元气：包括"元阴"和"元阳"之气。这种气是由"先天之精"和后天水谷之精所不断化生而成的。

〔评释〕暑热最易伤气耗津，病久热深，真阴更被劫夺，即使治疗得法，邪气虽退，气阴也不易即复。出现心肾不交的睡不安，胃阴耗伤的食无味，神气疲惫的意识蒙眬等表现。这就是"阴液元气"都受到很大损伤所致。治用三才汤，以复阴益气为法。

本条证，虽不是由于下后而致，也与《温疫论》中所谓"夺气不语"证近似。

本方从叶香岩在金姓案中所谓"议用三才汤意"（见叶案"暑门"第37案二诊）来看，是出于叶氏之前。其组成当是人参、天冬、生地三味。案中有麦冬、五味子，是叶氏据证所加，自无疑义。本条证都是从该案而来。吴氏方后所谓"欲复阴"和"欲复阳"，应是增强的意思。因三才汤是复阴为主，兼以固气的，要增强复阴的力量，就加麦冬、五味子；要增强固气的力量，就加茯苓、炙甘草。

此外，吴氏在《温病条辨》中论病，是温、暑分论的。如他在"自注"中说："三才汤能两复阴阳，而偏重于复阴。"温热、温疫，邪去十之八九，气阴耗伤的时候也可用；而暑温，如果阴液亏耗，也有适用"复脉""三甲"和"黄连阿胶"等方的。应以证为主，互相考参，不要偏执就行了。吴氏这种据证选方，灵活运用的道理很对。

四十、蓄血，热入血室，与温热同法。

〔评释〕本条原在"暑温"之后。其实，"湿温"后期更较多见，故将本条编入于此。蓄血、热入血室，在暑温或湿温中出现，它的病机、临床表现和"温热"中出现的基本相同。不过，湿热病见热入血室或蓄血，有湿浊的因素，治疗时在清热消瘀中，稍佐以清化湿浊，那就更好一些。

病案：刘某，男，29岁。1948年7月就诊。

病前久痢甫愈，又因饮食欠慎，热天冒雨，忽身发寒热，呕恶胸闷，腹痛便溏。曾以病后染患暑湿而用香薷饮、正气散等方加减施治，已近两旬。今面苍神呆，间有谵语，时时汗出而身热尤甚，红疹见于身前，量少色艳，白痦出于颈腋，密密麻麻。体重动难，口干唇燥，口渴欲饮，脘闷不痛，腹时胀痛而便黑溏滞，尿虽短赤而尚不痛涩。舌质深红，苔黄干燥，脉左细涩而右沉。

季夏气候，热盛湿重。此时感邪，多病湿温，且浊邪中下，病归中焦之阳明、太阴。今久痢之后，腑气未复，邪淫虚处，湿热郁蒸，淫经害腑，卫气同病。治用祛暑燥湿，本不为过，怎因药偏温燥以致湿热化燥，郁于气则身热汗出而白㾦发，陷于营则舌绛谵语而红疹出。浊热内郁，津为热灼，苔黄燥而尿短赤，毒热蚀腑，络伤血溢，腹胀痛而便溏黑。观此气血同病之证，上有蒙闭心脑之虞，下有热迫血脱之危，幸而脉症不背，尚不为殆。薄汤可进，稠粥应忌。姑拟犀角地黄汤加味，以开上凉下，解毒宁络。药用：犀角二钱（水煎另对），生地七钱，赤芍四钱，丹皮三钱，竹叶三钱，茯苓皮四钱，郁金二钱，菖蒲三钱，苡仁四钱，金银花四钱，茜草三钱，洋参三钱，灶心土二两（先煎代水）。水煎两剂，六小时服一次。

服后，腹痛减，谵语时有，红疹不显，白㾦继出，小便略多，但热未降而口干渴，大便溏黑，日两三次，量较前减少。湿热为病，缠绵反复，病虽略有转机，并未化险为夷。仍守前方，去苓皮、苡仁，加玄参三钱，连服两剂。

药后体和神清，渴减苔退，便色转黄，显是邪势已衰，但大便仍溏，日两次，气短脉弱，此乃正伤不复，下元未固。然湿热初退，正虚不可遽补，叶氏有“恐炉烟虽熄，灰中有火”之戒。复用：生山药一两，太子参四钱，白芍三钱，荷叶包於术二钱，秦皮三钱，六一散三钱（包煎）。先后服三剂，纳香，便调，遂停药。

四一、伏暑、湿温胁痛，或咳，或不咳，无寒，但潮热，或竟寒热如疟状，不可误认柴胡证，香附旋覆花汤主之；久不解者，间用控涎丹。 眉批：此证有兼眩冒、欲渴、欲呕，或有时烦躁者。

按：伏暑、湿温，积留支饮，悬于胁下，而成胁痛之证甚多，即《金匮》水在肝而用十枣之证。彼因里水久积，非峻攻不可；此因时令之邪，与里水新搏，其根不固，不必用十枣之太

峻。只以香附、旋覆，善通肝络而逐胁下之饮，苏子、杏仁降肺
气而化饮，所谓建金以平木；广皮、半夏消痰饮之正；茯苓、薏
仁开太阳而阖阳明，所谓治水者必实土，中流涨者开支河之法
也。用之得当，不过三五日自愈。其或前医不识病因，不合治
法，致使水无出路，久居胁下，恐成悬饮内痛之证，为患非轻。
虽不必用十枣之峻，然不能出其范围，故改用陈无择之控涎丹，
缓攻其饮。

香附旋覆花汤方苦辛淡合芳香开络法

生香附三钱　旋覆花三钱，绢包　苏子霜三钱　广皮二钱　半夏
五钱　茯苓块三钱　薏仁五钱

水八杯，煮取三杯，分三次温服。腹满者，加厚朴；痛甚
者，加降香末。

控涎丹方苦寒从治法

痰饮，阴病也。以苦寒治阴病，所谓求其属以衰之是也。按
肾经以脏而言，属水，其味咸，其气寒；以经而言，属少阴，主
火，其味苦，其气化燥热。肾主水，故苦寒为水之属，不独咸寒
为水之属也，盖真阳藏之于肾，故肾与心并称少阴，而并主火
也，知此理则知用苦寒、咸寒之法矣。泻火之有余，用苦寒，寒
能制火，苦从火化，正治之中，亦有从治；泻水之太过，亦用苦
寒，寒从水气，苦从火味，从治之中，亦有正治，所谓水火各造
其偏之极，皆相似也。苦咸寒治火之有余、水之不足为正治，亦
有治水之有余、火之不足者，如介属、芒硝并能行水，水行则火
复，乃从治也。

甘遂去心，制　大戟去皮，制　白芥子

上等分为细末，神曲糊为丸，梧子大，每服九丸，姜汤下。
壮者加之，羸者减之，以知为度。眉批：以上暑温六条。

　　〔评释〕饮病以"胁痛"为主，当是水饮流于胁下的"悬饮"病。从"自注"所说："积留支饮，悬于胁下"而论，也足以说明它已成为悬饮。其所以贯以"积留支饮"，无非是说这种悬饮，是由胸膈（心肺）停饮之支饮渗流而来，悬于胁下的意思。

　　悬饮病胁痛，多为针刺样痛，或憋胀性痛，咳唾时或向患侧卧时疼痛加重，并有胁肋胀满现象，这是水饮渗流，停悬于胁间，经络通道被阻，气机升降受限（两胁为阴阳气机升降的总路）所致。当饮邪上迫于肺，肺的活动受到限制，则引起咳嗽，且多有呼吸短促感。

　　悬饮病，当感受的外邪（暑湿、风寒等）与内饮相搏为病时，发病较急。开始由于内外邪搏，相互激争，而有恶寒发热像疟疾一样的表现。如在其他病变的进程中（心、肺的某些病）并发或继发的，则只有潮热，而无恶寒现象。

　　出现"寒热如疟"表现的，是外邪与饮邪相结，阻碍了升降气机，不能当做小柴胡汤证治疗，也不同于《金匮要略》痰饮篇第6条"水在肝"的十枣汤证。它是内外邪搏，病刚起而根基未固，所以用香附旋覆花汤，以肃肺化痰，疏逐饮邪。如因治不得法，或由于其他原因使水饮停留过久，悬于胁下，则病变已重，这时虽不一定要用十枣汤峻剂逐水，也得用陈无择的控涎丹以缓攻水饮。

　　香附旋覆花汤方用香附、旋覆花疏肝络，以祛胁下饮邪；苏子、杏仁，降肺气而化饮，以起肃肺平肝的作用；广皮、半夏，调气散结，以消痰化饮；茯苓、苡仁，淡渗利湿，从小便出，又能补益阳明中土。这就是治水必须实土，大河涨水开导支流的方法。在早期用此，加瓜蒌皮、枳实、鱼腥草、白芥子较好，后期可加丹参、红花、郁金等，以和络气，消痰滞。

控涎丹方是在十枣汤的基础上，去芫花、大枣，加白芥子而成，并改为丸剂以缓渐取效。甘遂、大戟，具有峻猛的逐水作用；芥子性辛温，善祛皮里膜外的痰饮。三药配合，可使遂、戟直达病所，以获祛痰逐饮的效果。实践证明，用它治悬饮，较十枣汤为优。

寒　湿

四二、湿之为物也，在天之阳时为雨露，阴时为霜雪。在山为泉，在川为水，包含于土中者为湿。其在人身也，上焦与肺合，中焦与脾合，其流于下焦也，与少阴癸水①合。

此统举湿在天、地、人、身之大纲，异出同源，以明土为杂气，水为天一所生，无处不合者也。眉批：为湿立案，语妙千古，不言寒者，寒本于湿，言湿而寒在其中矣。上焦与肺合者，肺主太阴湿土之气，肺病湿则气不得化，有霰雾之象，向之火制金者，今反水克火矣，故肺病而心亦病也。观《素问》寒水司天之年，则曰阳气不令，湿土司天之年，则曰阳光不治自知，故上焦一以开肺气救心阳为治。中焦与脾合者，脾主湿土之质，为受湿之区，故中焦湿证最多。脾与胃为夫妻，脾病而胃不能独治，再胃之脏象为土，土恶湿也，故开沟渠，运中阳，崇刚土，作堤防之治，悉载中焦。上中不治，其势必流于下焦。《易》曰：水流湿。《素问》曰：湿伤于下。下焦乃少阴癸水，湿之质即水也，焉得不与肾水相合？吾见湿流下焦，邪水旺一分，正水反亏一分，正愈亏而邪愈旺，不可为矣。夫肾之真水，生于一阳，坎中满也，故治少阴之湿，一以护肾阳，使火能生土为主；肾与膀胱为夫妻，泄膀胱之积水，从下治，亦所以安肾中真阳也。脾为肾之上游，升脾阳，从上治，亦所以使水不没肾中真阳也。其病厥阴也奈何？盖水能生木，水太过，木反不生，木无生气，自失其疏泄之任，经有"风湿交争，风不胜湿"之文，可知湿土太过，则风木亦有不胜之时，故治厥阴之湿，以复其风木之本性，使能疏泄为主也。

本论原以温热为主，而类及于四时杂感。以宋元以来，不明仲景《伤寒》一书专为伤寒而设，乃以《伤寒》一书，应四时无穷之变，殊不合拍。遂至人著一书，而悉以伤寒名书。陶氏则以一人而屡著伤寒书，且多立妄诞不经名色。使后世学者，如行昏雾之中，渺不自觉其身之坠于渊也。今胪列四时杂感，春温、夏热、长夏暑湿、秋燥、冬寒，得其要领，效如反掌。夫春温、夏热、秋燥所伤，皆阴液也。学者苟能时时预护，处处提防，岂复有精竭人亡之虑。眉批：燥亦有伤阳者，详见杂说。伤寒所伤者，阳气也，学者诚能保护得法，自无寒化热而伤阴，水负火而难救之虞。即使有受伤处，临证者知何者当护阳？何者当救阴？何者当先护阳？何者当先救阴？因端竟委，可备知终始而超道妙之神。瑭所以三致意者，乃在湿温一证。盖土为杂气，寄旺四时，藏垢纳污，无所不受，其间错综变化，不可枚举。其在上焦也，如伤寒；其在下焦也，如内伤；其在中焦也，或如外感，或如内伤。至人之受病也，亦有外感，亦有内伤，使学者心摇目眩，无从捉摸。其变证也，则有湿痹、水气、咳嗽、痰饮、黄汗、黄瘅、肿胀、疟疾、痢疾、淋症、带症、便血、疝气、痔疮、痈脓等证，较之风火燥寒四门之中，倍而又倍，苟非条分缕析，体贴入微，未有不张冠李戴者。

汪按：近代俗医，皆以伤寒法治温、热、暑、燥，入手妄用表散，末后又误认虚劳，妄行补阴补阳，以至生民夭枉，此书所为作也。若湿温之症，则又不然。世有粗工，稍知热病，一遇湿温，亦以温热之法施之，较之误认温热为伤寒者，厥罪惟均。盖湿温一证，半阴半阳，其反复变迁，不可穷极，而又絪缊粘腻，不似伤寒之一表即解，温热之一清即愈。施治之法，万绪千端，无容一毫执着。篇中所述，亦祇举其一隅，学者务宜勤求古训，精研理气，而后能贯通融会，泛应不穷。经云：知其要者，一言而终，不知其要，流散无穷。是在潜心深造者矣。

〔词解〕

①癸水：指肾阴。下焦"少阴"为肾之经脉。"癸"为十天干之一，属水。肾主水，所以把肾阴叫"癸水"。

〔评释〕本条前半段，主要描述自然界水湿运动的状态，目的是借以比喻"湿邪"在人体内的变动，没有多大意义，就不再详释了。

后半段是专论"湿邪"与三焦所属脏腑进犯的关系。意义分释如下：

"上焦与肺合"，肺属太阴经。太阴在自然界的"六气"中主湿，在人体内属于"太阴"的肺，有宣发、肃降水液的作用，也应主湿。当人体感受湿邪以后，邪淫于肺，阻碍肺气的宣降功能，肺失宣降，通调受碍，则湿气弥漫上焦。上焦为心、肺共居之地，肺与心是相互制约，互相为用的。肺失宣降，心气也受湿邪的影响，失去对肺的制约作用，使肺心同时受病。治疗的方法，关键在于"开肺气"。因为湿气弥漫，主要是肺气受阻，不能化湿，治以开肺，就是化湿，湿化则心阳自然不受邪侮。此即"自注"中"开肺气，救心阳"，治上焦湿邪的道理。

"中焦与脾合"，脾是阴脏，主运水湿，脾虚不运则水湿停聚。外湿内侵，也最易犯脾。所以，湿证以中焦为多见。脾与胃是表里脏，脾病势必要涉及胃。因此，在中焦的治法应以疏通水道、温中运湿、培育脾胃机能为主，也就是"自注"中所说"开沟渠，运中阳，崇刚土，作堤防"的治法。

下焦"与少阴癸水合"，肾藏元阴、元阳，主调节，维持水液代谢。湿邪侵入下焦，肾阳受困，影响其对肾中水液的升清（化气入血）、泄浊（排尿下行）作用，以致水湿停滞，邪盛正虚。所以下焦少阴湿病的治法，首先应以温肾阳为主。因为肾阳能化气利水，旺则水湿不停。其次，还必须下而通利膀胱，上而开发脾阳。膀胱与肾是表里脏，利膀胱就是泄湿安肾；脾与肾有相制相助的关系，且脾能制湿，升脾阳就可阻邪助肾。这可以说是治湿伤下焦的一个原则。

另要说明的一点是，本条之论为"寒湿"。寒湿实不属于温病范畴。原著把寒湿的一些证治也编入《温病条辨》，这虽为了互证，也是自乱体例。现已将它列为篇外（即本讲第十节）。因本条论的是邪犯部位及肺、脾、肾与水湿运化的关系，所以归入"法论"中。

四三、湿久不治，伏足少阴，舌白身痛，足跗浮肿①，鹿附汤主之。眉批：此治湿伤肾证一法。

湿伏少阴，故以鹿茸补督脉之阳。督脉根于少阴，所谓八脉丽于肝肾也。督脉总督诸阳，此阳一升，则诸阳听令。附子补肾中真阳，通行十二经。佐之以菟丝，凭空行气而升发少阴，则身痛可休。独以一味草果，温太阴独胜之寒以醒脾阳，则地气上蒸天气之白苔可除，且草果，子也，凡子皆达下焦。以茯苓淡渗，佐附子开膀胱，小便得利，而跗肿可愈矣。

鹿附汤方苦辛咸法

鹿茸五钱　附子三钱　草果一钱　菟丝子三钱　茯苓五钱

水五杯，煮取二杯，日再服，渣再煮一杯服。

〔词解〕

①足跗浮肿：指足背浮肿。

〔评释〕论湿伏少阴，阳伤足肿的症状和治法。

湿邪久留体内，没有及时治疗，就流入上焦，伏藏在足少阴肾经，损伤肾的阳气，肾阳虚不能化气主水，水湿下注而足肿。湿病必由脾阳不振而来，初则脾阳虚损及肾阳，继则肾阳虚又不能温脾，水湿更无所制约。所以发生"从太溪穴水流如注"（原案所记的情况。舌苔白滑，是寒湿的表现。脾主四肢，肾主骨，身痛是脾肾阳虚的反映。病虽肾脾之阳两伤，但当前的主要矛盾在肾，所以要用鹿附汤，以"温蒸阳气"为主）。

本方证是从叶案"湿门"第四十六某姓案而来。吴氏"自注"对方药的作用说："鹿茸补督脉之阳，督脉根于少阴。所谓八脉丽于肝肾，督脉总督诸阳"，故有"诸阳脉之海"之称。它的阳气一升，全身的阳气都得到振奋。附子补肾中真阳，通行十二经脉，佐以菟丝子行阴分之气，以升发肾阳，可使身痛缓解，加入草果一味，以祛太阴独胜的寒气而醒脾阳，再用茯苓淡渗，助附子恢复肾的主水化气功能，并开达膀胱，使水归其道而从小便出，则水湿可去，足肿可消。

四四、湿久，脾阳消乏，肾阳亦惫者，安肾汤主之。

眉批：此治湿伤脾而并及于肾者又一法。

凡肾阳惫者，必补肾脉。故以鹿茸为君，附子、韭子等补肾中真阳；但以苓术二味，渗湿而补脾阳，釜底增薪法也其曰安肾者，肾以阳为体，体立而用安矣。

安肾汤方辛甘温法

鹿茸三钱　胡芦巴三钱　补骨脂三钱　韭子一钱　大茴香二钱
附子二钱　茅术二钱　茯苓三钱　菟丝子三钱

水八杯，煮取三杯，分三次服。大便溏者，加赤石脂；久病恶汤者，可用二十份作丸。

[评释] 论寒湿病久，脾肾阳虚的治法。

平素"命门"的"真火"不旺（原案载有"中年未育子"语），不能很好地温养脾土，脾的功能本就不强，加之寒湿停留中焦过久，脾阳日渐被耗，转而累及肾阳，使肾阳更虚，这样就造成脾肾两阳同虚。

脾阳虚：必有气弱懒言，四肢困倦无力，腹部胀满，喜热，喜按，饮食少进，大便溏泄，舌体胖嫩，舌质色淡等表现。

肾阳虚：必有精神萎靡不振，怕冷而四肢发凉，头晕耳鸣，腰脊酸痛，阳痿，滑精等表现。

病虽是脾肾的阳气同虚，但肾的"真阳"是人体阳气的根本，肾阳旺，脾阳才能旺。所以，治应以补肾阳为主，也就是要用"釜底增薪"的方法。宜以安肾汤治疗。

本方证是从叶案"湿门"第四十五庞姓案整理而来。方中用鹿茸为主药，以补督脉而添精血；以附子、韭子、葫芦巴、补骨脂等味，壮肾中真阳；韭子能固精；胡芦巴兼除寒湿；用菟丝子取其温而不燥，在强阳之中兼顾阴气，且合补骨脂，入太阴扶脾；更在温补药中，加入茅术、茯苓渗余湿，而且合大茴香行气醒脾；赤石脂温涩止泻，期达脾肾阳复，寒湿消除的目的。

四五、湿久伤阳，痿弱不振，肢体麻痹，痔疮^①下血，术附姜苓汤主之。眉批：此治湿伤脾肾两阳，由脏而及于腑者。

按：痔疮有寒湿、热湿之分，下血亦有寒湿、热湿之分，本论不及备载，但载寒湿痔疮下血者，以世医但知有热湿痔疮下血，悉以槐花、地榆从事，并不知有寒湿之因，畏姜、附如虎，故因下焦寒湿而类及之，方则两补脾肾两阳也。

术附姜苓汤方辛温苦淡法

生白术五钱　附子三钱　干姜三钱　茯苓五钱

水五杯，煮取二杯，日再服。

〔词解〕

①痔疮：是肛门、直肠部病名之一。以肛门内外有块状小核突出，疼痛或出血为特征。按发生的位置，分为内痔、外痔、混合痔三种。

〔评释〕痔的发生，多因久坐、负重、远行，或妇人妊娠，使血脉运行受阻，或湿热素盛，饮食不节，过食辛辣、厚味、生冷，酿湿生热，损伤脾胃，或长期便秘，或久泻、久痢，以致湿热内生，气血失调，经络阻滞，湿浊下注，瘀血停滞而成。

"痔疮下血"，多属"内痔"。其发生虽属于湿热的多，而寒湿的少，但患痔日久，由于长期出血，也可导致气血亏耗。临床上，表现出"痿弱不振，肢体麻痹"的所谓"湿久伤阳"之症状。因此，就不能一律以湿热而用槐花、地榆，应该用术附姜苓汤，以双补脾肾的阳气。

本方以附子壮肾阳；干姜、白术温脾阳；茯苓合白术既健脾，又祛湿，使脾肾两旺，湿浊不滞，气血调畅，诸症可除。然而，必须用于阳虚寒湿，大肠有热的切勿用。

四六、先便后血，小肠寒湿，黄土汤主之。眉批：此治湿伤腑阳而并及于脏阴者。

此因上条而类及，以补偏救弊也，义见前条注下。前方纯用刚者，此方则以刚药健脾而渗湿，柔药保肝肾之阴，而补丧失之血，刚柔相济，又立一法，以开学者门径。后世黑地黄丸法，盖仿诸此。

黄土汤方甘苦合用，刚柔互济法

甘草三两　　干地黄三两　　白术三两　　附子三两，炮　　阿胶三两
黄芩三两　　灶中黄土半斤

水八升，煮取二升，分温二服分量服法，悉录古方，未敢增减，用者自行斟酌可也。

征按：李东垣云：古之方剂分量，与今不同。云一升，即今之大白盏也；曰字，二分半也；铢，四分也；四字曰钱，十分也；二十四铢为一两；云三两，即今之二两；云一两，即今之六钱半也；云一升，即二合半也；古之一两，今用六钱可也。以上所用古方，俱可类推。

〔评释〕便血一证，原因很多。它除胃肠本身病变，或邪气直接伤害胃肠血络所导致的病变外，其他脏腑疾病若导致了胃肠脉络阻滞，也可以发生便血。

本文所谓"小肠寒湿"，是指便血中的一种成因。寒多凝泣，湿多郁滞，脉络阻滞时久，则肠虚络伤，也可能发生大便下血。况脾主运化，小肠主泌清别浊，二者的功能是协同的。所以"小肠寒湿"也困阻脾阳，影响脾的统摄，以致络伤失统而血渗于下。这样则由腑及脏，而又由脏及腑，形成脾和小肠的病变。

便血，从粪便与下血的先后，辨出血部位，即出血处距离肛门的远近，这是《金匮要略》中指出的一个简便方法。张景岳引申其意思补充说："血在便后来者其来远。远者，或在小肠，或在胃……血在便前来者其来近。近者，或在广肠（包括乙状结肠和直肠），或在肛门。"这就较《金匮要略》又具体了一些。

至于对虚寒、湿热的区分，不只血的色、质有别，而伴随的症状也不大相同。一般来说，湿热血色多鲜红，质稍浓，或血下如溅，质不清，血在粪前，或粪血杂下，便多不爽，或干燥，口

干苦，舌红，苔黄腻。虚寒，血色多紫暗，或黑，质清薄，血在粪后，腹痛隐隐，喜温喜按，想饮热汤，神疲体倦，肢凉便溏，舌淡苔白。本条之证当属后者。因此，用黄土汤，刚柔相济，温脾保阴。

本方是健中气，养阴血，温涩止血的方子。一般可加三七、侧柏炭等，以加强止血力量。寒重可加炮姜；偏热可加地榆、槐花。

四十七、秋湿内伏，冬寒外加，脉紧无汗，恶寒身痛，喘咳稀痰，胸满舌白滑，恶水不欲饮，甚则倚息不得卧①，腹中微胀，小青龙汤主之；脉数有汗，小青龙去麻辛主之；大汗出者，倍桂枝，减干姜，加麻黄根。

此条以经有"秋伤于湿，冬生咳嗽"之明文，故补三焦饮症数则，略示门径。眉批：此治秋湿至冬而发移步换形法。按经谓"秋伤于湿"者，以长夏湿土之气，介在夏秋之间，七月大火西流，月建申，申者，阳气毕伸也。湿无阳气不发，阳伸之极，湿发亦重，人感此而至冬日寒水司令，湿水同体相搏而病矣。眉批：明乎此，方可与之言经，从来注家，孰论及此？喻氏擅改经文，谓湿曰燥者，不明六气运行之道。如大寒，冬令也，厥阴气至而纸鸢起矣。四月，夏令也。古谓：首夏犹清和；俗谓：四月为麦秀寒，均谓时虽夏令，风木之气，犹未尽灭也，他令仿此。至于湿土寄旺四时，虽在冬令，朱子谓将大雨雪，必先微温。盖微温则阳气通，阳通则湿行，湿行而雪势成矣，况秋日竟无湿气乎！此其间有说焉，经所言之秋，指中秋以前而言，秋之前半截也；喻氏所指之秋，指秋分以后而言，秋之后半截也。眉批：此一段，使喻氏复起，当亦为之心折矣。古脱燥论，盖世远年湮，残缺脱简耳。喻氏补论诚是，但不应擅改经文，竟崇己说，而不体之日月运行，寒暑倚伏之理与气也。眉批：眼前都是至理，不明乎今者，不可与之言古。喻氏学问诚高，特霸气未消，其温病论亦犯此病。学者遇咳嗽之证，兼合脉色，以详察其何因，为湿，为燥，为风，为火，为阴虚，为阳弱，为前候伏气，为现行时令，为外感而发动内伤，为内伤而招引外感，历历分明。或当用温用凉，用补用泻，或寓补于泻，寓泻于补，择用先师何法何方，妙手空空，毫无成见，因物付物，自无差忒矣。即如此症，以喘咳痰稀，不欲饮水，胸满腹胀，舌白，定其为伏湿痰饮所致。以脉紧无汗，为遇寒而发，故用仲景先师辛温甘酸之小青龙，外发寒而内蠲饮，龙行而火随，故寒可去，龙动而水行，故饮可蠲。眉批：用青龙汤者，知此义否？以自汗脉数此因饮邪上冲肺气之数，不可认为火数为遇风而发，不可再行误汗伤阳，使饮无畏忌，故去汤中之麻黄、细辛发太阳，少阴之表者。眉批：非真寒伤太阳经者，不可用麻黄、细辛。倍桂枝以安其表。汗甚则以麻黄根收表疏之汗。夫根有归束之义，麻黄能行太阳之表，即以其根归束太阳之气也。大汗出，减干姜者，畏其辛而致汗也。有汗去麻、辛，不去干姜者，干姜根而中实，色黄而圆土象也，土性缓，不比麻黄干而中空，色青而直木象也，木性急，干姜岂性缓药哉！较之麻黄为缓耳，且干姜得丙火煅炼而成，能守中阳，麻黄则纯行卫阳，故其懔急之性远甚于干姜也。细辛细而辛窜，走络最急也且少阴经之报使，误发少阴汗者，必伐血。

小青龙汤方 辛甘复酸法

麻黄三钱，去节　甘草三钱，炙　桂枝五钱，去皮　芍药三钱
五味二钱　干姜三钱　半夏五钱　细辛二钱

水八碗，先煮麻黄，减一碗许，去上沫，纳诸药，煮取三碗，去渣，温服一碗。得效，缓后服，不知，再服。

〔词解〕

①倚息不得卧：是气喘严重的表现，即只能采用半卧体位，不能平卧。平卧时，气就壅塞难出。

〔评释〕痰饮，是人体内的津液凝聚而成。在外感、内伤等病变中，它是病理产物，常停留或渗注于体内外某一部位而发病。由于凝聚的程度有浓稠和清稀的不同，《古今医统》把稠的叫"痰"，稀的叫"饮"。

痰饮作为病证的名称，是有广义、狭义之分。广义的，包括了痰饮、悬饮、溢饮、支饮等四种；狭义的，指广义中的一种。这些在《金匮要略》中有专篇论述。

本条所论的名"寒饮"，即内伏饮邪（秋天感湿），风寒外袭（冬寒），外寒触动内饮而发病。

寒饮之所以内伏，与三焦对气体、水液的运行失调有关。三焦功能的失调，又与其所属脏腑，尤其是肺、脾、肾的功能失调有着密切关系。就肺有寒饮内伏来说，是肺本身通调水道，宣发、肃降的功能低下，以致积液成饮而留滞上焦，转而影响脾对水液的转输，久则又影响到肾对水液的蒸化和对气体的摄纳。

寒饮病，大多于冬天发生或加重，这说明它与季节、气候变化有着相应的关系。因为体内水液，在阳热亢盛时，则液为热灼或被煎熬成痰，甚至衰竭干涸，在阴盛阳伤时，则水液停聚成饮。秋天雨多湿盛，人居其中，感受这种湿气，就会影响脾的转输、肺的通调，使三焦对水液的输布、排泄迟滞而造成邪伏于内。故《内经》有"秋伤于湿，冬生咳嗽"之说。但这种伏饮，在夏天则由于气候炎热，阳气伸展，疏泄多而停聚少，一般无明显表现或不加重病情。及至气候渐凉，水湿停聚，再遇冬寒侵袭，则外失疏泄、内触伏饮而发生外寒内饮的症状。每见素有"寒饮"的病人，不经治疗，几乎无一人不在冬季遇寒复发或加重（遇热发的少数患者例外）。因此，《金匮要略》有"病痰饮者，当以温药和之"的原则。

寒饮证，如文内所述的症状，包括气喘、咳嗽、咳吐稀薄痰液等。严重时，气喘得不能平卧，这是病变在肺，肺失宣降的突出表现。同时，由于表现出脉象紧急，身上无汗，怕冷（尤多背寒），身疼痛等寒邪外袭的全身反应，就说明它是受寒邪而发的，又从舌苔白滑，胸脘痞闷，不想喝水，再结合痰液清稀，说明它是"寒饮内伏"。

像这样外有表寒、内有伏饮的寒饮互搏证，在《伤寒论》《金匮要略》中，都属于小青龙汤的证治。所以，主用小青龙汤，以外解表寒，内蠲痰饮。

如果身上汗出，那是感受风邪，脉数是外风引动内饮，痰饮上逆，肺气不降的缘故。这时表气疏泄而有汗，不能再用具有发汗作用的药而发汗伤阳，应该在小青龙汤中减去麻黄（麻黄虽能平喘，但脉动应心，脉数是心动过快，去麻黄以免加重数象，发生烦悸）、细辛，进行治疗。

汗出过多时，吴氏认为应去干姜，加重桂枝以实表阳，再加麻黄根，以收敛太阳经气而止汗。汗多，加麻黄根是可以的。去姜，加桂枝，从原方用量看，桂枝已用至五钱，且细辛也有二钱之重。若再重用桂枝，是非汗多所宜，实不如加重芍药、五味子比较好。

本方是治外寒内饮，症见喘咳的名方。它以祛寒化饮配合为用，以"外发寒而内蠲饮"的表里同治为目的。方中麻黄宣肺平喘，配桂枝以发汗解表；桂枝得芍药，以调和营卫；干姜细辛，内而温化水饮，外而辛散寒邪；半夏燥湿化痰，蠲饮降逆；五味敛肺止咳，合芍药，以收肺气，而防耗散太过；甘草既和诸药，又助半夏等和中化痰。此方配伍，极其谨严，用治寒饮喘咳，效极卓著。其中姜、辛、夏、味，是治痰饮喘咳的必用药，不得畏而去之。麻黄，脉数者宜去，服后心悸者更应去。兼见烦躁而舌质红者，加石膏五至八钱最好。

四八、喘咳息促，吐稀涎，脉洪数，右大于左，喉哑，是为热饮，麻杏石甘汤主之。

《金匮》谓病痰饮者，当以温药和之。盖饮属阴邪，非温不化，故饮病当温者，十有八九，然当清者，亦有一二。如此证息促，知在上焦；涎稀，知非劳伤之咳，亦非火邪之但咳无痰而喉哑者可比；右大于左，纯然肺病，此乃饮邪隔拒，心火壅遏，肺气不能下达。音出于肺，金实不鸣。故以麻黄中空而达外，杏仁中实而降里，石膏辛淡性寒，质重而气清轻，合麻杏而宣气分之郁热，甘草之甘以缓急，补土以生金也。按此方，即大青龙之去桂枝、姜、枣者也。

麻杏石甘汤方 辛凉甘淡法

麻黄三钱，去节　杏仁三钱，去皮尖碾细　石膏三钱，碾　甘草二钱，炙

水八杯，先煮麻黄，减二杯，去沫，纳诸药，煮取三杯，先服一杯，以喉亮为度。

〔评释〕论热邪壅肺、咳喘息促的症状和治法。

症见咳喘息促、脉洪数，从病位上分析，是上焦肺的病变，从性质上分析，它是属于热证。吴氏名其为"热饮"，也未为不可。但既名"热饮"，却又把它列于下焦篇寒饮病下，那就难免有寒、热证候混杂，上下焦部位倒置的错误了。麻杏石甘汤，本是《伤寒论》太阳篇中治汗、下后，余邪迫肺作喘之证（见宋本原文63条和162条），现在它已成为治肺热咳喘的名方。本条用此方，并结合脉症而论，它的成因应为温邪化热入气，所病脏腑

主要在肺。病变的临床表现，除咳嗽、气喘促、脉象洪数外，还应有身发热，舌边红，苔色黄，或口渴，汗出等症状。因为在温病中出现咳喘，呼吸迫促，显然是热邪壅肺程度较重的现象。肺热既盛，内必蒸腾津液，而外则身热汗出。热邪消灼肺津，则口渴喜饮。吐痰涎，也是因肺为热灼，津液煎炼而造成。这种痰涎，由于热盛，一般多黄黏咯吐不利。至于脉洪数，既是营气受鼓动而有加速抗邪之势，也是热势增进的反应。所以，洪数就表示了邪盛。综合分析，本条的病机应是热壅肺气，宣降失常。病既属于肺热，治疗自然应以清宣肺气的麻杏石甘汤为主。

本方为清宣肺热，降逆平喘的好方子。临床上加减应用，对各种因感染所致的大叶肺炎、小叶肺炎、气管炎及麻疹合并肺炎都有效（一般石膏宜多于麻黄 3～5 倍，其他加减见"述义"温热病辨证论治部分）。方中麻黄辛温，原为发汗解表的主药；石膏辛寒，是清阳明气分热邪的佳品。但二药合用，麻黄经石膏的制约，其发汗解表之力被抑，而宣肺平喘之效激增，相反，石膏得麻黄升发之气，则由专清阳明之热，进而达于上焦透泄肺中瘀热。再以杏仁的辛润降逆，甘草的和缓解毒。可见，本方虽也是辛凉宣透剂，但其作用主在于宣肺透热，而并不在于解表，与其他辛凉解表剂有所不同，这也是本方的一个特点。

四九、支饮①不得食，葶苈大枣泻肺汤主之。

支饮上壅胸膈，直阻肺气，不令下降，呼息难通，非用急法不可。故以禀金火之气，破癥瘕积聚，通利水道，性急之葶苈，急泻肺中之壅塞；然其性慓悍，药必入胃过脾，恐伤脾胃中和之气，故以守中缓中之大枣，护脾胃而监制之，使不旁伤他脏，一急一缓，一苦一甘，相须成功也。

葶苈大枣泻肺汤苦辛甘法

苦葶苈三钱，炒香，碾细　大枣五枚，去核

水五杯，煮成二杯，分二次服。得效，减其制；不效，再作服，衰其大半而止。

〔词解〕

①支饮：是痰饮证名称之一。指痰饮、水气停聚于胸膈、胃脘等部位的病证。

〔评释〕痰或饮壅滞在胸膈，肺气不能下降，以致胸膈撑胀，呼吸困难，甚至发生阻塞不通的现象。这种病证，属于痰饮中的"支饮"。支饮在饮病中，病势很急，因此，需用葶苈大枣泻肺汤，以逐痰饮，泄壅塞。

本方证是引录《金匮要略·痰饮咳嗽病脉证并治第十二》的第27条原文。现在用它加减通治一切原因所导致的水饮郁肺作喘之实证，是治"支饮"壅塞的有力方剂。葶苈辛宣苦泄，能开肺气，泄水逐饮，但其性滑利猛烈，口服"药必入胃过脾，恐伤脾胃冲和之气"。所以，配以大枣的甘缓安中，护脾胃而制其性，免伤他脏。这样一急一缓，一苦一甘，二者相须相成。药仅两味，效捷理深。

五十、饮家反渴，必重用辛，上焦加干姜、桂枝，中焦加枳实、橘皮，下焦加附子、生姜。

《金匮》谓干姜、桂枝为热药也，服之当遂渴，今反不渴者，饮也。是以不渴定其为饮，人所易知也。又云：水在肺，其人渴，是饮家亦有渴症，人所不知。今人见渴投凉，轻则用花粉、冬地，重则用石膏、知母，全然不识病情。盖火咳无痰，劳咳胶痰，饮咳稀痰，兼风寒则难出，不兼风寒则易出，深则难出，浅则易出。其在上焦也，郁遏肺气，不能清肃下降，反夹心火上升烁咽，渴欲饮水，愈饮愈渴，饮后水不得行，则愈饮愈咳，愈咳愈渴，明知其为饮而渴也，用辛何妨，《内经》所谓辛能润是也。以干姜峻散肺中寒水之气，而补肺金之体，使肺气得宣，而渴止咳定矣。其在中焦也，水停心下，郁遏心气不得下降，反来上烁咽喉，又格拒肾中真液，不得上潮于喉，故嗌干而渴也。重用枳实，急通幽门，使水得下行，而脏气各安其位，各司其事，不渴不咳矣。其在下焦也，水郁膀胱，格拒真水，不得外滋上潮，且邪水旺一分。真水反亏一分，藏真水者，肾也。肾恶燥，又肾脉入心，由心入肺，从肺系上循喉咙，平人之不渴者，全赖此脉之通调，开窍于舌下玉英、廉泉，今下焦水积而肾脉不得通调，故亦渴也。附子合生姜为真武法，补北方司水之神，使邪水畅流，而真水滋生矣。大抵饮家当恶水，不渴者其病犹轻，渴者其病必重。如温热应渴，渴者犹轻，不渴者甚重，反象也。所谓加者，于应用方中，重加之也。

　　〔评释〕论饮病口渴，按三焦加用辛味药的方法。

　　痰饮性质属阴，一般没有口渴的症状，但也有反而出现口渴的。这是什么原因呢？这是由于痰饮内阻，气不化津的缘故。所以，"必重用辛"。因为辛味药，可以开气化饮，饮邪去，则口渴自止。从整个饮病来说，其停聚部位有上、中、下三焦之分。治疗也是要三焦分治。饮聚在上焦，应加重干姜、桂枝的用量；在中焦，应加重枳实、橘皮的用量；在下焦，应加重附子、生姜的用量。至于这种治法的道理，"自注"中有较详的说明，其原意是：

　　《金匮要略·痰饮咳嗽病脉证并治第十二》第38条指出："干姜、桂枝（原为细辛，吴氏改为桂枝）为热药也，服之当遂渴，今反不渴者（原文为渴反止），饮也（原文为支饮也）。"是说明口不渴为痰饮病，这是大家都知道的。第4条中又说："水在肺，其人渴（原为吐涎沫，欲饮水）。"是说明痰饮病人也有口渴的，这个大家不知道。现在有的医生，一见到口渴，就给用凉药。轻一些的，用花粉、麦冬、生地，重一些的，就用石膏、知母，完全不从病的实际进行辨证。要知道，因火而引起的咳嗽，是没有痰的干咳；劳损的咳嗽，痰是胶黏的；水饮的咳嗽，痰是清白稀薄的。如果同时感受了风寒，则咳嗽时痰不容易咯出。病位深的，痰难咯出，病位浅的，痰容易咯出。饮停上焦的，使肺气郁遏，不能清肃下降，反而夹心火上升，熏灼咽喉（应是气不化津），则口渴想喝水。喝了以后，更觉得口渴，这是喝进去的水，停留于内，反致气机受阻，津不上升，所以愈喝水，愈咳嗽，愈咳嗽，愈喝水，这很明显是水饮所引起的口渴。治疗时就要用辛味药物，也就是《内经》所说的辛味药。以干姜来说，它能散肺中寒饮，肺以辛为补，它又有补肺的作用，使肺气得以宣布，口渴与咳嗽就都能消除。饮停中焦的，由于它停于心下（胃脘），阻遏了胃气的下降，水湿郁于中焦，津不上承，同时，肾中的真液，也因停饮阻隔而不能上润咽喉。所以，出现咽腔发干而口发渴。这就要重用枳实以通"幽门"，使水饮得以下行，各脏腑才能不受影响，发挥它们的职能，口渴和咳嗽，自然就停止了。饮停下焦的，多郁于膀胱，阻碍了肾的化气行水作用，使肾的真水不能升腾以滋养周身。而且，邪水旺一分，肾水就亏一分。从正常功能来说，肾的经脉入心，由心到肺而上循咽喉。健康人之所以不口渴，是靠这条经脉，把津液输送到舌下的玉英、廉泉（肾的经脉上行，从肝贯膈，入肺，沿喉，夹于舌根两侧。所谓肾之经脉"开窍于舌下"，其穴应为金津、玉液）两个经穴。今因为下焦水饮停积，肾的经脉不能畅通，所以，也出现口渴的症状。附子配生姜，是"真武汤"的方法，能使邪水去，而肾水得以滋生升腾。一般来说，痰饮病人应当厌恶水，口不渴，则病较轻，反之，病势就重。这和温病的口渴为轻，不渴反重有所不同。

五一、饮家阴吹①，脉弦而迟，不得固执《金匮》法②，当反用之，橘半桂苓枳姜汤主之。

《金匮》谓阴吹正喧，猪膏发煎主之。盖以胃中津液不足，大肠津液枯槁，气不后行，逼走前阴，故重用润法，俾津液充足流行，浊气仍归旧路矣。若饮家之阴吹，则大不然。盖痰饮蟠踞中焦，必有不寐、不食、不饥、不便、恶水等证，脉不数而迟弦，其为非津液之枯槁，乃津液之积聚胃口可知。故用九窍不和，皆属胃病例，峻通胃液下行，使大肠得胃中津液滋润，而病如失矣。此证系余治验，故附录于此，以开一条门径。眉批：阴吹亦有受风而作者，然必先有蓄湿在内。

橘半桂苓枳姜汤苦辛淡法

半夏二两　小枳实一两　橘皮六钱　桂枝一两　茯苓块六钱
生姜六钱

甘澜水十碗，煮成四碗，分四次，日三夜一服，以愈为度。愈后以温中补脾，使饮不聚为要。其下焦虚寒者，温下焦，肥人用温燥法，瘦人用温平法。

按：痰饮有四，除久留之伏饮，非因暑湿暴得者不议外；悬饮已见于伏暑例中，暑饮相搏，见上焦篇第二十九条；兹特补支饮、溢饮之由，及暑湿暴得者，望医者及时去病，以免留伏之患。并补《金匮》所未及者二条，以开后学读书之法。《金匮》溢饮条下谓大青龙汤主之，小青龙汤亦主之。注家俱不甚晰，何以同一溢饮，而用寒用热，两不相侔哉？眉批：能从此等处留心，则学日进，所以读书贵乎得间也。按大青龙汤有石膏、杏仁、生姜、大枣，而无干姜、细辛、五味、半夏、白芍。盖大青龙主脉洪数面赤喉哑之热饮，小青龙主脉弦紧不渴之寒饮也。由此类推，"胸中有微饮，苓桂术甘汤主之，肾气丸亦主之。"苓桂术甘，外饮治脾也；肾气丸，内饮治肾也。再胸痹门中，"胸痹心中痞，留气结在胸，胸满，胁下逆抢心，枳实薤白汤主之，人参汤亦主之。"又何以一通一补，而主一胸痹乎？盖胸痹因寒湿痰饮之实证，则宜通阳，补之不惟不愈，人参增气且致喘满；若无风寒痰饮之外因不内外因，但系胸中清阳之气不足而痹痛者，如苦读书而妄想，好歌曲而无度，重伤胸中阳气者，老人清阳日薄者，若再以薤白、瓜蒌、枳实，滑之、泻之、通之，是速之成劳也，断非人参汤不可。学者能从此类推，方不死于句下，方可与言读书也。

〔词解〕

①阴吹：指妇女阴道忽有气体向外冲出，有声如"矢气"状，每次常数声连续，别无所苦。偶见于妇人产后，或久坐湿地（曾有几例在叙述起因时，涉及到这一问题），一般在一日有过几次即止，也有持续 2～3 天（日见数次）者，可不经治疗而止。但也有与其他病兼见的，如《金匮要略》及本条所说之证，就直接治其他的病而阴吹可止。至于王孟英、叶霖在按语中说"与产后食葱有关"，是就"相传"而记叙的。

②《金匮》法：指妇人杂病脉证并治篇第 22 条，润导大便的膏发煎法。

〔评释〕"阴吹"在《金匮要略》中，是因阳明津液枯槁，大便秘结，压迫阴道引起的。所以，用膏发煎润大便，便通而"阴吹"自愈。

久患痰饮病的妇女，兼见"阴吹"，与《金匮要略》中的症状有所不同。它虽然也有大便不通调的现象，但从伴随的症状看，既不想进食，也不想喝水，脉是弦而迟，这就不是津液枯槁的表现，而是由于痰饮停留在中焦，阻滞了气机，使胃津不能下降，以致腑气不通，影响"前阴"而阴吹。因此，不能机械搬用

"膏发煎"的方法，应该用橘半桂苓枳姜汤，以祛痰燥湿，通降胃液。

本方是以《金匮要略》小半夏加茯苓汤为主，参合桂姜枳汤、橘枳姜汤等方化裁而成。"自注"说："这条证是用本方治疗的验例。"病由痰饮滞阻中焦，所以，重用半夏以燥湿化痰。饮是寒邪，用桂枝、生姜，以通阳散寒。饮结于中，胃津不能下降，所以重用枳实、橘皮，苦降开气破结。茯苓引津下润，即所谓"峻通胃液下行"。六药合用，以达痰饮消散，胃和气降，津液下行，大便通利而诸症退，阴吹已的目的。

五二、暴感寒湿成疝，寒热往来，脉弦反数，舌白滑，或无苔不渴，当脐痛，或胁下痛，椒桂汤主之。

此小邪中里证也。疝，气结如山也。此肝脏本虚，或素有肝郁，或因暴怒，又猝感寒湿，秋月多得之。既有寒热之表证，又有脐痛之里证，表里俱急，不得不用两解。方以川椒、吴萸、小茴香，直入肝脏之里，又芳香化浊流气；以柴胡从少阳领邪出表，病在肝治在胆也；又以桂枝协济柴胡者，病在少阴，治在太阳也。经所谓病在脏，治其腑之义也。况又有寒热之表证乎！佐以青皮、广皮，从中达外，峻伐肝邪也；使以良姜，温下焦之里也，水用急流，驱浊阴使无留滞也。

椒桂汤方苦辛通法

川椒六钱，炒黑　桂枝六钱　良姜三钱　柴胡六钱　小茴香四钱
广皮三钱　吴茱萸四钱，泡淡　青皮三钱

急流水八碗，煮成三碗，温服一碗，覆被令微汗佳，不汗，服第二碗，接饮生姜汤促之；得汗，次早服第三碗，不必覆被再令汗。

〔评释〕论寒湿疝痛，表里同病的治法。

"自注"谓：病人肝脏素虚，或平时有肝郁气滞的病，或因暴怒气结，在这些不同的内在因素下，又猝然感受寒湿邪气，使其邪外郁内结，形成疝证。因此，它既有寒热的表证，又有脐痛的里证。舌苔白滑，口不渴，是寒湿的征象。胁下痛，脉弦数，是肝郁的表现。在这寒湿在表，阴浊与肝气郁结在里，表里证都很急的情况下，应该用行气散寒，两解表里的椒桂汤来治疗。

本方用川椒、吴萸、小茴，直入肝脏，有芳香化浊行气的作用，用柴胡入少阳，除寒热，领邪出表。用桂枝解太阳表邪，佐以青皮、广皮，疏肝理气，从中达外。再以良姜为使，温养下焦阳气。用急流水煎药，为的是急驱浊阴外解，不使稍有留滞。

五三、寒疝脉弦紧①，胁下偏痛发热，大黄附子汤主之。

此邪居厥阴，表里俱急，故用温下法，以两解之也。脉弦为肝郁，紧，里寒也；胁下偏痛，肝胆经络为寒湿所搏，郁于血分而为痛也；发热者，胆因肝而郁也。故用附子温里通阳，细辛暖水脏而散寒湿之邪。肝胆无出路，故用大黄，借胃腑以为出路也。大黄之苦，合附子、细辛之辛，苦与辛合，能降能通，通则不痛也。

大黄附子汤方苦辛温下法

大黄五钱　熟附子五钱　细辛三钱

水五杯，煮取两杯，分温二服。原方分量甚重，此则从时改轻，临时对证斟酌。

〔词解〕

①脉弦紧：是一脉具有弦和紧两种征象，即脉来端直有力，并有如绳索扭转的形状。这种脉浮取不得，中取、沉取可见。它主里，主寒，主痛。

〔评释〕论寒实内结、胁痛、发热的治法。

本条是从《金匮要略·腹满寒疝宿食病脉证治第十》第15条原文引录的，只在字句上作了些更改。脉弦是肝郁，紧是里寒。疼痛偏于胁下，是寒邪进犯厥阴经络与血相搏结所致。发热，是肝病及胆，胆因肝郁，经气被阻与邪相抗的表现。其中，辨证的关键是脉，因为身发热，只有脉弦紧才可知它不是表证的发热、胁下痛，也只有脉弦紧才可知它是寒郁厥阴、邪与血搏的寒实证。因此，治用温下法的大黄附子汤。

胁痛、发热，为什么要用下法？丹波氏和高学山在注中都根据第一条"不满者，必便难，两胠（两胁也。即两侧腋下空软处）疼痛"，认为本条有"大便难"一症，这就说明了已具有用"温下"的条件。不过，寒郁厥阴与血相搏的所谓"寒疝"等一类病证，如果没有"大便难"，本方也可用，这从《菊岁书影》（浅田崇伯著）所论用治"寒疝"痛，腰脚拘急，以及《蕉岁杂证》中，用治外伤后"小便涓滴不通，只出少许血"，获得显效，都可说明。

此外，本条吴氏把它具体指为肝胆病变，是以本病由寒邪凝滞厥阴经脉为多见，且痛偏下，胁为肝之分野，所以病属肝胆。这是就证而论，不是就方而说。不过，无论就证、就方，他的论说，有其对的一面，也有含混之处。对的是，他具体指明本条所病脏腑。含混的是，胁有左右，是肝是脾，不能不分，况胁下又近少腹，在脏在腑，也不能不辨。胁腹急痛，十分复杂，脏腑（肝胆以外的其他脏腑）不一，情机各异，辨别不清，反而容易误诊误治。这就要求在临证时，不能受其局限，一见胁腹痛，就断为肝胆病，而必须按其疼痛的部位，详测它与内在相应脏腑的关系，更从疼痛表现、性质、规律等等辨明寒热、虚实、气血等，这样既测知所病的脏腑，又辨明病变的属性，会较为准确一些。对其具体辨别、分析方法，这里就不赘述了。

　　至于就方而论，如把它局限为单治寒邪凝滞厥阴，倒不如说是治"寒实内结"的，这样在应用上会广泛一些。因为本方在实际应用中，无论是阴寒凝聚厥阴的"寒疝"，还是寒气内结的"里实"，用它加减治疗，都有效。

　　本方治疗寒实内结，用大黄、附子、细辛三物配伍，温通寒凝而起通便止痛作用。《金匮要略》中各家注释，都很精辟，不再赘述。吴氏说："大黄之苦，合附子、细辛之辛，苦与辛合，能降能通，通则不痛。"这也说明，在"寒实内结"的腹痛便秘，不用"温"阴寒不能散，不用"下"里实不能去的情况下，应用本方当无不当。

　　再者，本方和麻黄附子细辛汤比，也很有意思。麻黄附子细辛汤是治太阳、少阴两感，大黄附子汤是治寒实内结，从中只是麻黄、大黄相易，便汗、下有别。由此足见古人立方严、配伍精之妙，真是"权变之方不在规矩之外也"。

五四、寒疝^①少腹或脐旁，下引睾丸，或掣胁，下掣腰，痛不可忍者，天台乌药散主之。

　　此寒湿客于肝肾小肠而为病，故方用温通足厥阴手太阳之药也。乌药祛膀胱冷气，能消肿止痛；木香透络定痛；青皮行气伐肝；良姜温脏劫寒；茴香温关元，暖腰肾，又能透络定痛；槟榔至坚，直达肛门，散结气，使坚者溃，聚者散，引诸药逐浊气，由肛门而出；川楝导小肠湿热，由小便下行。炒以斩关夺门之巴豆，用气味而不用形质，使巴豆帅气药散无形之寒，随槟榔下出肛门；川楝得巴豆迅烈之气，逐有形之湿，从小便而去，俾有形无形之结邪，一齐解散而病根拔矣。

　　按：疝瘕之证尚多，以其因于寒湿，故因下焦寒湿而类及三条，略示门径，直接中焦篇腹满腹痛等证。古人良法甚多，而张子和专主于下，本之《金匮》病至其年月日时复发者当下之例，而方则从大黄附子汤悟入，并将淋、带、痔疮、癃闭等证，悉收入疝门，盖皆下焦寒湿、湿热居多。而叶氏于妇科久病癥瘕，则以通补奇经，温养肝肾为主。盖本之《内经》"任脉为病，男子七疝，女子带下瘕聚也。"此外良法甚多，学者当于各家求之，兹不备载。

天台乌药散方苦辛热急通法

乌药五钱　木香五钱　小茴香五钱，炒黑　良姜五钱，炒　青皮五钱　川楝子十枚　巴豆七十二粒　槟榔五钱

先以巴豆微打破，加麸数合，炒川楝子，以巴豆黑透为度，去巴豆、麸子不用。但以川楝同前药为极细末，黄酒和服一钱。不能饮者，姜汤代之。重者日再服，痛不可忍者，日三服。

〔词解〕

①寒疝：古"七疝"病名之一。是一种发作较急的寒性腹痛。也指寒邪入侵厥阴的痛证。

〔评释〕本条所说的"寒疝"，是寒湿浸淫肝、肾与小肠的一种痛性病证。寒主收引，寒湿内郁则经脉凝泣而气滞作痛。胁为肝的分野，肝脉经少腹络阴器，所以小腹痛而下控睾丸，上引胁痛，腰为肾府，脐部周围为小肠所居，寒湿内着，这些部位也牵引疼痛。从所用的方药来看，这种寒疝，必还有阴囊冰冷，阴茎不举，形寒肢凉等症状。用天台乌药散，以温通寒湿，行气止疼。

由于古人把腹中攻击作痛，牵引上下的都叫作"疝"。临床上曾经治多例"石疝"（即尿路结石）患者，与本条痛的特征很近似。因此，有必要将二者加以区别。

本条的疝痛，多起于受冷，或因久住湿冷地方及忿怒而发病，具有阴囊冰冷，阴茎不举，形寒肢冷，且发作持续时久等特征。

石疝，多于劳动中突然发生，也常突然停止。痛则如割如绞，止则安然如常。痛先起于一侧脐旁，向下牵引膀胱、外阴及股内侧，向上牵引腰部（在肾内的，多由腰部开始向下牵引疼痛），呈阵发性疼痛。严重时，小便有血（叫血淋）。剧痛时，常呕恶，出冷汗，甚至虚脱。

本方是温通足厥阴、手太阳的。方中乌药专理膀胱而除冷气，还能消肿止痛，木香辛温香窜，能入络行气而止痛，青皮疏肝，良姜暖下，茴香温关元，暖腰肾，又可透络定痛，槟榔下行散结，直达肛门，逐浊气从大便外出。川楝子导小肠湿热从小便下行，用巴豆炒，是取其气不用其质，这样可将巴豆猛烈之气，由川楝子导入肝络以消无形的寒邪，川楝子得巴豆的辛烈流窜之气，可祛除有形的湿邪。最后，有形和无形相互搏结的邪气，就可一起解散，疝痛的症状也就可以消除。

病案：迟某，男，39 岁，地质勘测队干部。1974 年 9 月 1 日，以小腹剧痛、尿血，来院（汉中中医院）就诊而收入病房。患者腰部重痛，小腹左侧阵发性疼痛。痛时，难以忍受，下牵睾丸，上引腰脊，周身出汗，气短头晕，小便有时不利，有时频急涩痛，色浑黄。舌红，苔微黄而腻，脉沉细带弦。腰右侧有明显叩击痛。

腰为肾府，膀胱居于小腹，病发后腰与小腹上下牵痛，病在肾与膀胱。何以表里两脏同病？由于患者素嗜辛辣甘腻，更加肾的化浊力弱，以致湿热蕴蓄下焦，煎熬水液，而使尿中浊质凝结成石，以致阻塞肾与膀胱的通路。通路被阻，气机滞塞，更失于化导下行，于是梗阻不通而上下牵痛，伤及血络而尿中见血，湿热下注膀胱，小便频急涩痛。证属石疝兼淋。治应清热利湿，导石通淋。药用冬葵子三钱，海金沙三钱，牛膝二钱，车前子五钱，琥珀粉一钱半，沉香一钱，鸡内金三钱，滑石六钱，川楝子二钱，木通一钱半等。煎服两剂后，小便转清，量多，涩痛减，绞痛未作。因前方中的沉香、鸡内金、海金沙等缺短未能配入，故又改为木香二钱，山甲一钱半，石韦五钱，金钱草一两等加入。连服三剂后，下午突然发生剧烈绞痛，约半小时之久而缓解欲便，便时尿道刺痛，当即排出 0.9cm×0.5cm 的结石一块，色棕黑，质坚，表面糙，腹部四陷，此后再未发作，又调理数日出院。

湿　温

五五、湿温久羁，三焦弥漫，神昏窍阻，少腹硬满，大便不下，宣清导浊汤主之。 眉批：自此以后二十三条，皆补前第四十二条之所引而未发者，故另立一门，以见湿有寒热之分，而湿温之变化无穷也。

此湿久郁结于下焦气分，闭塞不通之象，故用能升、能降、苦泄滞、淡渗湿之猪苓，合甘少淡多之茯苓，以渗湿利气；寒水石色白性寒，由肺直达肛门，宣湿清热。盖膀胱主气化，肺开气化之源，肺藏魄，肛门曰魄门，肺与大肠相表里之义也；晚蚕砂化浊中清气，大凡肉体未有死而不腐者，蚕则僵而不腐，得清气之纯粹者也，故其粪不臭不变色，得蚕之纯清，虽走浊道而清气独全，既能下走少腹之浊部，又能化浊湿而使之归清，以己之正，正人之不正也；用晚者，本年再生之蚕，取其生化最速也；皂荚辛咸性燥，入肺与大肠，金能退暑，燥能除湿，辛能通上下关窍，子更直达下焦，通大便之虚闭，合之前药，俾郁结之湿邪，由大便而一齐解散矣。二苓、寒石，化无形之气；蚕砂、皂子，逐有形之湿也。

宣清导浊汤<small>苦辛淡法</small>

猪苓<small>五钱</small>　茯苓<small>五钱</small>　寒水石<small>六钱</small>　晚蚕砂<small>四钱</small>　皂荚子<small>三钱，</small>
去皮

水五杯，煮成两杯，分二次服，以大便通快为度。

〔评释〕论湿热下阻大肠，浊气上蒙心窍的症状和治法。

湿热浊邪，内留时间过久，郁结下焦气分，浊气"弥漫三焦"。本条突出的主症是：少腹硬满，大便胶滞不下（或溏而不爽）和神昏窍阻。这是邪气下阻大肠，上蒙心窍的缘故，治疗需用宣清导浊汤。那么，既是心为湿困，为何不开心窍之闭，而用导浊的方法呢？因为这种湿蒙心窍的神昏，是从下焦湿热熏蒸而来。它是由于湿热在脾胃久留，郁蒸化热，下行而结滞于下焦气分（即大肠），致使少腹硬满，大便不畅。大便既不能畅通排泄，湿热更无出路，其酝酿熏蒸之气，必然要蒸腾上犯心包，蒙蔽心窍，以致神志不清而形成三焦都受浊邪熏蒸的局势。病变主要由湿热郁结下焦所导致，所以，治用宣清导浊汤。目的是宣上焦肺气，导下焦湿热，使其气开湿化，热随湿去，则下无浊热熏蒸，上自无蒙阻之患，虽不开心窍之闭而心窍自通，神志自清。

本方是辛苦淡渗，导浊清热，宣上通下的方子。其中的猪苓能升清降浊，配茯苓则更加强渗湿泄滞的作用；寒水石性寒而沉降，可宣湿清热；蚕沙能化浊升清，可直入大小肠以化湿浊，升清气；皂角味辛咸而性燥，入肺与大肠，有退火燥湿，宣上通下的作用；皂角子更能直达下焦，协同各药共解郁结的湿热，以便于一起从大便排出。总之，全方是以二苓配寒水石化无形之气，蚕沙配皂角子逐有形之湿为其总的功用。

这两条的方证，都是从叶案"湿门"第四十一蔡姓案和第八某姓案整理而来。从所述的症状来看，虽都是遍布三焦，但上条以小便不通、神昏为急，本条则以下阻大肠为主。故在治疗方面，是急其所当急，一则重在导泄浊滞，一则以开闭为先。但湿浊蒙蔽，宜芳化开窍，不宜清泄凉开。因此，用牛黄丸不如用菖蒲郁金汤以辛开化浊，清热醒神，较为适当。至于热重，还可加至宝丹；湿重，还可加苏合香丸。

五六、湿凝气阻，三焦俱闭，二便不通，半硫丸主之。

热伤气，湿亦伤气者何？热伤气者，肺主气而属金，火克金则肺所主之气伤矣。湿伤气者，肺主天气，脾主地气，俱属太阴湿土，湿气太过，反伤本脏化气，湿久浊凝，至于下焦，气不惟伤而且阻矣。气为湿阻，故二便不通。今人之通大便，悉用大黄，不知大黄性寒，主热结有形之燥粪；若湿阻无形之气，气既伤而且阻，非温补真阳不可。硫黄热而不燥，能疏利大肠，半夏能入阴，燥胜湿，辛下气，温开郁，三焦通而二便利矣。按上条之便闭，偏于湿重，故以行湿为主；此条之便闭，偏重气虚，故以补气为主。盖肾司二便，肾中真阳为湿所困，久而弥虚，失其本然之职，故助之以硫黄；肝主疏泄，风湿相为胜负，风胜则湿行，湿凝则风息，而失其疏泄之能，故通之以半夏。若湿尽热结，实有燥粪不下，则又不能不用大黄矣。学者详审其证可也。

半硫丸酸辛温法

石硫黄硫黄有三种：土黄、水黄、石黄也，入药必须用产于石者。土黄土纹，水黄直丝，色皆滞暗而臭；惟石硫黄方棱石纹而有宝光，不臭，仙家谓之黄矾，其形大势如矾。按硫黄感日之精，聚土之液，相结而成，生于艮土者佳。艮土者，少土也，其色晶莹，其气清而膻小。生于坤土者恶，坤土者老土也，秽浊之所归也，其色板滞，其气浊而毒重，不堪入药，只可作火药用。石黄产于外洋，来自舶上，所谓倭黄是也。入莱菔内煮六时则毒去

半夏制

上二味，各等分为细末，蒸饼为丸，梧子大，每服一二钱，白开水送下。按半硫丸通虚闭，若久久便溏，服半硫丸亦能成条，皆其补肾燥湿之功也。

〔评释〕所谓"湿凝气阻"，是因湿为阴寒浊邪，湿郁于内，必阻气机，气机受阻，浊阴凝聚，则肺脾两脏的气化功能发生障碍，而出现胸部痞闷，不知饥饿的现象。上闭则下不通，进一步必使下焦气化功能随之发生障碍，这就是所谓的"三焦俱闭"。其结果是"二便不通"，必还伴有四肢不温，舌质淡，苔青白，脉沉迟等表现。这时的"二便不通""热结"及"湿热互结"的有形燥结和浊滞不同。它是寒湿凝滞，阻碍了三焦气化功能，尤其是肾阳为阴湿所困，主司二便的职能发生障碍，以致下窍闭塞，二便不通。所以，既不能用硝黄攻下，也不能用"导浊"泄滞（可与有关条文互参），只能用半硫丸温通燥湿。

本方是从叶案"湿门"第三十六严姓案剪裁而来。方中硫黄，性热不燥，能壮元阳，利肠通便；半夏，味辛能下气开郁，性燥能入阴燥湿；生姜，既可制半夏之毒，又能助硫黄祛寒。三药合用，可使三焦气机通畅无阻，大小便自然也就通调了。本方除治"湿凝便闭"外，并能治阳虚便秘。若大便久溏，小量用之，也能使大便成条。这确是从经验中得出的结论。

五七、浊湿久留，下注于肛，气闭，肛门坠痛，胃不喜食，舌苔腐白，术附汤主之。

此浊湿久留肠胃，致肾阳亦困，而肛门坠痛也。肛门之脉曰尻，肾虚则痛，气结亦痛，但气结之痛有二：寒湿、热湿也。热湿气实之坠痛，如滞下门中用黄连、槟榔之证是也。此则气虚而为寒湿所闭，故以参、附峻补肾中元阳之气，姜、术补脾中建运之气，朴、橘行浊湿之滞气，俾虚者充，闭者通，浊者行而坠痛自止，胃开进食矣。按肛痛有得之大恐或房劳者，治以参、鹿之属，证属虚劳，与此对勘，故并及之。再此条应入寒湿门，以与上三条有互相发明之妙，故列于此，以便学者之触悟也。

术附汤方苦辛温法

生苍术五钱　人参二钱　厚朴三钱　生附子三钱　炮姜三钱
广皮三钱

水五杯，煮成两杯，先服一杯，约三时，再服一杯，以肛痛愈为度。

〔评释〕"脱肛"一证，总由气虚下陷而起。久泻、久痢，都容易并发。在暴痢、暴泻中，偶尔也可出现。见此，不论其泻和痢的主因是什么，都与脾肾素虚，邪气暴伤有关。凡泻或痢，时日已久，属于邪净纯虚，治宜补气升阳，兼以温肾敛肛为主。凡暴痢、暴泻所致，必须审证察因，辨明寒热，专治痢、泻，兼护脾胃和肾气，则痢、泻止，肛脱自收。

一般来说，久病多正虚，暴病多邪实。久病虚寒，滑脱不禁，肛门洞开，不红肿，无灼热，泻下清稀色淡。新病实热，泻则暴注下迫，肛门红肿灼痛，便色黄褐，气秽。痢则频急窘迫，肛坠痛，便脓血滞塞。

本条和前面"寒湿伤阳"第三条，是从叶氏的同一个病整理而来。前面，是从胃中受寒湿所伤，痢后余湿未净而论的。这里则引申为湿久困伤肾阳，邪注肛门，气结坠痛所致。那里治在中焦，故方名附子理中加味；这里治在下焦，故不名"理中"，而改名为术附汤。前后详参自知。

五八、疟邪久羁，因疟成劳，谓之劳疟①；**络虚而痛，阳虚而胀，胁有疟母**②，**邪留正伤，加味异功汤主之。**

此证气血两伤。经云：劳者温之。故以异功温补中焦之气，归、桂合异功温养下焦之血，以姜、枣调和荣卫，使气血相生，而劳疟自愈。此方补气，人所易见，补血人所不知。经谓：中焦受气，取汁变化而赤，是谓血。凡阴阳两伤者，必于气中补血，定例也。

加味异功汤方<small>辛甘温阳法</small>

人参<small>三钱</small>　当归<small>一钱五分</small>　肉桂<small>一钱五分</small>　炙甘草<small>二钱</small>　茯苓<small>三钱</small>　於术<small>三钱，炒焦</small>　生姜<small>三钱</small>　大枣<small>二枚，去核</small>　广皮<small>二钱</small>

水五杯，煮成两杯，渣再煮一杯，分三次服。

〔词解〕

①劳疟：指疟久不愈，气血大伤，将成虚劳之证。或久病劳损，又感疟邪而病。或原患疟疾，发作已经停止，劳累后又复发。古人都称为"劳疟"。

②疟母：是张仲景为疟疾久延不愈，在胁下结成痞块之证所命名的。也就是久患疟疾脾脏肿大的一种病证。

〔评释〕所谓"因疟成劳"，当是指久患疟疾，邪气留滞体内，使营血、阳气被伤所致的一种证候。它的特点是：络脉空虚而身痛，脾阳不足而腹部闷胀。邪气与血结于左胁，而成为痞块（即疟母），邪气流连，正气受伤，在发作时，还有微寒微热，发作后则出现气虚多汗、纳少便溏等邪少虚多的症状。因此，在治疗上，就须用加味异功汤以补气生血。

本方证是从叶案"疟门"第一百零六陈姓案整理而来。异功汤，原名异功散，出自《小儿药证直诀》，叶氏加入桂、归、姜、枣等四味而成。方中以异功散为主，是因它不但能甘温益气，而且从"中焦受气取汁，变化而赤，是为血"的这一机理上讲，它还可以促进营血的化生。更佐以当归、肉桂，直接温养下焦营血。再用生姜、大枣调和营卫，以期气血相互化生，则正气日旺，余邪自可消退。本方加入半夏、乌梅，效果更好。胁下闷痛，还应加入鳖甲，或送服鳖甲煎丸。

五九、疟久不解，胁下成块，谓之疟母，鳖甲煎丸主之。

疟邪久扰，正气必虚，清阳失转运之机，浊阴生窃踞之渐，气闭则痰凝血滞而块势成矣。胁下乃少阳厥阴所过之地，按少阳、厥阴为枢，疟不离乎肝胆，久扰则脏腑皆困，转枢失职，故结成积块，居于所部之分。谓之疟母者，以其由疟而成，且无已时也。按《金匮》原文：病疟以月一日发，当以十五日愈，设不瘥，当月尽解，如其不瘥，当云何？此结为癥瘕，名曰疟母，急治之，宜鳖甲煎丸。盖人身之气血与天地相应，故疟邪之着于人身也，其盈缩进退，亦必与天地相应。如月一日发者，发于黑昼月月空时，气之虚也，当俟十五日愈。五者，生数之终；十者，成数之极；生成之盈数相会，五日一元，十五日三元一周，一气来复。白昼月廓满之时，天气实而人气复，邪气退而病当愈。设不瘥，必俟天气再转，当于月尽解。如其不瘥，又当云何？然月自亏而满，阴已盈而阳已缩；自满而亏，阳已长而阴已消；天地阴阳之盈缩消长已周。病尚不愈，是本身之气血，不能与天地之化机相为流转，日久根深，牢不可破，故宜急治也。

鳖甲煎丸方

鳖甲十二分，炙　乌扇三分，烧　黄芩三分　柴胡六分　鼠妇三分，熬　干姜三分　大黄三分　芍药五分　桂枝三分　葶苈一分，熬　石苇三分，去毛　厚朴三分　牡丹皮五分　瞿麦二分　紫葳三分　半夏一分　人参一分　䗪虫五分，熬　阿胶三分，炒　蜂窝四分，炙　赤硝十二分　蜣螂六分，熬　桃仁二分

上二十三味，为细末。取煅灶下灰一斗，清酒一斛五斗，浸灰，俟酒尽一半，着鳖甲于中，煮令泛烂如胶漆，绞取汁，纳诸药煎为丸，如梧子大。空心服七丸，日三服。

方论：此辛苦通降，咸走络法。鳖甲煎丸者，君鳖甲而以煎成丸也，与他丸法迥异，故曰煎丸。方以鳖甲为君者，以鳖甲守神入里，专入肝经血分，能消癥瘕，领带四虫，深入脏络，飞者升，走者降，飞者兼走络中气分，走者纯走络中血分；助以桃仁、丹皮、紫葳之破满行血；辅以葶苈、石韦、瞿麦之行气渗湿；臣以小柴胡、桂枝二汤，总去三阳经未结之邪；大承气，急驱入腑已结之渣滓；佐以人参、干姜、阿胶，护养鼓荡气血之正，俾邪无容留之地，而深入脏络之病根拔矣。按小柴胡汤中有甘草，大承气汤中有枳实，仲景之所以去甘草，畏其大缓，凡走络药，不须守法；去枳实，畏其太急而直走肠胃，亦非络药所宜也。

〔评释〕"疟母"的形成，是疟邪在人体内结聚日久，破坏营卫气血生化机能的结果。胁为肝脾分居之处，是厥阴、太阴经气升降必由之路。疟犯少阳，久则深潜入阴。脾伤则痰湿凝聚，肝伤则气闭血瘀，于是脉络阻滞，气血运行失常，邪气夹痰湿，气血积胁下，凝结成块，造成脾脏肿大。

怎样诊为"疟母"？一是有疟疾发作病史；二是胁下结有痞块，触之有形，按之略有痛感（肝、脾肿大，以脾肿大为主）；三是面色萎黄，形体消瘦，脘腹不舒，舌质淡紫无华，脉象弦细或涩，或疟疾发作已止，或仍继续发作。

对疟母的治疗，应以化痰消瘀，软坚散结为主，宜用鳖甲煎丸。

鳖甲煎丸方是《金匮要略》中，用治本证的主方。方中以软坚散结，入络搜邪的鳖甲为一方之主，用治结块、寒热；以大队破血消瘀的大黄、芍药、䗪虫、桃仁、赤硝、丹皮、鼠妇（即地虱）、紫葳（紫葳科植物）等行血分的瘀结；以下气化痰的厚朴、半夏、乌扇（即射干）、蜂房、蜣螂等利气分的结滞；并用石韦、瞿麦、葶苈，以利水导邪从小便出；柴胡、桂枝，以通达营卫，领邪外解；更用黄芩、干姜，一寒一热，以调寒热，和阴阳；人参、阿胶，一阴一阳，以养阴血，补阳气。全方成为寒热并用，攻补兼施，气血双行，阴阳两调的大方。制用灶下灰，取其能治癥瘕坚积，去邪恶之气，且清酒辛热走血，更可促进消瘀散结的作用。因此，本方不但能治由疟邪导致的肝、脾肿大（即疟母），就是其他原因所致的，用之同样有效。

六十、太阴三疟①，腹胀不渴，呕水，温脾汤主之。

三疟本系深入脏真之痼疾，往往经年不愈，现脾胃症，犹属稍轻。腹胀不渴，脾寒也，故以草果温太阴独胜之寒，辅以厚朴消胀。呕水者，胃寒也，故以生姜降逆，辅以茯苓渗湿而养正。蜀漆乃常山苗，其性急走疟邪，导以桂枝，外达太阳也。

温脾汤方苦辛温里法

草果二钱　桂枝三钱　生姜五钱　茯苓五钱　蜀漆三钱，炒　厚朴三钱

水五杯，煮取两杯，分二次温服。

〔词解〕

①太阴三疟：指邪伏足太阴脾经，三日一发的疟疾。

〔评释〕感受疟邪，深伏足太阴脾经，每三日发作一次。这一类型的疟疾，是比较顽固的，往往经年累月不愈。朱丹溪曾说："三日一发者，受病一年。"这里所说的"太阴三疟"，其临床表现，除具有先寒后热或恶寒多等典型症状，或不完全典型的定时发作症状外（这点文中未提，当必具有），还突出表现为腹部胀满、口不渴、呕清水等脾胃寒湿，气机滞塞之证。从这些症状也说明，邪气虽在太阴，而还未至深重。所以，用苦辛温里法的温脾汤治疗。

本条方证是从叶案"疟门"第一百二十五沈姓案而来。方中用草果温化太阴的寒湿；佐厚朴，行气消胀；生姜，和胃降逆；茯苓，渗湿健脾；蜀漆是常山的幼苗，功专祛除疟邪；并用桂枝引邪从太阳外出而解。这是以辛开温化寒湿为主的方剂。如湿重有热，应加重淡渗并略佐清热之品。

病案：李某，男，三十余岁，农民。住榆林县城内李学士下巷。1947年染患"三日疟"（湿疟），数月不愈，常自服奎宁类抗疟剂。1948年春，每三日必发一次，多于日晡时而发，寒时微战，热时渴而不饮，呕恶脘闷，面色萎黄，体瘦力弱，鸡鸣前得汗而解，过则气短身疲，食欲不佳，小便短浊，大便溏泄。舌苔白而微黄。脉弦缓而无力。

三日疟，按《内经》的说法，是暑湿合邪，邪深入脏，阴阳更胜，邪气与卫气相连，故间二日邪与气相搏而发。它不但复发率高，持续时间也长。患者于去秋病疟，虽曾小愈，后即复发而持续至今，脾虚湿盛，表现为湿多热少，因诊其为"湿疟"。现病久正虚，本应议补，但由于湿盛中阻，邪舍于阴而不能外出，湿滞于内而邪有依附，祛之不去，补则愈滞，故久治无效。今用三仁化湿，合柴胡、桂枝加减以和营卫，通阴阳而领邪外出，使湿浊去，表里和，则邪不内恋。更加鸦胆子配柴胡，以扑灭疟邪，期一战而胜之。虽不专补正，邪去而正自复。此正古人所谓之祛邪即是扶正。方用柴胡桂枝汤合三仁汤加减：柴胡三钱，法夏三钱，黄芩二钱，党参二钱，桂枝二钱，薏仁一两，杏仁三钱，厚朴二钱，草果仁一钱，滑石四钱，竹叶二钱，藿梗二钱，甘草一钱，生姜一钱，大枣二枚。

另用鸦胆子15粒，包馍皮内一次吞服，日二次。最后一次，于疟发前两小时服。

上方连服四剂，过期未发，后又继服三剂。惟觉气短、体

倦、纳差、面容憔悴。遂改用四君子汤加山药、木瓜、白蔻。水
煎服，每天并吞服鸦胆子15粒。调理多日，后再未发。

六一、少阴三疟①，久而不愈，形寒嗜卧②，舌淡脉微，发时不渴，气血两虚，扶阳汤主之。

《疟论篇》：黄帝问曰：时有间二日，或至数日发，或渴或不
渴，其故何也？岐伯曰：其间日者，邪气客于六腑，而有时与卫
气相失，不能相得，故休数日乃作也。疟者，阴阳更胜也，或甚
或不甚，故或渴或不渴。《刺疟篇》曰：足少阴之疟，令人呕吐
甚，多寒热，热多寒少，欲闭户牖而处，其病难已。夫少阴疟，
邪入至深，本难速已。三疟又系积重难反，与卫气相失之证，久
不愈，其常也。既已久不愈矣，气也血也，有不随时日耗散也
哉！形寒嗜卧，少阴本证，舌淡脉微不渴，阳微之象。故以鹿茸
为君，峻补督脉，一者八脉丽于肝肾，少阴虚，则八脉亦虚。一
者督脉总督诸阳，为卫气之根本。人参、附子、桂枝，随鹿茸而
峻补太阳，以实卫气，当归随鹿茸以补血中之气，通阴中之阳；
单以蜀漆一味，急提难出之疟邪，随诸阳药努力奋争，由卫而
出。阴脏阴证，故汤以扶阳为名。

扶阳汤 辛甘温阳法

鹿茸五钱，生锉末，先用黄酒煎得　　熟附子三钱　人参二钱
粗桂枝三钱　当归二钱　蜀漆三钱，炒黑

水八杯，加入鹿茸酒，煎成三小杯，日三服。

〔词解〕

①少阴三疟：指邪伏足少阴经，三日一发的疟疾。

②嗜卧："卧"这里是怕冷踡卧的意思。"嗜卧"，其意思与
"日欲寐"基本相仿。

〔评释〕疟邪伏于少阴，证较太阴为重。如再久发不已，阴

阳、气血日渐耗损，其阳虚现象，自然较太阴更为突出。因此，它所出现的怕冷、似寐，是肾阳虚所必有，舌质色淡、脉象微细，是气血不足之征象，疟发时口不渴，是邪并于阴而阴盛的缘故。这种三日一发的疟疾，已是邪气深潜阴分，气血双虚之证了。治疗应扶阳逐邪。方以扶阳汤为主。

本方证是从叶案"疟门"第一百一十八某姓案整理而来的，吴氏对症状进行了补充。督脉统一身的阳气，为卫气的根本，故以鹿茸为主，大补督脉之阳；复以参、附、粗桂枝（嫩者气味俱薄，重在解肌疏邪；粗者气味较厚，重在温阳通卫），壮太阳而实卫气；佐以当归配鹿茸，以补血中之气，通阴中之阳；独用蜀漆，提少阴的疟邪，并得各扶阳药之力，使正气足以抗逐疟邪外出，而达扶阳祛邪的目的。但方中的参、茸价太昂贵，可用鹿角霜、党参代替。

六二、厥阴三疟[①]，日久不已，劳则发热，或有痞结，气逆欲呕，减味乌梅圆法主之。

凡厥阴病甚，未有不犯阳明者，邪不深不成三疟，三疟本有难已之势，既久不已，阴阳两伤。劳则内发热者，阴气伤也；痞结者，阴邪也；气逆欲呕者，厥阴犯阳明，而阳明之阳将惫也。故以乌梅圆法之刚柔并用，柔以救阴，而顺厥阴刚脏之体，刚以救阳，而充阳明阳腑之体也。

减味乌梅圆法酸苦为阴，辛甘为阳复法。以下方中多无分量，以分量本难预定，用者临时斟酌可也

半夏　黄连　干姜　吴萸　茯苓　桂枝　白芍　川椒炒黑
乌梅

按：疟痢两门，日久不治，暑湿之邪，与下焦气血混处者，或偏阴偏阳，偏刚偏柔，或宜补宜泻，宜通宜涩，或从太阴，或

从少阴，或从厥阴，或护阳明，其证至杂至多，不及备载。本论原为温暑而设，附录数条于湿温门中者，以见疟痢之原起于暑湿，俾学者识得源头，使杂证有所统属，粗具规模而已。欲求美备，勤绎各家。

〔词解〕

①厥阴三疟：指邪伏足厥阴肝经，三日一发的疟疾。

〔评释〕暑湿疟邪深入厥阴，肝受疟邪侵害，气血郁滞，阳明受累。这是肝逆犯胃，或叫作"木邪克土"。病入厥阴的三日疟，时间过久，一伤肝阴，二损胃气。所以，每当疲劳后，就阴气虚，热内发而身热。或平素由于阴邪结聚而腹内结块攻动，厥阴逆犯阳明，胃中虚气上逆而想呕，成为厥阴、阳明同病，阴阳两虚之证。治疗宜以减味乌梅丸为主，以阴阳兼顾，刚柔并用。

六三、酒客久痢，饮食不减，茵陈白芷汤主之。

久痢无他证，而且能饮食如故，知其病之未伤脏真胃土，而在肠中也；痢久不止者，酒客湿热下注，故以风药之辛，佐以苦味入肠，芳香凉淡也。盖辛能胜湿而升脾阳，苦能渗湿清热，芳香悦脾而燥湿，凉能清热，淡能渗湿也，俾湿热去而脾阳升，痢自止矣。

茵陈白芷汤方 苦辛淡法

绵茵陈　白芷　北秦皮　茯苓皮　黄柏　藿香

〔评释〕酒能生湿酿热，常喝酒的人，病常湿热偏盛，所以久痢以后，长期大便溏黏，而饮食和无病时一样，这是病在肠中，脾胃未伤，也就是湿热留滞于肠的现象。是此，应以茵陈白芷汤治疗。

本方证是从叶案"痢门"第十九祝姓案整理选入的。方中用白芷胜湿而升脾阳，黄柏、秦皮味苦入肠，而清热祛湿，藿香芳香开脾化浊，茵陈性凉清湿热，苓皮淡渗利湿浊。使清升浊降，湿热两清而病已。

六四、老年久痢，脾阳受伤，食滑①便溏，肾阳亦衰，双补汤主之。

老年下虚久痢，伤脾而及肾，食滑便溏，亦系脾肾两伤。无腹痛、肛坠、气胀等证，邪少虚多矣。故以人参、山药、茯苓、莲子、芡实甘温而淡者补脾渗湿，再莲子、芡实水中之谷，补土而不克水者也；以补骨、苁蓉、巴戟、菟丝、覆盆、萸肉、五味酸甘微辛者升补肾脏阴中之阳，而兼能益精气，安五脏者也。此条与上条当对看。上条以酒客久痢，脏真未伤，而湿热尚重，故虽日久，仍以清热渗湿为主；此条以老年久痢，湿热无多，而脏真已欠，故虽滞下不净，一以补脏固正立法，于此亦可以悟治病之必先识证也。

双补汤方复方也，法见注中

人参　山药　茯苓　莲子　芡实　补骨脂　苁蓉　萸肉　五味子　巴戟天　菟丝子　覆盆子

〔词解〕

①食滑：指吃滑腻的食物。

〔评释〕论痢久，脾肾双亏而以脾为主的症状和治法。

病痢日久，脾阳受伤而肾阳也亏。尤其是年老、久病体弱的，下焦肾中元阳本已不足，就更易造成脾肾两亏的情况。甘腻、冷滑的食物，最容易影响脾的运化功能。脾阳既虚，力难承受，在食入后，出现大便稀溏，显然是脾肾双亏，运化失常的表现，当与邪气下迫有所不同。因此，吴氏在"自注"中指出：它没有"腹痛，腹胀，肛坠"的感觉。对于这种邪气已尽，纯属脾肾阳虚之证，应该用双补汤治疗。

　　本方证是从叶案"痢门"第六十蒋姓案而来。吴氏说："方中人参、山药、茯苓、莲子、芡实，甘温而淡，补脾渗湿。莲子、芡实生于水中，补脾而不伤肾阴。并用补骨脂、苁蓉、巴戟、菟丝、覆盆、萸肉、五味等酸甘微辛，升补肾脏阴中之阳，而兼益精气，安五脏。"此脾肾双补而突出补脾的方子，为纯虚证而设，如有余邪留滞者不能用。

　　本条和上条都属脾肾两虚。前条主要为肾虚失固，治用三神丸以温肾固下为主；本条则脾虚是主要的，重点在于补脾。本条所以用双补脾肾法，因脾赖肾阳的温养。补肾，既是为了补肾的不足，也是为了温养脾土。这是两条之同中不同之点。

六五、久痢小便不通，厌食欲呕，加减理阴煎主之。

　　此由阳而伤及阴也。小便不通，阴液涸矣；厌食欲呕，脾胃两阳败矣。故以熟地、白芍、五味收三阴之阴，附子通肾阳，炮姜理脾阳，茯苓理胃阳也。按原方通守兼施，刚柔互用，而名理阴煎者，意在偏护阴也。熟地守下焦血分，甘草守中焦气分，当归通下焦血分，炮姜通中焦气分，盖气能统血，由气分之通，及血分之守，此其所以为理也。此方去甘草、当归，加白芍、五味、附子、茯苓者，为其厌食欲呕也。若久痢阳不见伤，无食少欲呕之象，但阴伤甚者，又可以去刚增柔矣。用成方总以活泼流动，对证审药为要。

　　加减理阴煎方_{辛淡为阳，酸甘化阴复法。凡复法，皆久病未可以一法了事者}

　　熟地　白芍　附子　五味　炮姜　茯苓

　　〔评释〕本条是从叶案"痢门"第六十七某姓案而来。原案徐灵胎在批注中说："此方与证俱不合。"吴氏则整理编入，列为久痢阴阳两虚的一法。根据本文指出"小便不通，厌食欲呕"，别无任何脉症，就认定为阴阳两虚，而用加减理阴煎治疗，因而不能说没有问题。

因为"久痢"多虚，是单就正气方面讲的。病久正虚，不等于邪气都已除尽。要判明这一点，就要在所具有的"小便不通，厌食欲呕"等主要症状中点出阴阳虚的特征，或在主要症状以外，必须具备一定的阴虚或阳虚的脉症，这样才能说明它是阴阳两虚。否则，单这两个症状，又怎能与浊热内郁下迫大肠，肠络受伤，气机阻滞而小便不通，以及浊热上攻胃腑，气失和降而厌食欲呕相区别呢？从临床实际看，痢疾小便短少，甚至热涩不通，是湿热毒邪伤肠阻气所致，常与邪之浅深，病的轻重成正比例，一般小便一利，就是将愈的象征。这在新病中最明显，在久痢不愈中，除其他原因造成的痢疾样症状的疾病（如肠道肿瘤压迫膀胱、尿道）外，小便不通的反而较少。假设本文所说的对，那么，痢疾发展到了如"自注"所谓"阴液枯涸而小便不通"的程度，那不但痢疾的症状必然相当严重，而且病人的全身状况，也必然极度衰竭，岂是从这一"厌食欲呕"所能说明和辨明的。

痢疾，病主要在肠，一般情况下，胃的受纳不受影响，大多颇能进食。但当毒热过重，浊气上泛影响到胃，或痢久正虚，伤及胃气时，"厌食欲呕"也是常有的症状。是此，都必须要有确凿的脉症来加以分析、辨别，这样才能决定相应的治法。如笼统以"小便不通，厌食欲呕"就认定是久痢阴阳两虚，而贸然采用炮姜、附子温阳，地黄、五味化阴、敛阴，那不只不能愈病，反会引起不良后果，不可不慎！

理阴煎，是张景岳《新方八阵》中的方子，属理中汤的变方，是一个通治真阴虚弱之剂。叶氏的加减方，是去其中当归、甘草，加入附子、白芍、五味、茯苓而成。吴鞠通在"自注"中认为：方中用熟地、白芍、五味等酸甘化阴，以收敛三阴中的阴液，并用附子宣通肾阳，炮姜理脾阳，茯苓理胃阳。这样用刚柔两种药配合，既宣通阳气，又能守护阴液而重点在于护阴，这就是原方名为"理阴"的意思。至于对原方的加减，是因有"厌食欲呕"的缘故。如久痢阴气未伤，没有食少欲呕，则又应去刚烈药物（阴气未伤，补阴也无必要）。要知，应用成方，必须灵活，而以对证审药为要。

六六、久痢带瘀血，肛中气坠，腹中不痛，断下渗湿汤主之。

此涩血分之法也。腹不痛，无积滞可知，无积滞，故用涩也。然腹中虽无积滞，而肛门下坠，痢带瘀血，是气分之湿热，久而入于血分。故重用樗根皮之苦燥湿，寒胜热，涩以断下，专入血分而涩血为君；地榆得先春之气，木火之精，去瘀生新；苍术、黄柏、赤苓、猪苓开膀胱，使气分之湿热，由前阴而去，不致遗留于血分也；楂肉亦为化瘀而设；银花为败毒而然。

断下渗湿汤方苦辛淡法

樗皮根一两，炒黑　生苍术一钱　黄柏一钱　地榆一钱五分，炒黑　楂肉三钱，炒黑　银花一钱五分，炒黑　赤苓三钱　猪苓一钱五分

水八杯，煮成三杯，分三次服。

[评释] 论久痢湿热，阻气入血的治法。

病痢日久，大便带有瘀血，这是痢疾湿热浊邪，病久入血，向外渗溢的现象。大便时只觉肛门有气下坠的后重感，而腹内并无疼痛，是腹内积滞已除，只是湿热之气下注，气机阻滞，迫于肛门的象征。对这样湿热阻气入血的症状，治疗应用断下渗湿汤，分消湿热，化瘀涩血。

本方是叶案"痢门"第三十七朱姓案方。吴氏只起了个方名，症、药分量，俱未改动。他说：本方重用樗根皮，其苦寒

以燥湿清热，并能入血分以涩血断下，配用地榆以去瘀生新、解毒、凉血止血。茅术、黄柏、赤苓、猪苓，功专清热渗湿而通膀胱，使湿热分消而从小便出，自可不再侵入血分。再用楂肉可助以消瘀，用银花的目的在于败毒，也就是除恶惟恐不净的意思。

我在临床上尝仿叶氏此法，以炙楙皮五钱，土炒川连二钱，防风一钱，金银花三钱，土茯苓三钱，用治湿热下注之便血，效果很好。

六七、下痢无度，脉微细，肢厥，不进食，桃花汤主之。

此涩阳明阳分法也。下痢无度，关闸不藏，脉微细肢厥，阳欲脱也。故以赤石脂急涩下焦，粳米合石脂堵截阳明，干姜温里而回阳，俾痢止则阴留，阴留则阳斯恋矣。

桃花汤 方法见温热下焦篇

〔评释〕论久痢肾阳被伤失固的症状和治法。

病痢日久，脉见微细而四肢发凉，这是肾阳被伤的少阴虚寒脉症。大便次数频繁，甚至多到不能离开便器，无法计算次数。这是阳气大虚，"关闸不固"，已成为滑脱失禁的表现。至于这里所谓的"不进食"，不是"噤口"不食，而是病久肠伤，胃气衰弱，肾阳不能上温脾胃所致。因此，它以脉微、肢凉、下痢无度为立法的依据。

对这样痢久阳虚滑脱之证，应以回阳固涩的桃花汤进行治疗。因其中石脂能涩下焦、固关闸，干姜能温里回阳，粳米可和中醒胃，并配合石脂以"堵截阳明"，使痢止而阴不下泄，阴留而阳自有所恋。

再者，本条和上条都是从叶案选来（本条是"痢门"第四十

九某姓案，上条是第五十七沈姓案），都属久痢虚寒证。但一主
要在肾，一主要在胃肠。正因有此差异，所以本条重在温阳固
涩，炮姜用到五钱，石脂多至一两，上条重在养胃涩肠，粳米仍
用一合，而炮姜未用及半，石脂只用三钱，并加入人参三钱，合
粳米等以养胃气。可见，同样都是虚寒证，都用桃花汤，但药味
增减、用量轻重不同，其作用就有区别。吴鞠通深得叶氏立方的
用意（两个方药的用量原案没有，是吴氏添注的分量）。

六八、久痢，阴伤气陷，肛坠尻①酸，地黄余粮汤主之。

此涩少阴阴分法也。肛门坠而尻脉酸，肾虚而津液消亡之
象。故以熟地、五味补肾而酸甘化阴，余粮固涩下焦，而酸可
除，坠可止，痢可愈也按石脂、余粮皆系石药而性涩，桃花汤用石脂，
不用余粮，此则用余粮而不用石脂。盖石脂甘温，桃花温剂也；余粮甘平，
此方救阴剂也，无取乎温而有取乎平也。

地黄余粮汤方酸甘兼涩法

熟地黄　禹余粮　五味子。

〔词解〕

①尻（kāo）：是骶骨和尾骶骨部位的通称。

〔评释〕论久痢阴虚气陷的症状和治法。

叶香岩说："久痢、久泻为肾病。"意思是痢或泻日久不愈，
都能够损伤肾阴或肾阳。痢疾多与温热浊邪有关，热浊过甚，化
火耗津，久则必消肾阴，于是阴虚气陷而肛中气坠，骶骨部酸
困。但是，必须以便后重坠更甚，酸困更加难忍，才属虚候。治
疗可用地黄余粮汤，以固涩少阴阴分。

本方也是从叶案"痢门"第五十九案整理而来。吴氏谓：
"方中熟地、五味，甘酸化阴，以补肾的阴气；余粮性甘平，用
以固涩下焦。使肾阴得养，气不下陷，则肛坠可止，骶疼可除，

痢亦可愈。"再者，赤石脂、禹余粮都是有固涩作用的石类药。石脂性甘温，余粮性甘平。所以，"桃花汤"用石脂不用余粮，重在温涩；此方用余粮不用石脂，重在救阴。这又是同中的不同之处。

六九、久痢伤肾，下焦不固，肠腻①滑下，纳谷运迟②，三神丸主之。

此涩少阴阴中之阳法也。肠腻滑下，知下焦之不固；纳谷运迟，在久痢之后，不惟脾阳不运，而肾中真阳亦衰矣。故用三神丸温补肾阳，五味兼收其阴，肉果涩自滑之脱也。

三神丸方酸甘辛温兼涩法，亦复方也

五味子　补骨脂　肉果去净油

〔词解〕

①肠腻：指白色黏液便。张景岳认为："是伤及肠间脂膜所致。"

②运迟：指脾胃对水谷运化迟缓。

〔评释〕论久痢损伤脾肾而以肾为主，下焦失固的症状和治法。

病痢日久，损伤肾中阳气，"肾开窍于二阴"，肾虚则"后阴（肛门）"失固，以致肠中脂膏化为白色黏冻从肛门滑出。脾赖肾阳的温养，肾阳虚则火衰不能腐熟运化，就表现出大便杂有不消化的食物。因为病主要是肾阳虚衰失温，所以，用固涩少阴中阳气的三神丸治疗。

本方证从叶案"痢门"第七十六周姓案选来。叶氏谓：病不在中焦，单健脾是不会见效的。所以，用补骨脂以温补肾阳，五味子以收摄肾阴，配肉果的温涩以固脱滑。从而使肾阳复旺，脾运仍健，下痢也可望愈。

七十、久痢伤阴，口渴舌干，微热微咳，人参乌梅汤主之。

口渴微咳于久痢之后，无湿热客邪欸证，故知其阴液太伤，热病液涸，急以救阴为务。

人参乌梅汤 酸甘化阴法

人参　莲子炒　炙甘草　乌梅　木瓜　山药

按：此方于救阴之中，仍然兼护脾胃。若液亏甚而土无他病者，则去山药、莲子，加生地、麦冬，又一法也。

〔评释〕论久痢阴伤在上的症状和治法。

本条和上条都是久痢阴伤证。但上条病在下，以"肛坠尻酸"为特征，必有一定的滑脱现象，其阴伤以肾为主；本条应为痢止后的阴伤证，病主在上，症以"口渴舌干"为特征，已无气陷滑脱等表现，阴伤则以脾肺为主。由于口渴舌干，是脾胃津伤，微热微咳，是肺阴被伤，所以，用人参乌梅汤治疗。

此方原载叶案"痢门"第六十三孙姓案内。原案为暑热阴虚下陷，共有三诊。吴氏在方后按语中说，这个方子"用酸甘之味，化阴救阴，兼护脾胃和肺"。如果中焦脾胃没有其他病变，可以减去山药、莲子，加生地、麦冬，即第六十四蔡姓案第二诊"酸甘化阴"的又一法。

七一、痢久阴阳两伤，少腹肛坠，腰胯①脊髀②酸痛，由脏腑伤及奇经③，参茸汤主之。

少腹坠，冲脉虚也；肛坠，下焦之阴虚也。腰，肾之府也；胯，胆之穴也谓环跳；脊，太阳夹督脉之部。髀，阳明部也，俱酸痛者，由阴络而伤及奇经也。参补阳明，鹿补督脉，归、茴补冲脉，菟丝、附子升少阴，杜仲主腰痛，俾八脉有权，肝肾有养，而痛可止，坠可升提也。

按：环跳本穴属胆，太阳、少阴之络实会于此。

参茸汤辛甘温法

人参　鹿茸　附子　当归炒　茴香炒　菟丝子　杜仲

按：此方虽曰阴阳两补，而偏于阳。若其人但坠而不腰脊痛，偏于阴伤多者，可于本方去附子，加补骨脂。又一法也。

〔词解〕

①胯（kuà）：中医解剖部位名称。即今之解剖学上的"髂骨"部位。这里指"环跳穴"。

②髀（bì）：股部的代称，或股部的上半部分。

③奇经：是十二经脉以外，气血运行或调节气血的八条特殊通路。统称为"奇经八脉"。

〔评释〕论久病阴阳两虚，伤及奇经的症状和治法。

久痢症见少腹到肛门都感重坠，从腰脊到股部都觉酸痛。这是阳伤气陷，阴亏损及奇经的现象。对此，吴氏"自注"中有一段解释可参考。他说："少腹为冲脉所属，冲脉虚，所以有下坠感。肛门部坠，是下焦阴虚。腰为肾府，背脊为肾脉循行部位，环跳是太阳与少阴两经交会的地方。"这些部位都归奇经八脉所管，发生酸痛，就说明是久痢阴络损伤，累及奇经的缘故。因此，治用参茸汤以补养奇经。

此外，本条较"阴伤证"第一条要重得多。那条只是"肛坠尻酸"，所以证属阴伤气陷，本条是从少腹至肛门下坠，从腰背至股部酸痛。它除阴伤外，还有阳伤气陷，奇经受损，这已成了主要问题。由于两条轻重不同，阴阳偏虚的主次有异，治疗也不一样。可前后互参。

本方证从叶案"痢门"第七十七某姓案整理而来。吴氏"自注"谓：方中人参补阳明，鹿茸补督脉，当归、茴香补冲脉，菟丝、附子升少阴阳气，杜仲入肾治腰痛。这样使八脉不空，肝肾气旺，气升而痛坠自止。此外，本方虽为阴阳双补，实是偏于补阳。如果只觉气坠而腰脊等处不痛，是阴伤偏重，那就把方中的附子减去，加入补骨脂，这可说又是一法。

曹炳章先生在眉批中说："妇人因寒湿而身体虚赢，月经不应期者，可仿此法治疗。"也可作为参考。

七二、久痢伤及厥阴，上犯阳明，气上撞心①，饥不欲食，干呕腹痛，乌梅圆主之。

肝为刚脏，内寄相火，非纯刚所能折，阳明腑，非刚药不复其体。仲景厥阴篇中，列乌梅圆，治木犯阳明之吐蛔。自注曰：又主久痢方。然久痢之症不一，亦非可一概用之者也。叶氏于木犯阳明之疟痢，必用其法而化裁之，大抵柔则加白芍、木瓜之类，刚则加吴萸、香附之类，多不用桂枝、细辛、黄柏；其与久痢纯然厥阴见证，而无犯阳明之呕而不食撞心者，则又纯乎用柔，是治厥阴久痢之又一法也。按泻心寒热并用，而乌梅圆则又寒热刚柔并用矣。盖泻心治胸隔间病，犹非纯在厥阴也，不过肝脉络胸耳。若乌梅圆则治厥阴，防少阳，护阳明之全剂。

乌梅圆方 酸甘辛苦复法，酸甘化阴，辛苦通降，又辛甘为阳，酸苦为阴

乌梅　细辛　干姜　黄连　当归　附子　蜀椒 炒焦，去汗　桂枝　人参　黄柏

此乌梅圆本方也。独无论者，以前贤名注林立，兹不再赘。分量制法，悉载《伤寒论》中。

〔词解〕

①气上撞心：指病人自觉有一股气由下腹上冲心胸的症状。多与寒客下焦或胃肠有关，或肝气横逆犯胃，夹胃气上逆。这里

属于后者。

〔评释〕病久症见腹中有气上冲心胸，胃里感到饥饿又不想吃而干呕。从《伤寒论》厥阴篇所说的"厥阴之为病……气上撞心，心中疼热，饥而不欲食"及叶氏原案（见"痢门"第八十六某姓案）记载可知，这是由"疟后变痢"所导致。故说它是"久痢伤及厥阴，而上犯阳明"。因为肝为刚脏，内寄相火，肝阴为邪久伤则相火必亢，相火亢则克犯阳明，夹胃气上逆，就出现"气上撞心""干呕"等症状（也有因蛔虫上窜、气机阻塞所致的）。久病正虚，胃气失和，就出现"饥不欲食"的症状。

痢疾腹痛，是邪气干犯、肠伤气阻必有的症状，加之肝逆克犯，更会产生腹痛。痢既起于疟后，虽久伤正虚，必还有痢疾的其他征象。因这时的突出矛盾是厥阴进犯阳明，所以对痢疾的其他症状，只用"久痢"二字进行了概括。

本证治用乌梅圆（原案中只取了乌梅、人参、当归三味，余是白芍、茯苓、吴萸、生香附汁、真北秦皮），是因肝为至阴之脏，相火寄于肝，阴中有阳。病则多阴阳错杂、寒热相兼。本证又是疟后复痢，久病正虚，木来克土，故用乌梅圆，寒热并投，肝胃两补以正邪兼顾。

乌梅丸是仲景治木邪犯土而吐蛔虫的方剂，并说"又主久痢"。但是，久痢的症状各不相同，也不是都可以应用的。叶氏对于"上犯阳明"的疟痢，都用它加以化裁。一般是肝阴虚的，加白芍、木瓜之类的柔性药物；肝气郁滞的，加吴萸、生附之类的刚性药物。大多不用桂枝、细辛、黄柏。这是治久痢的又一种方法。乌梅丸寒热刚柔并用，是治厥阴、防少阳、护阳明的方剂。至于配伍作用、药量、制法，都载入《伤寒论》中，可参考。

病案：1953 年夏，榆林邮电局李某之子，年八岁。患痢二日，大便日二十余次，量少而脓血相兼，里急后重，体温39.2℃。开始时，每便前腹痛，便后稍止，今腹痛加剧，并向上攻而痛，痛甚，则肢厥而呕，晨吐出蛔虫一条，口渴不能饮。舌红，苔白中黄。脉细弦而数。病因饮食不洁，湿热毒邪入侵所致。现浊热阻滞，熏灼阳明，下迫大肠，气滞络伤而泻痢。蛔虫不安于下，上窜入胃而痛厥吐蛔，为痢兼蛔厥证。因用葛根芩连汤加白芍、槟榔、木香、乌梅丸包煎，以解热清里、导滞安虫。尽剂后，呕止热解，腹痛亦缓。继用芍药汤去肉桂，加炒山楂、秦皮、苦楝皮等味，理气和血，清肠导滞，略佐以安蛔。三剂后，腹痛除，脓便止。

七三、休息痢①经年不愈，下焦阴阳皆虚，不能收摄，少腹气结，有似癥瘕，参芍汤主之。

休息痢者，或作或止，止而复作，故名休息，古称难治。所以然者，正气尚旺之人，即受暑、湿、水谷、血、食之邪太重，必日数十行，而为胀为痛，为里急后重等证，必不或作或辍也。其成休息证者，大抵有二：皆以正虚之故。一则正虚留邪在络，至其年月日时复发，而见积滞腹痛之实证者，可遵仲景凡病至其年月日时复发者当下之例，而用少少温下法，兼通络脉，以去其隐伏之邪；或丸药缓攻，俟积尽而即补之；或攻补兼施，中下并治，此虚中之实证也。一则纯然虚证，以痢久、滑泄太过，下焦阴阳两伤，气结似乎癥瘕，而实非癥瘕，舍温补其何从？故以参、苓、炙草守补中焦，参、附固下焦之阳，白芍、五味收三阴之阴，而以少阴为主，盖肾司二便也。汤名参芍者，取阴阳兼固之义也。

参芍汤方辛甘为阳，酸甘化阴复法

人参　白芍　附子　茯苓　炙甘草　五味子

〔词解〕

①休息痢：指经年累月，时止时发，反复不已的一种痢疾，多见于痢疾样肠道疾患，也可见于慢性菌痢。

〔评释〕休息痢，是久痢的又一类型。它从"湿热痢"或"疫毒痢"发展为休息痢，多与初起补涩太早，治疗不当，浊热留滞肠内，或过用寒凉，损伤脾肾有关。然而，具有痢疾样症状的其他疾病，如现代医学所说的阿米巴肠病、肠结核、非特异性结肠炎、结肠癌等，当其表现出痢疾症状时，也常按痢疾辨治。因此，属于这些病的，临床上更为多见。

休息痢表现为时而便秘，时而便黏液或脓血，次数不多（每日 3~8 次），有轻重不等的腹痛、腹胀、里急后重。如是反复交替，长期迁延不愈。

这类痢疾，一般多属正虚邪恋，阴阳不和，气血失调，寒热夹杂，以致大肠传导失常，病势缠绵，愈而复发。因此，在治疗方面，必须据证审因，辨证测机而灵活施治。

本条是从叶案"痢门"第八十某氏案整理而来。休息痢，大便次数不多，经年不愈，正虚是必然的。正由于正虚，尤其是肾阴肾阳都虚，所以才"不能收摄"而迁延反复。

至于所谓"少腹气结，有似癥瘕"，从原案所录的"小腹抚摩有形上行，似乎癥瘕，其实气结"来看，这种"抚摩有形上行"的腹征，可以断定不是"癥积"。那么，会不会是"瘕聚"呢？根据"瘕"的特征是聚散无常，按之能移，属腑，属气，再结合案中触之有形，按之上行的特征而论，与"瘕"很近似。因为瘕聚一类病，除一些腹部有形可动的包块外，肠道由于某些病变而气结攻动，也是常见的。本证可能就属这一种。

就以上所述论治，用参芍汤，重点在于顾护阴阳，对于纯虚之证，当是对的。但本证既有"少腹气结"，就不能视为纯虚无邪。徐灵胎在原案眉批中说："休息痢必有伏邪沉积"，他不只点明了这一问题，也实是对治用纯补，提出了异议。此外，吴氏虽选本案作为一法，但他在"自注"中为了补偏救弊，又指出了休息痢，总体说都属虚，但有虚中夹实与纯虚的不同。纯虚宜独补，虚中夹实的，则宜先攻后补，或攻补兼施，中、下合治。这是合理的论说。

吴氏说，方中药用"人参、茯苓、炙草守补中焦，并以附子配人参固下焦之阳，用白芍、五味子收摄三阴中之阴，而以少阴为主"。因前后阴都归肾管，肾的阴阳足，则收摄的功能自然恢复。

病案：李某，男，34 岁，榆林上盐湾人。素有胃病，1952年夏患痢年余，时作时止，近半月病发较重。日便十多次，色暗红而酸臭，里急腹痛，小便短少，数日来脘闷而微有呕恶，进食甚少，体瘦乏力，卧床不起。舌质暗赤，苔中间略厚而板滞。脉象沉涩。此休息痢之重者。因湿热郁积，痢久中虚，以致上而胃失和降，脘闷呕恶，下而肠络损伤，血瘀便赤，此虚中夹实之证。当先治以和血理气，开胃调中，兼祛邪除滞。即用倪氏归芍汤原方二分之一量，加焦白术、蔻衣、陈仓米、鸦胆子等味，水煎，日三夜一服。连进五剂后，大便日二三行，色淡质黏，腹痛大减，惟微感身困不舒。又将前方减为三分之一量，去莱菔，加党参、茯苓。继服三剂后，大便转黄，日一至二次，质溏。后调理脾胃数日而愈。

七四、噤口痢，热气上冲，肠中逆阻似闭，腹痛在下尤甚者，白头翁汤主之。

此噤口痢之实证，而偏于热重之方也。

白头翁汤方 <small>注见中焦篇</small>

〔评释〕论热邪逆阻，噤口不食的治法。

患痢疾，秽热浊气郁阻肠中，气血闭塞而下腹疼痛很重，热浊毒邪向上冲逆，胃失和降而食不进，形成痢疾的"噤口"症状。症状表现为热证、实证，治用白头翁汤以清热止痢。但该方能清热解毒而不能开噤。且本证腹痛较重，还应加入荷梗、石菖蒲以开噤，木香、槟榔以调气导滞。

七五、噤口痢，左脉细数，右手脉弦，干呕腹痛，里急后重，积下不爽，加减泻心汤主之。

此亦噤口痢之实证，而偏于湿热太重者也。脉细数，湿热着里之象；右手弦者，木入土中之象也。故以泻心去守中之品，而补以运之，辛以开之，苦以降之。加银花之败热毒，楂炭之克血积，木香之通气积，白芍以收阴气，更能于土中拔木也。

加减泻心汤方苦辛寒法

川连　黄芩　干姜　银花　楂炭　白芍　木香汁

〔评释〕论邪气逆阻，噤口不食的脉症和治法。

湿热痢，不食、干呕，是秽浊阻胃，胃气上逆而"噤口"的表现。腹痛、里急后重、大便胶黏不爽，是湿热毒邪郁蒸于肠，气机阻塞，为痢疾所应见的本症。脉左手细数，是湿热内蕴，右手带弦，是邪气横逆肝强克犯的现象。病为湿热都重的实证，治疗应用加减泻心汤，以导湿清热。

本条和上条，是从叶氏治包姓案选来。原案共四诊，这两条是二、三两诊（见"痢门"第八十九案）。综观原案，初诊只载几味药，再什么都未记；二诊，多是分析病机、治法，在症状方面，只有下腹痛重一症；惟有三诊，即本条所录，记载了病人当时所表现的痢疾脉症和噤口这一症状。这些脉症当是初、复诊就有，三诊只是作了补记。从而也说明，两经投药，症状未减（干呕也可能是药后新出现的）。本条治用辛开苦降，是无不可。不过，暑热湿浊，郁滞于肠，逆阻胃气的湿热证，用芩、连清肠胃，当无问题，惟干姜虽能开胃，而性极辛热，与苦味合用，苦辛化燥，势必助火消阴，虽有白芍，恐难相制。其所以药后"上午病剧"（四诊），不能说与此无关。

吴氏"自注"谓：在泻心汤中减去守中（参、甘、枣、夏）之品，成为辛开苦降的方法，加银花以清解热毒，楂炭去血分的积滞，木香行气分的郁结，用白芍收敛阴气，调肝和肝，使肝不乘机相侮，胃肠气血自和，抗邪力复，病可望解。

七六、噤口痢，呕恶不饥，积少①痛缓，形衰脉弦，舌白不渴，加味参苓白术散主之。

此噤口痢邪少虚多，治中焦之法也。积少痛缓，则知邪少；舌白者，无热；形衰不渴，不饥不食，则知胃关欲闭矣；脉弦者，《金匮》谓：弦则为减。盖谓阴精阳气俱不足也。《灵枢》谓：诸小脉者，阴阳形气俱不足，勿取以针，调以甘药也。仲景实本于此而作建中汤，治诸虚不足，为一切虚劳之祖方。李东垣又从此化出补中益气、升阳益气、清暑益气等汤，皆甘温除大热法，究不若建中之纯，盖建中以德胜，而补中以才胜者也。调以甘药者，十二经皆秉气于胃，胃复则十二经之诸虚不足，皆可复也。叶氏治虚多脉弦之噤口痢，仿古之参苓白术散而加之者，亦同诸虚不足，调以甘药之义，又从仲景、东垣两法化出，而以急复胃气为要者也。

加味参苓白术散方本方甘淡微苦法，加则辛甘化阳，芳香悦脾，微辛以通，微苦以降也

人参二钱　白术一钱五分，炒黑　茯苓一钱五分　扁豆二钱，炒　薏仁一钱五分　桔梗一钱　砂仁七分，炒　炮姜一钱　肉豆蔻一钱　炙甘草五分

共为极细末，每服一钱五分，香粳米汤调服，日二次。

方论：参苓白术散原方兼治脾胃，而以胃为主者也，其功但止土虚无邪之泄泻而已。此方则通宣三焦，提上焦，涩下焦，而以醒中焦为要者也。参、苓、白术加炙草，则成四君矣。按四君以参、苓为胃中通药。胃者腑也，腑以通为补也；白术、炙草为脾经守药，脾者脏也，脏以守为补也；茯苓淡渗，下达膀胱，为通中之通；人参甘苦，益肺胃之气，为通中之守；白术苦能渗湿，为守中之通；甘草纯甘，不兼他味，又为守中之守也，合四君为脾胃两补之方。加扁豆、薏仁以补肺胃之体；炮姜以补脾肾之用；桔梗从上焦开提清气；砂仁、肉蔻从下焦固涩浊气，二物皆芳香能涩滑脱，而又能通下焦之郁滞，兼醒脾阳也。为末，取其留中也。引以香粳米，亦以其芳香悦土，以胃所喜为补也。上下斡旋，无非冀胃气渐醒，可以转危为安也。

〔词解〕

①积少：指大便中的黏液或脓样物少。

〔评释〕论久痢正虚，中伤噤口的症状和治法。

痢疾噤口，久用苦辛，用理气导滞等法治疗，虽然已获"积少痛缓"的效果，但病久形衰正虚，呕恶食难下咽，不知饥饿，这是胃伤气逆，纳运无权的缘故。舌苔白，口不渴，当已里无热象。脉弦，"自注"引《金匮要略》之"弦则为减"及《灵枢·邪气脏腑病形》之"诸小者，阴阳形气俱不足"之说，说明这时的弦脉力减（非强硬而虚软），为阴气大伤的象征。由此可知，是病痢日久（原案所记病已四十日），主为中焦亏损，兼及下关失摄的重证。对此，叶氏在原案中说："食难下咽的病人，若进汤药更难承受。且药味气劣，胃衰必恶，久痢久泻，务在能食。"古人用药，不是以醒脾胃为法，就是以安胃摄纳制方。现在"治上脘宜通其阳"，"治下焦当固摄其滑脱，仿古方中参苓白术散"

（见"痢门"第九十乔姓案），以扶中、通阳、固下。

吴氏在本条"自注"中，就叶氏化裁此方之义，有一段值得参考的话，他说，张仲景本"调以甘药"的原则，创"建中汤"，治诸虚不足，成为治一切虚劳疾病的祖方。李东垣又由此化裁，制订出"补中益气汤""清暑益气汤"等方，都是"甘温除大热"的方法。因为甘药补中益胃，"胃为十二经之海"，各经都赖胃气以补养，胃气复，则十二经之虚自复。叶氏对虚多邪少的噤口痢，效法古方的加减参苓白术散，从仲景、东垣的方法上化裁而来，是以恢复胃气为主的一种方法。

参苓白术散原方，是脾胃双补而以补胃为主。其作用是治中虚无邪的泄泻。这里加减后，则以苏醒中焦为主下，有开上，涩下的斡旋三焦作用。方中以"四君"通补脾胃；扁豆、苡仁扶脾而兼及肺胃；炮姜温中而同资肾气；桔梗载药上行，并开提上焦清气，砂仁、肉蔻温涩下焦滑脱，二药芳香，又能通调下焦郁滞兼醒脾气。合制成药粉，少量服用，是取其留中久渍，不图其速而求其缓渐持续发挥药效。以香粳米为引，以示胃之所喜为补，必得胃气渐醒，方可转危为安。

七七、噤口痢，胃关①不开，由于肾关②不开者，肉苁蓉汤主之。

此噤口痢邪少虚多，治下焦之法也。盖噤口日久，有责在胃者，上条是也；亦有由于肾关不开，而胃关愈闭者，则当以下焦为主。方之重用苁蓉者，以苁蓉感马精而生，精血所生之草而有肉者也。马为火畜，精为水阴，禀少阴水火之气而归于太阴坤土之药，其性温润平和，有从容之意，故得从容之名，补下焦阳中之阴有殊功。《本经》称其强阴益精，消癥瘕。强阴者，火气也；益精者，水气也。癥瘕，乃气血积聚有形之邪。水火既济，中土气盛而积聚自消。兹以噤口痢阴阳俱损，水土两伤，而又滞下之积聚未清，苁蓉乃确当之品也；佐以附子补阴中之阳，人参、干姜补土，当归、白芍补肝肾，芍用桂制者，恐其呆滞，且束入少阴血分也。

肉苁蓉汤辛甘法

肉苁蓉一两，泡淡　附子二钱　人参二钱　干姜炭二钱　当归二钱　白芍三钱，肉桂汤浸炒

水八杯，煮取三杯，分三次缓缓服，胃稍开，再作服。

〔词解〕

①胃关：指胃的关口。胃上口为"贲门"，下口为"幽门"。这里是就噤口不食的症状而说。

②肾关：脾胃靠肾阳的温养，肾阳下虚不能上养脾胃，以致胃的关门不开。这里所说的"肾关"，实指这一关系。从《素问·水热穴论》所说的"肾者胃之关也"，其义自明。

〔评释〕论久痢噤口，邪少虚多，肾阳虚衰的治法。

痢疾噤口，时间过久，病已由实转虚。在虚证中，其病机不外胃虚和肾衰两个方面。上条论的中虚邪少，是病主在胃的一例，本条则是由于肾中阳气虚衰，不能温养脾胃，以致胃的关门不开，病主在肾，阴阳不足的例、法之一。病本阴阳俱虚而以阳虚为主，所以，用肉苁蓉汤以补阳顾阴。

"自注"谓：苁蓉补下焦阳中之阴，佐以附子补阴中之阳，人参、干姜补中气，当归、白芍养肝阴，合为脾肾阴阳双补之剂。不过，用本方治痢疾噤口，必须是病久阳气纯虚，中、下焦毫无浊热留滞的，方可参考此法。否则，绝勿妄用。

秋　燥

七八、燥久伤及肝肾之阴，上盛下虚①，昼凉夜热，

或干咳，或不咳，甚则痉厥者，三甲复脉汤主之，定风珠亦主之，专翁大生^②膏亦主之。眉批：此方不专治前证也，凡上实下虚，肾液不足，及妇人血海枯干，八脉伤损等证，胥可以此治之，其用宏矣。

　　肾主五液而恶燥，或由外感邪气久羁而伤及肾阴，或不由外感而内伤致燥，均以培养津液为主。肝木全赖肾水滋养，肾水枯竭，肝断不能独治，所谓乙癸同源，故肝肾并称也。三方由浅入深，定风浓于复脉，皆用汤，从急治。专翁取乾坤之静，多用血肉之品，熬膏为丸，从缓治。盖下焦深远，草木无情，故用有情缓治。再暴虚易复者，则用二汤；久虚难复者，则用专翁。专翁之妙，以下焦丧失皆腥臭脂膏，即以腥臭脂膏补之，较之丹溪之知柏地黄。云：治雷龙之火，而安肾燥。明眼自能辨之。盖凡甘能补，凡苦能泻，独不知苦先入心，其化以燥乎！再雷龙不能以刚药直折也，肾水足则静，自能安其专翁之性。肾水亏则动而燥，因燥而躁也。善安雷龙者，莫如专翁，观者察之。

三甲复脉汤、定风珠 并见前

专翁大生膏 酸甘咸法

　　人参二斤，无力者以制洋参代之　茯苓二斤　龟板一斤，另熬胶乌骨鸡一对　鳖甲一斤，另熬胶　牡蛎一斤　鲍鱼二斤　海参二斤白芍二斤　五味子半斤　萸肉半斤　羊腰子八对　猪脊髓一斤　鸡子黄二十圆　阿胶二斤　莲子二斤　芡实三斤　熟地黄三斤　沙苑蒺藜一斤　白蜜一斤　枸杞子一斤，炒黑

　　上药分四铜锅忌用铁器搅，搅用铜勺，以有情归有情者二，无情归无情者二。文火细炼三昼夜，去渣，再熬六昼夜，陆续合为一锅，煎炼成膏，末下三胶，合蜜和匀，以方中有粉无汁之茯苓、白芍、莲子、芡实为细末，合膏为丸。每服二钱，渐加至三

钱，日三服，约一日一两，期年为度。每殒胎必三月，肝虚而热者加天冬一斤、桑寄生一斤，同熬膏，再加鹿茸二十四两为末本方以阴生于八，成于七，故用三七二十一之奇方，守阴也。加方用阳生于七，成于八，三八二十四之偶方，以生胎之阳也。古法通方多用偶，守法多用奇，阴阳互也。

　　征按：此集始于银翘散之清芬，终于专翁膏之浊臭。本乎天者亲上，本乎地者亲下，则各从其类也。后之览者，亦可以悟三焦大意矣。

　　[词解]

　　①上盛下虚：属于"上实下虚"证的类型之一。指由于下阴虚而阳上亢所表现出的一些症状。

　　②专翁大生：方名。取《易经·系辞上》乾坤宁静之义。"乾，其静也专（专一），……是以大生焉。坤，其静也翕（收敛）。"这是用以表示阴液足，则阳气潜藏，自不翕躁动浮越的意思。

　　[评释]　燥邪化热，久则灼伤下焦肝肾阴液，表现为夜间发热，白天不发热，有的干咳无痰，有的则没有咳嗽。甚则有的出现痉挛抽搐，或厥逆肢凉等阴虚阳亢，上盛下虚，水不涵木，虚风内动之表现。

　　"自注"谓：肾脏主五液而恶燥热，无论外感燥邪，或内伤致燥，凡耗伤阴液，出现燥的症状时，都要以滋养阴液为主。要知道，肝木是靠肾水来濡养的。如果肾水因亏耗而枯竭，肝木必然失养受累，古谓"乙癸同源"，就是这个道理。本条所见的症状，也就是在这样的机理下产生的。因此，就应按照阴虚阳亢，肝风内动的病情轻重，选用三甲复脉汤、定风珠、专翁大生膏进行治疗。病有新久，药有轻重。三甲复脉汤和定风珠，都是煎剂，暴虚易复，用之取其效速。但"定风"较之"三甲"味厚质浓，用于重证为宜。专翁大生膏，熬膏和丸，丸以缓之，久虚难复，用之以从缓图治。这是三个方药在应用上的不同之处。

阴柔闭藏，阳气翕敛，气不发动，静而专一。阳潜则阴液化生，阴足则阳气得养，阴阳协调，生机大旺，故以"专翁大生"名方。本方集一些血肉有情的滋补品，取其质浓味厚，达下填补，以滋养肾阴，补气敛阳。

这方我在临床上未用过，原因是：一者双参、茸、鲍，物缺价昂，一般群众无力购置；二者方内全是一派腥膻之物，毫无醒脾开气之品，呆补秽浊，碍胃滞气（尤其是脾胃虚弱者，更非所宜）；三者不易贮藏，最易发霉生虫，药丸变质，误服反生他患，不可不慎。

卷四 杂 说

汗 论

　　汗也者，合阳气阴精蒸化而出者也。《内经》云：人之汗，以天地之雨名之。盖汗之为物，以阳气为运用，以阴精为材料。阴精有余，阳气不足，则汗不能自出，不出则死；阳气有余，阴精不足，多能自出，再发则痉，痉亦死；或熏灼而不出，不出亦死也。其有阴精有余，阳气不足，又为寒邪肃杀之气所搏，不能自出者，必用辛温味薄急走之药，以运用其阳气，仲景之治伤寒是也。《伤寒》一书，始终以救阳气为主。其有阳气有余，阴精不足，又为温热升发之气所铄，而汗自出，或不出者，必用辛凉以止其自出之汗，用甘凉甘润培养其阴精为材料，以为正汗之地，本论之治温热是也。本论始终以救阴精为主，此伤寒所以不可不发汗，温热病断不可发汗之大较也。眉批：阴阳配对，疏发致汗之由与不汗之由，可汗之由与不可汗之由，二千余年以来，不断之疑案，至今始定。唐宋以来，多昧于此，是以人各著一伤寒书，而病温热者之祸亟矣。呜呼！天道欤！抑人事欤！

方中行先生或问六气论

原文云：或问天有六气——风、寒、暑、湿、燥、火。风、寒、暑、湿经皆揭病出条例以立论，而不揭燥、火，燥、火无病可论乎？曰：《素问》言春伤于风，夏伤于暑，秋伤于湿，冬伤于寒者，盖以四气之在四时，各有专令，故皆专病也。燥、火无专令，故不专病，而寄病于百病之中；犹土无正位，而寄王于四时辰戌丑未之末。不揭者，无病无燥火也。愚按此论，牵强臆断，不足取信，盖信经太过则凿之病也。春风、夏火、长夏湿土、秋燥、冬寒，此所谓播五行于四时也。经言先夏至为病温，即火之谓；夏伤于暑，指长夏中央土而言也；秋伤于湿，指初秋而言，乃上令湿土之气，流行未尽。盖天之行令，每微于令之初，而盛于令之末；至正秋伤燥，想代远年湮，脱简故耳。喻氏补之诚是，但不当硬改经文，已详论于下焦寒湿第四十七条中。今乃以土寄王四时比燥、火，则谬甚矣。夫寄王者，湿土也，岂燥、火哉！以先生之高明，而于六气乃昧昧焉，亦千虑之失矣。

伤 寒 注 论

仲祖《伤寒论》，诚为金科玉律，奈注解甚难。盖代远年湮，中间不无脱简，又为后人妄增，断不能起仲景于九泉而问之，何条在先，何条在后，何处尚有若干文字，何处系后人伪增，惟有阙疑阙殆，择其可信者而从之，不可信者而考之已尔。创斯注者，则有林氏、成氏，大抵随文顺解，不能透发精义，然创始实难，不为无功。有明中行方先生，实能苦心力索，畅后欲言，溯

本探微，阐幽发秘，虽未能处处合拍，而大端已具。喻氏起而作
《尚论》，补其阙略，发其所未发，亦诚仲景之功臣也。然除却心
解数处，其大端亦从方论中来，不应力诋方氏。眉批：从来著作
家多犯此病。北海林先生刻《方氏前条辨》，附刻《尚论篇》，历
数喻氏僭窃之罪，条分而畅评之。喻氏之后，又有高氏，注《尚
论发明》，亦有心得可取之处，其大端暗窃方氏，明尊喻氏，而
又力诋喻氏，亦如喻氏之于方氏也。北平刘觉莽先生起而证之，
亦如林北海之证《尚论》者然，公道自在人心也。其他如郑氏、
程氏之《后条辨》，无足取者，明眼人自识之。舒驰远之《集
注》，一以喻氏为主，兼引程郊倩之《后条辨》，杂以及门之论
断，若不知有方氏之《前条辨》者，遂以喻氏窃方氏之论，直谓
为喻氏书矣。此外有沈目南注、张隐庵集注、程云来集注，皆可
阅。至慈溪柯韵伯注《伤寒论》，著《来苏集》，聪明才辨，不无
发明，可供采择；然其自序中谓大青龙一证，方、喻之注大错，
目之曰郑声，曰杨墨，及取三注对勘，虚中切理而细绎之，柯注
谓风有阴阳，汗出、脉缓之桂枝证，是中鼓动之阳风；汗不出、
脉紧、烦躁之大青龙证，是中凛冽之阴风。试问中鼓之阳风者，
而主以桂枝辛甘温法，置《内经》风淫于内，治以辛凉，佐以苦
甘之正法于何地？仲景自序云：撰用《素问》《九卷》，反背
《素问》而立法耶？且以中鼓之阳风者，主以甘温之桂枝，中凛
冽之阴风者，反主以寒凉之石膏，有是理乎？其注烦躁，又曰热
淫于内，则心神烦扰；风淫于内，故手足躁乱方先生原注风为烦，
寒则躁。既曰凛冽阴风，又曰热淫于内，有是理乎？种种矛盾，
不可枚举。方氏立风伤卫，寒伤营，风寒两伤营卫，吾不敢谓仲
景之本来面目；然欲使后学眉目清楚，不为无见。如柯氏之所
序，亦未必即仲景之心法而高于方氏也。其删改原文处，多逞臆
说，不若方氏之纯正矣。眉批：恃才气者多武断。且方氏创通大

义，其功不可没也。喻氏、高氏、柯氏三子之于方氏，补偏救弊，其卓识妙悟，不无可取，而独恶其自高己见，各立门户，务掩前人之善耳。后之学者，其各以明道济世为急，毋以争名竞胜为心，民生幸甚。眉批：仁人之言，其利溥哉！

汪按：分风寒营卫三法，始于成氏，未为甚非。至方氏始各立疆界，喻氏并将温病小儿分为三法，则愈失愈远矣。

风　论

《内经》曰：风为百病之长。又曰：风者善行而数变。夫风何以为百病之长乎？《大易》曰：元者，善之长也。盖冬至四十五日以后夜半，少阳起而立春，于立春前十五日交大寒节，而厥阴风木行令，所以疏泄一年之阳气，以布德行仁，生养万物者也，故王者功德既成以后，制礼作乐，舞八佾而宣八风，所谓四时和，八风理，而民不夭折。风非害人者也，人之腠理密而精气足者，岂以是而病哉！而不然者，则病斯起矣。以天地生生之具，反为人受害之物，恩极大而害亦广矣。盖风之体不一，而风之用有殊。春风自下而上，夏风横行空中，秋风自上而下，冬风刮地而行。其方位也，则有四正四隅，此方位之合于四时八节也。立春起艮方，从东北隅而来，名之曰条风，八节各随其方而起，常理也。如立春起坤方，谓之冲风，又谓之虚邪贼风，为其乘月建之虚，则其变也。春初之风，则夹寒水之母气；春末之风，则带火热之子气；夏初之风，则木气未尽，而炎火渐生；长夏之风，则夹暑气、湿气、木气_{未为木库}，大雨而后暴凉，则夹寒水之气；久晴不雨，以其近秋也，而先行燥气，是长夏之风，无所不兼，而人则无所不病矣。眉批：所谓土兼五行也。初秋则夹湿气，季秋则兼寒水之气，所以报冬气也。初冬犹兼燥金之气，正冬则寒水本令，而季冬又报来春风木之气，纸鸢起矣。再由五运六气而推，大运如甲己之岁，其风多兼湿气；一年六气中，客气所加何气，则风亦兼其气而行令焉。然则五运六气非风不行，风也者，六气之帅也，诸病之领袖也，故曰百病之长也。其数变也奈何？如夏日早南风，少移时则由西而北而东，方南风之时，则晴而热，由北而东，则雨而寒矣。四时皆有早暮之变，不若夏日之数而易见耳。夫夏日曰长曰化，以盛万物也，而病亦因之而盛。《阴符》所谓害生于恩也。无论四时之风，皆带凉气者，木以水为母也；转化转热者，木生火也；且其体无微不入，其用无处不有，学者诚能体察风之体用，而于六淫之病，思过半矣。前人多守定一桂枝，以为治风之祖方，下此则以羌、防、柴、葛为治风之要药，皆未体风之情与《内经》之精义者也。桂枝汤在《伤寒》书内，所治之风，风兼寒者也，治风之变法也。若风之不兼寒者，则从《内经》风淫于内，治以辛凉，佐以苦甘，治风之正法也。以辛凉为正而甘温为变者何？风者，木也，辛凉者，金气，金能制木故也。风转化转热，辛凉苦甘则化凉气也。眉批：医不讲化气、不可与言治病用药。

医书亦有经子史集论

儒书有经子史集，医书亦有经子史集。《灵枢》《素问》《神农本经》《难经》《伤寒论》《金匮玉函经》为医门之经；而诸家注论、治验、类案、本草、方书等，则医之子、史、集也。经细而子、史、集粗，经纯而子、史、集杂，理固然也。学者必不可不尊经，不尊经则学无根柢，或流于异端；然尊经太过，死于句下，则为贤者过之，《孟子》所谓尽信书则不如无书也。不肖者不知有经，仲景先师所谓各承家技，终始顺旧，省疾问病，务在口给，相对斯须，便处汤药，自汉时而已然矣。遑问后世，此道之所以常不明而常不行也。

本论起银翘散论

本论第一方用桂枝汤者，以初春余寒之气未消。眉批：此是初春畏寒之症，即以桂枝鼓动微阳。虽曰风温系少阳之气，少阳紧承厥阴，厥阴根乎寒水，初起恶寒之证尚多，故仍以桂枝为首，犹时文之领上文来脉也。本论方法之始，实始于银翘散。

汪按：温病首桂枝，宗仲景也。再按：初春少阳主令，柴胡证亦时有，果诊候确当，亦当用之。本论不载者，以世俗多妄以柴胡通治四时杂感，故不欲相混，恐致伤寒、温病界限不清耳。

吴按：六气播于四时，常理也。诊病者，要知夏日亦有寒病，冬日亦有温病，次年春夏尚有上年伏暑，错综变化，不可枚举，全在测证的确。本论凡例内云：除伤寒宗仲景法外，俾四时杂感，朗若列眉。后世学者，察证之时，若真知确见其为伤寒，无论何时，自当仍宗仲景；若真知六气中为何气，非伤寒者，则于本论中求之。上焦篇辨伤寒温暑疑似之间最详。

本论粗具规模论

本论以前人信经太过经谓热病者，伤寒之类也；又以《伤寒论》为方法之祖，故前人遂于伤寒法中求温热，中行且犯此病，混六气于一《伤寒论》中，治法悉用辛温，其明者亦自觉不合，而未能自立模范。眉批：大意已见于前卷，此又反复以申明之。瑭哀道之不明，人之不得其死，不自揣度而作是书，非与人争名，亦毫无求胜前贤之私心也。至其序论采录处，粗陈大略，未能细详，如暑证中之大顺散、冷香饮子、浆水散之类，俱未收录。一以前人已有，不必屋上架屋；一以卷帙纷繁，作者既苦日力无多，观者反畏繁而不览。是以本论不过粗具三焦六淫之大概规模而已。惟望后之贤者，进而求之，引而伸之，斯愚者之大幸耳。

寒 疫 论

世多言寒疫者，究其病状，则憎寒壮热，头痛骨节烦疼，虽发热而不甚渴，时行则里巷之中，病俱相类，若役使者然，非若温病之不甚头痛、骨痛而渴甚，故名曰寒疫耳。盖六气寒水司天在泉，或五运寒水太过之岁，或六气中加临之客气为寒水，不论四时，或有是证。其未化热而恶寒之时，则用辛温解肌；既化热之后，如风温证者，则用辛凉清热，无二理也。眉批：征按：寒疫颇类伤寒，但脉不甚紧，亦不数而缓，间亦有口渴、便秘、耳聋者。

伪 病 名 论

病有一定之名，近有古无今有之伪名，盖因俗人不识本病之名而伪造者，因而乱治，以致误人性命。如滞下，肠澼，便下脓血，古有之矣，今则反名曰痢疾。盖利者，滑利之义，古称自利者，皆泄泻通利太过之证也。滞者，淤涩不通之象，二义正相反矣。然治法尚无大疵谬也。至妇人阴挺、阴蚀、阴痒、阴菌等证，古有明文，大抵多因于肝经郁结，湿热下注，浸淫而成，近日北人名之曰癌，历考古文，并无是字，焉有是病！而治法则用一种恶劣妇人，以针刺之，或用细钩之，利刀割之，十割九死，哀哉！眉批：即或不死，而已割复发，此生非割不行，竟委身于恶妇，岂亦宿孽使然欤！其或间有一二，刀伤不重，去血不多，病本轻微者，得愈，则恣索重谢。试思前阴乃肾之部，肝经蟠结之地，冲任督三脉由此而分走前后，岂可肆用刀钩之所。甚则肝郁胁痛，经闭寒热等证，而亦名之曰癥，无形可割，则以大针针之。在妇人犹可借口曰：妇人隐疾，以妇人治之。甚至数岁之男孩，痔疮、疝、瘕、疳疾，外感之遗邪，总而名之曰癥，而针之，割之，更属可恶。在庸俗乡愚信而用之，犹可说也。竟有读书明理之文人，而亦为之蛊惑，不亦怪哉！又如暑月中恶腹痛，若霍乱而不得吐泻，烦闷欲死，阴凝之痧证也，治以苦辛芳热则愈，成霍乱则轻，论在中焦寒湿门中，乃今世相传谓之痧证，又有绞肠痧、乌痧之名，遂至方书中亦有此等名目矣。俗治以钱刮关节，使血气一分一合，数分数合而阳气行，行则通，通则痧开痛减而愈。但愈后周十二时不可饮水，饮水得阴气之凝，则留邪在络，遇寒或怒动厥阴，则不时举发，发则必刮痧也。是则痧固伪名，刮痧乃通阳之法，虽流俗之治，颇能救急，犹可也。但禁水甚难，最易留邪。无奈近日以刮痧之法刮温病，夫温病，阳邪也，刮则通阳太急，阴液立见消亡，虽后来医治得法，百无一生。吾亲见有痉而死者，有痒不可忍而死者，庸俗之习，牢不可破，岂不哀哉！此外伪名妄治颇多，兹特举其尤者耳。若时医随口捏造伪名，南北皆有，不胜指屈矣。呜呼！名不正，必害于事，学者可不察乎！眉批：有以伪名相传者，亦有不知其证而随口捏造伪名者，外科尤甚。

温病起手太阴论

四时温病，多似伤寒；伤寒起足太阳，今谓温病起手太阴，何以手太阴亦主外感乎？手太阴之见证，何以大略似足太阳乎？

手足有上下之分，阴阳有反正之义，庸可混乎！《素问·平人气象论》曰：脏真高于肺，以行营卫阴阳也。《伤寒论》中，分营分卫，言阴言阳，以外感初起，必由卫而营，由阳而阴。足太阳如人家大门，由外以统内，主营卫阴阳；手太阴为华盖，三才之天，由上以统下，亦由外以包内，亦主营卫阴阳，故大略相同也。眉批：征按：外以统内，犹城郭之于宫室；上以统下，犹冠冕之于裳履，二者相似略同。大虽同而细终异，异者何？如太阳之窍主出，太阴之窍兼主出入；太阳之窍开于下，太阴之窍开于上之类，学者须于同中求异，异中验同，同异互参，真诠自见。

征按：昔贤有云：伤寒传足不传手。是说也，举世莫名其故，考诸《阴阳别论》，三阳三阴之脉，皆起于足，不起于手。人之伤于寒也，每伤于太阳寒水之地气，故其应于人身也，足先受之。太阳根起于至阴，其穴在足小指之外侧；阳明根起于厉兑，其穴在足大指、次指之端；少阳根起于窍阴，其穴在足小指次指之端；太阴根起于隐白，其穴在足大指之端；少阴根起于涌泉，其穴在足心下蹞指宛宛中；厥阴根起于大敦，其穴在足大指三毛中。其行于周身也，三阳脉行于表，三阴脉行于里，外为阳，内为阴，背为阳，腹为阴。伤寒由表入里，由浅入深，以次相传，必然之势。惟其足先受也，其病侧重在足，自不传于手经。不然，岂有一人之身，截而为二之理，而六气之邪，又有所偏向哉！若赵氏《医贯》中，直将三阳三阴传经之说，一概抹煞，并不分伤寒、温病，惟以一逍遥散主治，又不免师心悖经之弊。以上所云，盖指冬月之正伤寒也。初春去冬未远，寒水之气尚在；至若四时伤寒，虽非寒水之气，而亦不免于浊阴之地气，诚不若温病所受，受于身半以上，多从鼻孔而入。盖身半以上主天气，肺开窍于鼻，亦天气也。

燥 气 论

　　前三焦篇所序之燥气，皆言化热伤津之证，治以辛甘微凉_金<small>必克木，木受克，则子为母复仇，火来胜复矣</small>，未及寒化，盖燥气寒化，乃燥气之正，《素问》谓"阳明所至为清劲"是也。《素问》又谓"燥极而泽"<small>土为金母，水为金子也</small>。本论多类及于寒湿、伏暑门中，如腹痛、呕吐之类，经谓燥淫所胜，民病善呕，心胁痛，不能转侧者是也。治以苦温，《内经》治燥之正法也。前人有六气之中，惟燥不为病之说。盖以燥统于寒<small>吴氏《素问》注云：寒统燥湿，暑统风火，故云寒暑六入也</small>，而近于寒，凡见燥病，只以为寒，而不知其为燥也。合六气而观之，余俱主生，独燥主杀，岂不为病者乎！细读《素问》自知。再前三篇原为温病而设，而类及于暑温、湿温，其于伏暑、湿温门中，尤必三致意者，盖以秋日暑湿踞于内，新凉燥气加于外，燥湿兼至，最难界限清楚，稍不确当，其败坏不可胜言。经谓粗工治病，湿证未已，燥证复起，盖谓此也<small>湿有兼热兼寒，暑有兼风兼燥，燥有寒化热化</small>。先将暑、湿、燥分开，再将寒、热辨明，自有准的。

外 感 总 数 论

　　天以六气生万物，其错综变化无形之妙用，愚者未易窥测，而人之受病，即从此而来。近人止知六气太过曰六淫之邪，《内经》亦未穷极其变。夫六气伤人，岂界限清楚毫无兼气也哉！以六乘六，盖三十六病也。夫天地大道之数，无不始于一，而成于三，如一三为三，三三如九，九九八十一，而黄钟始备。六气为病，必再以三十六数，乘三十六，得一千二百九十六条，而外感之数始穷。此中犹不兼内伤，若兼内伤，则靡可纪极矣。呜呼！近人凡见外感，主以一柴葛解肌汤，岂不谬哉！

治 病 法 论

治外感如将①兵贵神速，机圆法活，去邪务尽，善后务细，盖早平一日，则人少受一日之害，治内伤如相②坐镇从容，神机默运，无功可言，无德可见，而人登寿域。治上焦如羽非轻不举，治中焦如衡③非平不安，治下焦如权④非重不沉。

〔词解〕

①如将：封建社会时期，主持军事的武官叫"将"。这里用以比喻治病犹如用兵，要迅速主动，灵活善战。

②如相："相"，官名。《吕氏春秋·举难》中说："相也者，百官之长也。"封建社会时期，主持国家政事的叫"相"。这里用以比喻治病犹如治国，要从容镇静，洞察一切。

③如衡（héng）："衡"即"衡器"，也就是"秤"或"天平"。古时把"秤杆"叫作"衡"。又平也，正也。《曲礼》中说："大夫衡视。"注曰："衡，平也。"《管子·君臣》中说："朝有定度衡仪。"注曰："衡，正也。"这里用以比喻用药，宜轻重适中，平衡不倚。

④如权："权"就是"秤锤"，有衡量的意思。《庄子·胠箧》中说："为之权衡以称之。"这里用其重而下沉以比喻选药宜浊厚重沉。

〔评释〕本论提出外感、内伤两大类病在治疗上的不同要求，并着重指明温病"三焦"治法的原则。

第一，治疗外感、内伤的不同要求：

外感病，尤其是将温病与内伤病相比，一般是发病急、变化快、病程短。因此，治外感病，就和大将用兵一样，在治疗方法上，要机动灵活，握机识势，迅速主动地把病邪聚歼于毒势未盛之际，不让其有丝毫留伏。邪气早去一日，正气就少受一日伤害，也就是所谓"去邪务尽"，而达邪去正安的目的。邪去后还必须复正。复正，要根据邪气对人体经络、脏腑、阴阳、气血各方面的伤害情况，认真细致地采取适当措施进行调理，以期早日康复，所以说"善后要细"。

内伤病，多为脏腑、气血等方面的疾病。往往因功能失调而影响到器质，或由器质损害而影响到功能。一般是起病慢，来势缓，由渐而增，病程较长。因此，治内伤病，犹如"相国"治国之样，要从容镇静，默察洞识而掌握全局。也就是说，要运用"四诊"认真仔细地诊察、了解疾病所在的脏腑，以辨其损害是在功能，还是在器质，是阴阳失调，还是气血失和，以及年龄、生活、体质等有什么特点，据以权衡轻重、缓急，相机随证而因势利导，不能急躁猛进而悖求一效。应从缓地调和阴阳、气血，恢复其原有的相对平衡，以改变脏腑的功能失调状态，或修复器质的损害。这样看起来，虽然见效不显，其实是一种从根本上解决机体疾病矛盾的方法。

以上是根据外感、内伤两大类疾病的不同特点，得出的在治疗方法上的两大要点。

第二，温病的"三焦"治法原则：

人体内有"三焦"的区分，温病有"三焦"的传变，治疗也当然应有上、中、下焦的不同原则。初病，邪在上焦，其部位最高而近于表。治疗时，应用轻清宣散（温热）或芳香清化（湿热）之剂。这些方法中所使用的药品，多为花、叶一类，其性升浮而质轻味薄，就如鸟类的羽毛那样，飞扬浮越，所以说"如羽"。其能祛邪外出，所以吴氏在银翘散方论中说它"有轻以去实之能"。正因为治上焦的原则是"如羽",因此,在剂量、煎法中,也突出了一个"轻"字。

病在中焦,部位处于上下之间,是升降出入的枢纽。治疗方法就得升降适宜,如温热之清泄中病,湿热之分消得当,即用药既不能太薄,也不能过于重厚。就要像"秤杆"那样平衡不倚,以使瘀热除、气机畅而恢复平衡。这也可谓是"如衡"的双重意义。

下焦的部位最低,在里在下。其治无论攻补,都应用像"秤锤"那样的沉重之品,才能达下。如温热之用滋养肾阴、柔肝潜阳的药;湿热之用利湿导滞、通调二便的药。都是质重味厚,才能直达下焦而起养阴或导邪的作用。所以说"如权"。

这就是吴鞠通所说的温病分"三焦"论治的基本原则。其中用"衡""权"以借喻治疗时"权衡"药性轻重,虽和《素问·汤液醪醴论》中"平治于权衡"的所指不同,但不难看出,他是受此启发而提出的。

吴又可温病禁黄连论

唐宋以来,治温热病者,初用辛温发表,见病不为药衰,则恣用苦寒,大队芩、连、知、柏,愈服愈燥,河间且犯此弊。盖苦先入心,其化以燥,燥气化火,反见齿板黑,舌短黑,唇裂黑之象,火极而似水也。吴又可非之诚是,但又不识苦寒化燥之理,以为黄连守而不走,大黄走而不守。夫黄连不可轻用,大黄与黄连同一苦寒药,迅利于黄连百倍,反可轻用哉?余用普济消毒饮于温病初起,必去芩、连,畏其入里而犯中下焦也。于应用芩、连方内,必大队甘寒以监之,但令清热化阴,不令化燥。如阳亢不寐,火腑不通等证,于酒客便溏频数者,则重用之。湿温

门则不惟不忌芩、连，仍重赖之，盖欲其化燥也。语云：药用当
而通神。医者之于药，何好何恶，惟当之是求。

汪按：王太仆曰：大热而甚，寒之不寒，是无水也。苦寒
者，寒之也，甘寒者，壮水之主，以制阳光也。

风温、温热气复论

仲景谓腰以上肿当发汗，腰以下肿当利小便，盖指湿家风
水、皮水之肿而言。又谓无水虚肿，当发其汗，盖指阳气闭结而
阴不虚者言也。若温热大伤阴气之后，由阴精损及阳气，愈后阳
气暴复，阴尚亏歉之至，岂可发汗利小便哉！吴又可于气复条
下，谓血乃气之依归，气先血而生，无所依归，故暂浮肿，但静
养节饮食自愈。余见世人每遇浮肿，便与淡渗利小便方法，岂不
畏津液消亡而成三消证，快利津液为肺痈肺痿证，与阴虚咳嗽身
热之劳损证哉！余治是证，悉是复脉汤，重加甘草，只补其未足
之阴，以配其已复之阳，而肿自消。千治千得，无少差谬，敢以
告后之治温热气复者。暑温、湿温不在此例。

治 血 论

人之血，即天地之水也，在卦为坎坎为血卦。治水者，不求
之水之所以治，而但曰治水，吾未见其能治也。盖善治水者，不
治水而治气。眉批：名言不刊。坎之上下两阴爻，水也；坎之中
阳，气也；其原分自乾之中阳。乾之上下两阳，臣与民也；乾之
中阳，在上为君，在下为师；眉批：所谓水天一气。天下有君
师，各行其道于天下，而彝伦不叙者乎？天下有彝论攸叙，而水
不治者乎？此《洪范》所以归本皇极，而与《禹贡》相为表里者

也。故善治血者，不求之有形之血，而求之无形之气。盖阳能统阴，阴不能统阳；气能生血，血不能生气。倘气有未知，如男子不能正家，责之无知之妇人，不亦拙乎。至于治之之法，上焦之血，责之肺气，或心气；中焦之血，责之胃气，或脾气；下焦之血，责之肝气、肾气、八脉之气。治水与血之法，间亦有用通者，开支河也；有用塞者，崇堤防也。然皆已病之后，不得不与治其末；而非未病之先，专治其本之道也。

汪按：血虚者，补其气而血自生；血滞者，调其气而血自通；血外溢者，降其气而血自下；血内溢者，固其气而血自止。

九　窍　论

人身九窍，上窍七，下窍二。上窍为阳，下窍为阴，尽人而知之也。其中阴阳奇偶生成之妙谛，《内经》未言，兹特补而论之。阳窍反用偶，阴窍反用奇。上窍统为阳，耳目视听，其气清为阳；鼻嗅口食，其气浊则阴也。耳听无形之声，为上窍阳中之至阳，中虚而形纵，两开相离甚远。目视有形之色，为上窍阳中之阴，中实而横，两开相离较近。鼻嗅无形之气，为上窍阴中之阳，虚而形纵，虽亦两窍，外则仍统于一。口食有形之五味，为上窍阴中之阴，中又虚又实，有出有纳，而形横，外虽一窍，而中仍二。眉批：独出心裁，穷理入细。合上窍观之，阳者偏，阴者正，土居中位也；阳者纵，阴者横，纵走气，而横走血，血阴而气阳也。虽曰七窍，实则八也，阳窍外阳七数而内阴八数，外奇而内偶，阳生于七，成于八也。生数，阳也；成数，阴也。阳窍用成数，七、八成数也。下窍能生化之前阴，阴中之阳也；外虽一窍而内实二，阳窍用偶也。后阴但主出浊，为阴中之至阴，内外皆一而已，阴窍用奇也。合下窍观之，虽曰二窍，暗则三也。阴窍外阴二数而内阳三数，外偶而内奇；阴窍用生数，二、三生数也。上窍明七，阳也；暗八，阴也。下窍明二，阴也；暗三，阳也。合上下窍而论之，明九，暗十一。十一者，一也；九为老，一为少，老成而少生也。九为阳数之终，一为阳数之始，始终上下，一阳气之循环也。开窍者，运阳气也。妙谛无穷，一互字而已。但互中之互，最为难识，余尝叹曰：修身者，是字难；格致者，互字难。

汪按：此即阴阳互根之义，发明极精赅。

形 体 论

《内经》之论形体，头、足、腹、背、经络、脏腑详矣，而独未总论夫形体之大纲。不揣鄙陋补之。人之形体，顶天立地，端直以长，不偏不倚，木之象也。在天为元，在五常为仁。是天以仁付之人也，故使其体直，而麟凤龟龙之属莫与焉。孔子曰：人之生也，直；罔之生也，幸而免。篷篠戚施，直之对也。程子谓：生理本直。味本字之义，盖言天以本直之理，生此端直之形，人自当行公直之行也。眉批：以希贤希圣之心，行生物生人之道。人之形体，无鳞介毛羽，谓之倮虫。倮者，土也。土主信，是地以信付之人也。人受天之仁，受地之信，备健顺五常之德，而有精神魂魄，心意志思智虑，以行孝悌忠信，以期不负天地付畀之重，自别于麟凤龟龙之属。故孟子曰：万物皆备于我矣。又曰：惟圣人然后可以践行。《孝经》曰：天地之道，人为贵。人可不识人之形体以为生哉！医可不识人之形体以为治哉！

征按：本论补《伤寒论》未备而作也。杂说一卷，又补篇中遗意，而欲拯流俗之弊，末作九窍、形体二论，总结全部，兼补《内经》之所阙，欲人见著知微，明体达用，即如九窍、形体，日在目前，犹且习焉不察，从未经人道破。甚矣！格致之难也。儒者不能格致，则无以穷理尽性以至于命，是负天之所生；医者不能格致，则无以处方用法，生物生人，日从事于轩岐之书，亦犹是瞑行而索途耳。盖人之自生，与生人之生，异出同原，皆赖此一点不忍之心为之，所谓仁也。论形体而归本于造化，见天地付畀甚重，不可不自重，而又望人甚重以重之。是篇也，兼形气名物理数而言，非若小家倚于一偏之论而已也，其不忍之心，为何如耶。

　　汪按：杂说一篇，因本论有未备者，作此以纬之。虽偶及形体气血，大旨仍以发明本论，非泛言医理也。妇人、小儿各有专科，然自温病门径未清，因而产后惊风，急惊、慢惊之伪名，纷纭舛错，故作解产难、解儿难。痘疹之为证，仍与六气同治。痘虽原于胎毒，亦因六气而发，故并及之。盖温病门径不清，势必以他法妄治。然非诸证门径皆清，亦不能辨明温病，经云：知其要者，一言而终。是所望于学者之博学详说，而一以贯之矣。

卷五　解产难

解产难题词

天地化生万物，人为至贵，四海之大，林林总总，孰非母产。然则母之产子也，得天地、四时、日月、水火自然之气化，而亦有难云乎哉？曰：人为之也。产后偶有疾病，不能不有赖于医。无如医者不识病，亦不识药；而又相沿故习，伪立病名；或有成法可守者而不守，或无成法可守者，而妄生议论；或固执古人一偏之论，而不知所变通。种种遗患，不可以更仆数。夫以不识之药，处于不识之病，有不死之理乎？其死也，病家不知其所以然，死者更不知其所以然，而医者亦复不知其所以然。呜呼冤哉！瑭目击神伤，作解产难。

产后总论

产后治法，前人颇多，非如温病混入《伤寒论》中，毫无尺度者也。奈前人亦不无间有偏见，且散见于诸书之中，今人读书不能搜求拣择，以致因陋就简，相习成风。兹特指出路头，学者随其所指而进步焉，当不歧于路矣。本论不及备录，古法之阙略者补之，偏胜者论之，流俗之坏乱者正之，治验之可法者表之。

产后三大证论一

产后惊风之说，由来已久，方中行先生驳之最详，兹不复议。《金匮》谓新产妇人有三病：一者病痉，二者病郁冒，三者大便难。新产血虚，多汗出，喜中风，故令人病痉；亡血复汗，故令郁冒；亡津液，胃燥，故大便难。产妇郁冒，其脉微弱，呕不能食，大便反坚，但头汗出，所以然者，血虚而厥，厥而必冒，冒家欲解，必大汗出，以血虚下厥，孤阳上出，故头汗出。所以产妇喜汗出者，亡阴血虚，阳气独盛，故当汗出，阴阳乃复。眉批：经所谓阴平阳秘，精神乃治也。大便坚，呕不能食，小柴胡汤主之。病解能食，七八日复发热者，此为胃实，大承气汤主之。按此论乃产后大势之全体也，而方则为汗出中风一偏之证而设，故沈目南谓仲景本意，发明产后气血虽虚，然有实证，即当治实，不可顾虑其虚，反致病剧也。

产后三大证论二

按产后亦有不因中风，而本脏自病郁冒、痉厥、大便难三大证者。盖血虚则厥，阳孤则冒，液短则大便难。冒者汗者，脉多洪大而芤；痉者厥者，脉则弦数。叶氏谓之肝风内动，余每用三甲复脉、大小定风珠及专翁大生膏而愈方法、注论悉载下焦篇。浅深次第，临时斟酌。

产后三大证论三

《心典》云：血虚汗出，筋脉失养，风入而益其劲，此筋病也；亡阴血虚，阳气遂厥，而寒复郁之，则头眩而目瞀，此神病也；胃藏津液而灌溉诸阳，亡津液胃燥，则大肠失其润而大便难，此液病也。三者不同，其为亡血伤津则一，故皆为产后所有之病。即此推之，凡产后血虚诸证，可心领而神会矣。按以上三大证，皆可用三甲复脉、大小定风珠、专翕膏主之。盖此六方，皆能润筋，皆能守神，皆能增液故也，但有浅深次第之不同耳。产后无他病，但大便难者，可与增液汤 方注并见中焦篇温热门。以上七方，产后血虚液短，虽微有外感，或外感已去大半，邪少虚多者，便可选用，不必俟外感尽净而后用之也。再产后误用风药，误用辛温刚燥，致令津液受伤者，并可以前七方斟酌救之。余制此七方，实从《金匮》原文体会而来，用之无不应手而效，故敢以告来者。眉批：方出心血，悟从《金匮》，故能奏效如神，非若张氏之以羌活代麻黄也。

产后瘀血论

张石顽云：产后元气亏损，恶露乘虚上攻，眼花头眩，或心下满闷，神昏口噤，或痰涎壅盛者，急用热童便主之。或血下多而晕，或神昏烦乱，芎归汤加人参、泽兰、童便，兼补而散之此条极须斟酌，血下多而晕，血虚可知，岂有再用芎、归、泽兰辛窜走血中气分之品，以益其虚哉！其方全赖人参固之。然人参在今日，值重难办，方既不善，人参又不易得，莫若用三甲复脉、大小定风珠之为愈也，明者悟之。又败血上冲有三：或歌舞谈笑，或怒骂坐卧，甚则逾墙上屋，此败血冲心，多死，用花蕊石散，或琥珀黑龙丹；如虽闷乱，不至颠狂者，失笑散加郁金。若饱闷呕恶腹满胀痛者，此败血冲胃，五积散或平胃加姜、桂；不应，送来复丹；呕逆腹胀，血化为水者，《金匮》下瘀血汤。若面赤，呕逆欲死，或喘急者，此败血冲肺，人参、苏木，甚则加芒硝荡涤之。大抵冲心者，十难救一，冲胃者，五死五生，冲肺者，十全一二。眉批：今所谓冲心者，皆冲胃也，冲心者，十不一见。又产后口鼻起黑色而鼻衄者，是胃气虚败而血滞也，急用人参、苏木，稍迟不救。愚按产后原有瘀血上冲等证，张氏论之详矣。产后瘀血实证，必有腹痛拒按情形，如果痛处拒按，轻者用生化汤，重者用回生丹最妙。盖回生丹以醋煮大黄，约入病所而不伤他脏，内多飞走有情食血之虫，又有人参护正，何瘀不破，何正能伤。近见产妇腹痛，医者并不问拒按喜按，一概以生化汤从事，甚至病家亦不延医，每至产后，必服生化汤十数帖，成阴虚劳病，可胜悼哉！余见古本《达生篇》中，生化汤方下注云：专治产后瘀血腹痛、儿枕痛，能化瘀生新也。方与病对，确有所据。近日刻本，直云"治产后诸病"，甚至有注"产下即服者"，不通已极，可恶可恨。再《达生篇》一书，大要教人静镇，待造化之自然，妙不可言，而所用方药，则未可尽信。如达生汤下，怀孕九月后服，多服尤妙，所谓天下本无事，庸人自扰之矣。岂有不问孕妇之身体脉象，一概投药之理乎！假如沉涩之脉，服达生汤则可，若流利洪滑之脉，血中之气本旺，血分温暖，何可再用辛走气乎？眉批：孕妇之脉，洪滑流利者无病，沉弦迟涩皆病也。必致产后下血过多而成痉厥矣。如此等不通之语，辨之不胜其辨，可为长太息也！

征按：近时有保产无忧饮一方，不知起自何人？盛行都下，无论产前何病，一概用之。甚至有孕妇人，无病亦服之，名曰安胎，而药肆中即以此方，并生化汤，撮合现成，谓之官方药，治胎前产后一切病证，更觉可笑。

产后宜补宜泻论

朱丹溪云：产后当大补气血，即有杂病，从末治之；一切病多是血虚，皆不可发表。张景岳云：产后既有表邪，不得不解；既有火邪，不得不清；既有内伤停滞，不得不开通消导。不可偏执。如产后外感风寒，头痛身热，便实中满，脉紧数洪大有力，此表邪实病也。又火盛者，必热渴躁烦，或便结腹胀，口鼻舌焦黑，酷喜冷饮，眼眵尿痛，溺赤，脉洪滑，此内热实病也。又或因产过食，致停蓄不散，此内伤实病也。又或郁怒动肝，胸胁胀痛，大便不利，脉弦滑，此气逆实病也。又或恶露未尽，瘀血上冲，心腹胀满，疼痛拒按，大便难，小便利，此血逆实证也。遇此等实证，若用大补，是养虎为患，误矣。愚按二子之说，各有见地，不可偏废，亦不可偏听。如丹溪谓产后不可发表，仲景先师原有亡血禁汗之条，盖汗之则痉也。产后气血诚虚，不可不补，然杂证一概置之不问，则亦不可，张氏驳之，诚是。但治产后之实证，自有妙法，妙法为何？手挥目送是也。手下所治系实证，目中心中意中注定是产后。识证真，对病确，一击而罢；眉批：执其两端，用其中于民。治上不犯中，治中不犯下，目中清楚，指下清楚，笔下再清楚，治产后之能事毕矣。如外感自上焦而来，固云治上不犯中，然药反不可过轻，须用多备少，服法中病即已，外感已即复其虚，所谓无粮之兵，贵在速战；若畏产后虚怯，用药过轻，延至三四日后，反不能胜药矣。余治产后温暑，每用此法。如腹痛拒按则化瘀，喜按即补络，快如转丸，总要医者平日用功参悟古书，临证不可有丝毫成见而已。眉批：胸中要有成竹，临证时却不可先有成见。

产后六气为病论

　　产后六气为病，除伤寒遵仲景师外孕妇伤寒，后人有六合汤法，当于前三焦篇中求之。斟酌轻重，或速去其邪，所谓无粮之师，贵在速战者是也，或兼护其虚，一面扶正，一面祛邪。大抵初起以速清为要，重证亦必用攻。余治黄氏温热，妊娠七月，胎已欲动，大实大热，目突舌烂，乃前医过于瞻顾所致，用大承气一服，热退胎安，今所生子二十一岁矣。如果六气与痉瘛之因，皦然心目，俗传产后惊风之说可息矣。

产后不可用白芍辨

　　朱丹溪谓产后不可用白芍，恐伐生生之气，则大谬不然，但视其为虚寒、虚热耳。若系虚寒，虽非产后，亦不可用。如仲景有桂枝汤去芍药法，小青龙去芍药法。若系虚热，必宜用之收阴。后世不善读书者，古人良法不知守，此等偏谬处，偏牢记在心，误尽大事，可发一叹。按白芍花开春末夏初，禀厥阴风木之全体，得少阴君火之气化，炎上作苦，故气味苦平《本经》芍药并无酸字，但云苦平无毒，酸字后世妄加者也。主治邪气腹痛，除血痹，破坚积，寒热疝瘕，止痛，利小便，益气，岂伐生生之气者乎？使伐生气，仲景小建中汤，补诸虚不足而以之为君乎？张隐庵《本草崇原》中论之最详。眉批：仲祖方中，四逆散用之，当归四逆汤用之，真武汤亦用之。

　　征按：产后之不用白芍，犹之乎产后之不用人参也。世俗医者云：不怕胎前一两，只怕产后一分，甚言产后之不用参也。余荆室素禀阳微，产后恶露亦少，忽而郁冒不知人，仆妇儿女环侍逾时，皆以为死，且唤且哭；余审视之，知其为阳气不复也，急以独参汤灌之乃苏，而其母家犹以为孟浪。甚矣！邪说之害，良可叹也！

产后误用归芎亦能致瘈论

当归、川芎，为产后要药，然惟血寒而滞者为宜，若血虚而热者，断不可用。盖当归七八月开花，得燥金辛烈之气，香窜异常，甚于麻、辛，不过麻、辛无汁而味薄，当归多汁而味厚耳。用之得当，功力最速，用之不当，为害亦不浅。如亡血液亏，孤阳上冒等证，而欲望其补血，不亦愚哉！盖当归止能运血，衰多益寡，急走善窜，不能静守，误服致瘈，瘈甚则脱。川芎有车轮纹，其性更急于当归，盖物性之偏长于通者，必不长于守也。世人不敢用白芍，而恣用当归、川芎，何其颠倒哉！眉批：生化汤命名，全是以通为补之义。

产后当究奇经论

产后虚在八脉，孙真人创论于前，叶天士畅明于后，妇科所当首识者也。盖八脉丽于肝肾，如树木之有本也；阴阳交媾，胎前产后，生生化化，全赖乎此。古语云：医道通乎仙道者，此其大门也。眉批：如此，而后可读丹经。

下死胎不可拘执论

死胎不下，不可拘执成方而悉用通法，当求其不下之故，参之临时所现之证若何，补偏救弊，而胎自下也。余治一妇，死胎不下二日矣，诊其脉则洪大而芤，问其证则大汗不止，精神恍惚欲脱。余曰：此心气太虚，不能固胎，不问胎死与否，先固心气，用救逆汤加人参，煮三杯，服一杯而汗敛，服二杯而神清气宁，三杯未服而死胎下矣。下后补肝肾之阴，以配心阳之用而愈。若执成方而用平胃、朴硝，有生理乎？

催生不可拘执论

催生亦不可拘执一辙，阳虚者补阳，阴损者翕阴，血滞者通血。余治一妇素日脉迟，而有癥瘕寒积厥痛。余用通补八脉大剂丸料，服半载而成胎，产时五日不下，是夕方延余诊视。余视其面青，诊其脉再至，用安边桂五钱，加入温经补气之品，作三杯，服二杯而生矣，亦未曾服第三杯也。眉批：不问其所以然之故，而惟事催生，若冬葵子、兔脑丸之类，遇此等证，何益哉。次日诊其脉涩，腹痛甚，拒按，仍令其服第三杯，又减其制，用一帖，下癥块长七八寸，宽二三寸。其人腹中癥块本有二枚，兹下其一，不敢再通矣。眉批：经所谓衰其大半而止，过则死也。仍用温通八脉，由渐而愈。其他治验甚多，略举一二，以见门径耳。

产后当补心气论

产后心虚一证，最为吃紧。盖小儿禀父之肾气、母之心气而成，胞宫之脉，上系心包，产后心气十有九虚，故产后补心气亦大扼要。再水火各自为用，互相为体，产后肾液虚，则心体亦虚，补肾阴以配心阳，取坎填离法也。余每于产后惊悸脉芤者，用加味大定风珠，获效多矣方见温热下焦篇，即大定风珠加人参、龙骨、浮小麦、茯神者。产后一切外感，当于本论三焦篇中求之，再细参叶案则备矣。

产后虚寒虚热分别论治论

产后虚热，前则有三甲复脉三方，大小定风珠二方，专翕膏一方，增液汤一方。三甲、增液，原为温病善后而设；定风珠、专翕膏，则为产后虚损，无力服人参而设者也。古人谓产后不怕虚寒，单怕虚热。盖温经之药，多能补虚，而补虚之品，难以清热也。故本论详立补阴七法，所以补丹溪之未备。又立通补奇经丸，为下焦虚寒而设。又立天根月窟膏，为产后及劳伤下焦阴阳两伤而设也，乃从阳补阴，从阴补阳互法，所谓天根月窟间来往，三十六宫都是春也。

汪按：产后别有类白虎一证，大热、大汗、大渴，全似白虎，惟脉大而无力，东垣用补血汤治之，余用有验。盖此证本于劳役伤阳，不徒阴虚，此汤即从仲景羊肉汤化出也。

保 胎 论 一

每殒胎五六月者，责之中焦不能荫胎，宜平日常服小建中汤；下焦不足者，天根月窟膏，蒸动命门真火，上蒸脾阳，下固八脉，真精充足，自能固胎矣。

汪按：五六月堕胎者，用杜仲续断丸；脾虚甚者，加白术。三月堕胎者，用逍遥散加生地，热甚者加黄芩，亦能保胎。论中所立膏方，乃为虚损之甚，精血衰亏者设耳。眉批：此书原补前人之未备，非谓全璧，学者参考可也。

保 胎 论 二

每殒胎必三月者，肝虚而热，古人主以桑寄生汤。夫寄生临时保胎，多有鞭长莫及之患，且方中重用人参合天冬，岂尽人而能用者哉！莫若平时长服二十四味专翕膏方见下焦篇秋燥门，轻者一料，即能大生；重者两料滑过三四次者，永不堕胎。每一料得干丸药二十斤，每日早中晚服三次，每次三钱，约服一年。必须戒房事，毋令速成胎方妙。盖肝热者，成胎甚易，虚者又不能保，速成速堕，速堕速成，尝见一年内二三次堕者，不死不休，仍未曾育一子也。专翕纯静，翕摄阳动之太过肝虚热，易成易堕，岂非动之太过乎，药用有情者半，以补下焦精血之损；以洋参数斤代人参，九制以去其苦寒之性，炼九日以合其纯一之体，约费不过三四钱人参之价可办矣。愚制二十一味专翕膏，原为产后亡血过多，虚不肯复，痉厥心悸等证而设，后加鹿茸、桑寄生、天冬三味，保三月殒胎三四次者，获效多矣，故敢以告来者。

通补奇经丸方甘咸微辛法

鹿茸八两，力不能者，以嫩毛角代之　紫石英生，研极细，二两
龟板炙，四两　枸杞子四两　当归炒黑，四两　肉苁蓉六两　小茴香炒黑，四两　鹿角胶六两　沙苑蒺藜二两　补骨脂四两　人参力绵者以九制洋参代之，人参用二两，洋参用四两　杜仲二两

上为极细末，炼蜜为丸，小梧子大，每服二钱，渐加至三钱。大便溏者，加莲子、芡实、牡蛎各四两，以蒺藜、洋参熬膏法丸。淋带者，加桑螵蛸、菟丝子各四两。癥瘕久聚，少腹痛者，去补骨、蒺藜、杜仲，加肉桂、丁香各二两。

天根月窟膏方酸甘咸微辛法，阴阳两补、通守兼施复法也

鹿茸一斤　乌骨鸡一对　鲍鱼二斤　鹿角胶一斤　鸡子黄十六

枚　海参二斤　龟板二斤　羊腰子十六枚　桑螵蛸一斤　乌贼骨一斤
茯苓二斤　牡蛎二斤　洋参三斤　菟丝子一斤　龙骨二斤　莲子三斤
桂圆肉一斤　熟地四斤　沙苑蒺藜二斤　白芍二斤　芡实二斤　归
身一斤　小茴香一斤　补骨脂二斤　枸杞子二斤　肉苁蓉二斤　萸
肉一斤　紫石英一斤　杜仲一斤　牛膝一斤　萆薢一斤　白蜜三斤

　　上三十二味，熬如专翕膏法。用铜锅四口，以有情归有情者
二，无情归无情者二，文火次第煎炼，取汁，另入一净锅内，细
炼九昼夜成膏；后下胶、蜜，以方中有粉无汁之茯苓、莲子、芡
实、牡蛎、龙骨、鹿茸、白芍、乌贼骨八味，为极细末，和前膏
为丸，梧子大。每服三钱，日三服。

　　此方治下焦阴阳两伤，八脉告损，急不能复，胃气尚健胃弱
者不可与，恐不以能传化重浊之药也，无湿热证者；男子遗精滑泄，
精寒无子，腰膝痠痛之属肾虚者以上数条，有湿热皆不可服也；老年
体瘦痹中，头晕耳鸣，左肢麻痹，缓纵不收，属下焦阴阳两虚者
以上诸证，有单属下焦阴虚者，宜专翕膏，不宜此方；妇人产后下亏，
淋带癥瘕，胞宫虚寒无子，数数殒胎，或少年生育过多，年老腰
膝尻胯酸痛者。

卷六　解儿难

解儿难题词

儿曷为乎有难？曰：天时，人事为之也。难于天者一，难于人者二。天之人德曰生，曷为乎难儿也？曰：天不能不以阴阳五行化生万物，五行之运，不能不少有所偏。在天原所以相制，在儿任其气则生，不任其气则难，虽天亦莫可如何也，此儿之难于天者也。其难于人者奈何？曰：一难于儿之父母，一难于庸陋之医。天下之儿皆天下父母所生，天下父母有不欲其儿之生者乎？曷为乎难于父母耶？曰：即难于父母欲其儿之生也。父母曰：人生于温，死于寒。故父母惟恐其儿之寒也。父母曰：人以食为天，饥则死。故父母惟恐其儿之饥也。天下之儿，得全其生者，此也；天下之儿，或受其难者，亦此也。谚有之曰：小儿无冻饿之患，有饱暖之灾。此发乎情，不能止乎义礼，止知以慈为慈，不知以不慈为慈，此儿之难于父母者也。天下之医，操生人之术，未有不欲天下之儿之生，未有不利天下之儿之生。天下之儿之难，未有不赖天下之医之有以生之也。然则医也者，所以补天与父母之不及以生儿者也。曷为乎天下之儿，难于天下之医也？曰：天下若无医，则天下之儿难犹少，且难于天与父母无怨也。人受生于天与父母，即难于天与父母，又何怨乎？自天下之医愈

多，斯天下之儿难愈广，以受生于天于父母之儿，而难于天下之
医，能无怨乎！曷为乎医愈多，而儿之难愈广也？曰：医也者，
顺天之时，测气之偏，适人之情，体物之理，名也，物也，象
也，数也，无所不通，而受之以谦，而后可以言医，尤必上与天
地呼吸相通，下与小儿呼吸相通，而守之以诚，而后可以为医。
奈何夹生人之名，为利己之术，不求岁气，不畏天和，统举四
时，率投三法，毫无知识，囿于见闻，并不知察色之谓何？闻声
之谓何？朝微夕甚之谓何？或轻或重之谓何？甚至一方之中，外
自太阳，内至厥阴，既与发表，又与攻里，且坚执小儿纯阳之
说，无论何气使然，以寒凉为准，无论何邪为病，一以攻伐为
先；谬造惊风之说，惑世诬民；妄为疳疾之丸，戕生伐性；天下
之儿之难，宁有终穷乎？前代贤医，历有辨难，而未成书。瑭虽
不才，愿解儿难。

儿 科 总 论

古称难治者，莫如小儿，名之曰哑科。以其疾痛烦苦，不能
自达；且其脏腑薄，藩篱疏，易于传变；肌肤嫩，神气怯，易于
感触；其用药也，稍呆则滞，稍重则伤，稍不对证，则莫知其
乡，捉风捕影，转救转剧，转去转远。惟较之成人，无七情六欲
之伤，外不过六淫，内不过饮食，胎毒而已。然不精于方脉、妇
科，透彻生化之源者，断不能作儿科也。

汪按：小儿但无色欲耳，喜怒悲恐，较之成人更专且笃，亦
不可不察也。

俗传儿科为纯阳辨

古称小儿纯阳，此丹灶家言，谓其未曾破身耳，非盛阳之谓。小儿稚阳未充，稚阴未长者也。男子生于七，成于八；故八月生乳牙，少有知识；八岁换食牙，渐开智慧；十六而精通，可以有子；三八二十四岁真牙生俗谓尽根牙而精足，筋骨坚强，可以任事，盖阴气长而阳亦充矣。女子生于八，成于七；故七月生乳牙，知提携；七岁换食牙，知识开，不令与男子同席；二七十四而天癸至；三七二十一岁而真牙生，阴始足，阴足而阳充也，命之嫁。小儿岂盛阳者哉！俗谓女子知识恒早于男子者，阳进阴退故也。

儿科用药论

世人以小儿为纯阳也，故重用苦寒。夫苦寒药，儿科之大禁也。丹溪谓产妇用白芍，伐生生之气，不知儿科用苦寒，最伐生生之气也。小儿，春令也，东方也，木德也，其味酸甘。酸味人或知之，甘则人多不识。眉批：小儿每喜食酸甘，其理于此可悟。盖弦脉者，木脉也。经谓弦无胃气者死。胃气者，甘味也，木离土则死，再验之木实，则更知其所以然矣。木实惟初春之梅子，酸多甘少，其他皆甘多酸少者也。故调小儿之味，宜甘多酸少，如钱仲阳之六味丸是也。苦寒之所以不可轻用者何，炎上作苦，万物见火而化，苦能渗湿。人，倮虫也，体属湿土，湿淫固为人害，人无湿则死。故湿重者肥，**湿少者瘦；小儿之湿，可尽渗哉！**在用药者以为泻火，不知愈泻愈瘦，**愈化愈燥**。眉批：经云，壮火食气、气食少火。苦先入心，其化以燥也，而且重伐胃汗，直至痉厥而死者有之。小儿之火，惟壮火可减；若少火则所赖以生者，何可恣用苦寒以清之哉！故存阴退热为第一妙法，存阴退热，莫过六味之酸甘化阴也。惟湿温门中，与辛淡合用，燥火则不可也。余前序温热，虽在大人，凡用苦寒，必多用甘寒监之，惟酒客不禁。

儿科风药禁

近日行方脉者，无论四时所感为何气，一概羌、防、柴、葛。不知仲景先师，有风家禁汗，亡血家禁汗，湿家禁汗，疮家禁汗四条，皆为其血虚致痉也。然则小儿痉病，多半为医所造，皆不识六气之故。

痉 因 质 疑

痉病之因，《素问》曰：诸痉项强，皆属于湿。此湿字，大有可疑，盖风字误传为湿字也。余少读方中行先生《痉书》，一生治病，留心痉证，觉六气皆能致痉。风为百病之长，六气莫不由风而伤人；所有痉病现证，皆风木刚强屈之象。湿性下行而柔，木性上行而刚，单一湿字，似难包得诸痉。且湿字与项强字即不对，中行《痉书》一十八条，除引《素问》《千金》二条，余十六条内，脉二条，证十四条，俱无湿字证据。如脉二条，一曰：夫痉脉按之紧如弦，直上下行；二曰：《脉经》云：痉家，其脉伏坚，直上下。皆风木之象，湿之反面也。余十四条风寒致痉居其十，风家禁下一条，疮家禁汗一条，新产亡血二条，皆无所谓湿也者。即《千金》一条，曰：太阳中风，重感于寒湿则变痉也。上下文义不续，亦不可以为据。中行注云：痉，自《素问》以来，其见于《伤寒论》者，乃叔和所述《金匮》之略也；《千金》虽有此言，未见其精悉。可见中行亦疑之。眉批：汪按：方书首一条，引《金匮》太阳病发汗太多，因致痉。经但云发汗太多，并未言湿。方氏以汗多流漓为湿，有心牵合《素问》，未为真确。且刚痉无汗，何以亦谓之湿？方氏注此，亦觉难通而强为之说。又如水流漓，风去湿不去，乃湿家之禁，桂枝解肌，尚不欲大汗，若麻黄发汗，并无太过之禁。况本文汗多致痉，正以血虚之故，并非因汗而湿、因湿而痉，方中瓜蒌、桂枝、葛根等汤，亦无除湿之义。方氏立论，附会难通，后学勿为所误也。且《千金》一书，杂乱无章，多有后人羼杂，难以为据。《灵枢》《素问》二书，非神圣不能道，然多述于战国、汉人之笔，可信者十之八九，其不可信者一二；如其中多有后世官名、地名，岂轩岐逆料后世之语，而先言之哉？且代远年湮，不无脱简错误之处。瑭学述浅陋，不敢信此湿字，亦不敢自断其非，阙疑以俟来者。

　　汪按：古书甚少，除朝廷史志外，其余学术，皆师弟以口耳相传，至战国时始著之竹帛，如《内经》等书，后人或以为岐黄自作，或以后人伪托，皆非也。

湿　痉　或　问

　　或问：子疑《素问》痉因于湿，而又谓六淫之邪皆能致痉，亦复有湿痉一条，岂不自相矛盾乎？曰：吾所疑者"诸"字、"皆"字，似湿之一字，不能包括诸痉，惟风可以该括一也；再者湿性柔，不能致强，初起之湿痉，必兼风而后成也。且俗名痉为惊风，原有急慢二条。所谓急者，一感即痉，先痉而后病；所谓慢者，病久而致痉者也。一感即痉者，只要认证真，用药确，一二帖即愈，易治也。病久而痉者，非伤脾阳，肝木来乘，即伤胃汁、肝阴，肝风鸱张，一虚寒，一虚热，为难治也。吾见湿因致痉，先病后痉者多，如夏月小儿暑湿泄泻暴注，一昼夜百数十行，下多亡阴，肝乘致痉之类。霍乱最能致痉，皆先病后痉者也。当合之杂说中"风论"一条参看。以卒得痉病而论，风为百病之长。六淫之邪，皆因风而入。以久病致痉而论，其强直背反瘛疭之状，皆肝风内动为之也。眉批：瘛疭与瘈纵义同，方书云：或瘈纵口张为痉，俗作痉。似风之一字，可以包得诸痉。要知痉者，筋病也，知痉之为筋病，思过半矣。

痉有寒热虚实四大纲论

六淫致痉，实证也；产妇亡血，病久致痉，风家误下，温病误汗，疮家发汗者，虚痉也。风寒、风湿致痉者，寒证也；风温、风热、风暑、燥火致痉者，热痉也按此皆瘈证属火，后世统谓之痉矣，后另有论。俗称慢脾风者，虚寒痉也；本论后述本脏自病者，虚热痉也亦系瘈证。

小儿痉病瘈病共有九大纲论

眉批：前既立寒热虚实四大纲，如屋之有柱矣，此又分为九大纲，层层入细。

寒痉

仲景先师所述方法具在，但须对证细加寻绎。如所云太阳证，体强，几几然，脉沉迟之类。有汗为柔痉，为风多寒少，而用桂枝汤加法；无汗为刚痉，为寒痉，而用葛根汤，汤内有麻黄，乃不以桂枝立名，亦不以麻黄立名者，以其病已至阳明也。

诸如此类，须平时熟读其书，临时再加谨慎，手下自有准的矣。

风寒咳嗽致痉者，用杏苏散辛温例，自当附入寒门。

风温痉按此即瘛证，少阳之气为之也，下温热、暑温、秋燥，皆同此例

乃风之正令，阳气发泄之候，君火主气之时，宜用辛凉正法。轻者用辛凉轻剂，重者用辛凉重剂，如本论上焦篇银翘散、白虎汤之类；伤津液者，加甘凉，如银翘加生地、麦冬，玉女煎以白虎合冬、地之类；神昏谵语，兼用芳香以开膻中，如清宫汤、牛黄丸、紫雪丹之类；愈后用六味、三才、复脉辈，以复其丧失之津液。

风温咳嗽致痉者，用桑菊饮方见上焦篇、银翘散辛凉例，与风寒咳嗽迥别，断不可一概用杏苏辛温也。

温热痉即六淫之火气，消铄真阴者也，《内经》谓先夏至为病温者是也

即同上风温论治。但风温之病痉者轻而少，温热之致痉者多而重也。药之轻重浅深，视病之轻重浅深而已。

暑痉暑兼湿热，后有湿痉一条；此则偏于热多湿少之病，去温热不远，经谓：后夏至为病暑者，是也

按：俗名小儿急惊风者，惟暑月最多，而兼证最杂，非心如澄潭，目如智珠，笔如分水犀者，未易辨此。盖小儿肤薄神怯，经络脏腑嫩小，不奈三气发泄。邪之来也，势如奔马，其传变也，急如掣电，岂粗疏者所能当此任哉！如夏月小儿身热头痛，项强无汗，此暑兼风寒者也，宜新加香薷饮；有汗则仍用银翘散，重加桑叶；咳嗽则用桑菊饮；汗多则用白虎，脉芤而喘，则用人参白虎；身重汗少，则用苍术白虎；脉芤面赤多言，喘喝欲脱者，即用生脉散；神识不清者，即用清营汤加钩藤、丹皮、羚羊角；神昏者，兼用紫

雪丹、牛黄丸等；病势轻微者，用清络饮之类，方法悉载上焦篇。学者当与前三焦篇暑门中细心求之。但分量或用四之一，或用四之二，量儿之壮弱大小加减之。痉因于暑，只治致痉之因，而痉自止，不必沾沾但于痉中求之。若执痉以求痉，吾不知痉为何物。夫痉，病名也，头痛亦病名也。善治头痛者，必问致头痛之因。盖头痛有伤寒头痛，伤风头痛，暑头痛，热头痛，湿头痛，燥头痛，痰厥头痛，阳虚头痛，阴虚头痛，跌扑头痛，心火欲作痈脓之头痛，肝风内动上窜少阳胆络之偏头痛，朝发暮死之真头痛，若不问其致病之因，如时人但见头痛，一以羌活、藁本从事，何头痛之能愈哉！况痉病之难治者乎！

湿痉 按此一条，瘛痉兼有，其因于寒湿者，则兼太阳寒水气，其泄泻太甚，下多亡阴者，木气来乘，则瘛矣

按：中湿即痉者少，盖湿性柔而下行，不似风刚而上升也。其间有兼风之痉，《名医类案》中有一条云：小儿吐呃欲作痫者，五苓散最妙。本论湿温上焦篇，有三仁汤一法；邪入心包，用清宫汤去莲心、麦冬，加银花、赤小豆皮一法；用紫雪丹一法；银翘马勃散一法；千金苇茎汤加滑石、杏仁一法。而寒湿例中，有形似伤寒，舌白不渴，经络拘急，桂枝姜附汤一法。凡此非必皆现痉病而后治。盖既感外邪，久则致痉，于其未痉之先，知系感受何邪，以法治之，而痉病之源绝矣，岂不愈于见痉治痉哉！眉批：圣人不治已病治未病，不治已乱治未乱，此其道也。若儿科能于六淫之邪，见几于早，吾知小儿之痉病必少。湿久致痉者多，盖湿为浊邪，最善弥漫三焦，上蔽清窍，内蒙膻中，学者当于前中焦、下焦篇中求之。由疟、痢而致痉者，见其所伤之偏阴偏阳而补救之，于疟、痢门中求之。

燥痉

燥气化火，消铄津液，亦能致痉，其治略似风温，学者当于本

论前三焦篇秋燥门中求之。但正秋之时，有伏暑内发，新凉外加之证，燥者宜辛凉甘润，有伏暑则兼湿矣，兼湿则宜苦辛淡，甚则苦辛寒矣，不可不细加察焉。燥气化寒，胁痛呕吐，法用苦温，佐以甘辛。

内伤饮食痉俗所谓慢脾风者是也

按：此证必先由于吐泻，有脾胃两伤者，有专伤脾阳者，有专伤胃阳者，有伤及肾阳者，参苓白术散、四君、六君、异功、补中益气、理中等汤，皆可选用。虚寒甚者，理中加丁香、肉桂、肉果、诃子之类，因他病伤寒凉药者，亦同此例。叶案中有阴风入脾络一条，方在小儿痫痉厥门中，其小儿吐泻门中，言此证最为详细。案后华岫云驳俗论最妙，学者不可不静心体察焉。再参之钱仲阳、薛立斋、李东垣、张景岳诸家，可无余蕴矣。再按此证最险，最为难治，世之讹传妄治已久，四海同风，历有年所，方中行驳之于前，诸君子畅论于后，至今日而其伪风不息，是所望于后之强有力者，悉取其伪书而焚耳。细观叶案治法之妙，全在见吐泻时，先防其痉，非于既痉而后设法也。故余前治六淫之痉，亦同此法。所谓上工不治已病治未病，圣人不治已乱治未乱也。

客忤痉俗所谓惊吓是也

按：小儿神怯气弱，或见非常之物，听非常之响，或失足落空，跌扑之类，百证中或有一二，非小儿所有痉病，皆因于惊吓也。证现发热，或有汗，或无汗，面时青时赤，梦中呓语，手足蠕动，宜复脉汤去参、桂、姜、枣，加丹参、丹皮、犀角，补心之体，以配心之用。大便结者，加元参；溏者，加牡蛎；汗多，神不宁，有恐惧之象者，加龙骨、整琥珀、整朱砂块取其气而不用其质，自无流弊。必细询病家确有所见者，方用此例。若语涉支离，猜疑不定者，静心再诊，必得确情，而后用药。

愚儿三岁，六月初九日辰时，倚门落空，少时发热，随热随痉，昏不知人，手足如冰，无脉，到戌时而痉止，身热神昏无汗；次日早，余方与复脉汤去参、桂、姜、枣，每日一帖，服三四杯。不饮不食，至十四日巳时，得战汗而愈。若当痉厥神昏之际，妄动乱治，岂有生理乎？盖痉厥则阴阳逆乱，少不合拍则不可救，病家情急，因乱投药饵，胡针乱灸而死者，不可胜纪。病家中无主宰，医者又无主宰，儿命其何堪哉！如包络热重，唇舌燥，目白睛有赤缕者，牛黄清心丸，本论牛黄安宫丸、紫雪丹辈，亦可酌而用之。

汪按：世妄传惊风之证，惟此一证，乃副其名。其因风因热等项之惊，神气昏愦，往往对面击鼓放铳，全然不知；客忤之证，则神惊胆怯，畏见异言异服，极易分别也。又按此证心气素虚者，复脉中须仍用人参。

本脏自病痉 此证则瘛病也

按：此证由于平日儿之父母，恐儿之受寒，覆被过多，著衣过厚，或冬日房屋热炕过暖，以致小儿每日出汗，汗多亡血，亦如产妇亡血致痉一理。肝主血，肝以血为自养，血足则柔，血虚则强，故曰本脏自病。然此一痉也，又实为六淫致痉之根。盖汗多亡血者，本脏自病，汗多亡卫外之阳，则易感六淫之邪也。全赖明医参透此理，于平日预先告谕小儿之父母，勿令过暖汗多亡血，暗中少却无穷之病矣，所谓治未病也。治本脏自病法，一以育阴柔肝为主，即同产后血亡致痉一例，所谓血足风自灭也。六味丸、复脉汤、三甲复脉三方、大小定风珠二方、专翕膏，皆可选用。专翕膏为痉止后，每日服四五钱，分二次，为填阴善后计也。六淫误汗致痉者，亦同此例。救风温、温热误汗者，先与存阴，不比伤寒误汗者急与护阳也。盖寒病不足在阳，温病不足在阴也。

征按：痉证有五，乃督脉病也。秦越人《难经》，督脉为病，脊强而厥；张仲景《金匮》，脊强者，五痉之总名，其证卒口噤，背反张而瘈疭。此段重重细说，可以补仲景之未备。

小儿易痉总论

按：小儿易痉之故，一由于肌肤薄弱，脏腑嫩小，传变最速；一由近世不明六气感人之理，一见外感，无论何邪，即与发表。既痉之后，重用苦寒，虽在壮男壮女，二三十岁，误汗致痉而死者，何可胜数！小儿薄弱，则更多矣。余于医学，不敢自信，然留心此证几三十年，自觉洞彻此理，尝谓六气明而痉必少，敢以质之明贤，共商救世之术也。

痉病瘈病总论

《素问》谓太阳所至为痉，少阳所至为瘈。盖痉者，水也；瘈者，火也；又有寒厥、热厥之论最详。后人不分痉、瘈、厥为三病，统言曰惊风痰热，曰角弓反张，曰搐搦，曰抽掣，曰痫、痉、厥。方中行作《痉书》，其或问中所论，亦混瘈而为痉，笼统议论。叶案中治痫、痉、厥最详，而统称痉厥，无瘈之名目，亦混瘈为痉。考之他书，更无分别，前痉病论因之，从时人所易知也。谨按痉者，强直之谓，后人所谓角弓反张，古人所谓痉也。瘈者，蠕动引缩之谓，后人所谓抽掣、搐搦，古人所谓瘈也。抽掣搐搦不止者，瘈也。时作时止，止后或数日，或数月复发，发亦不待治而自止者，痫也。四肢冷如冰者，厥也；四肢热如火者，厥也；有时而冷如冰，有时而热如火者，亦厥也。眉批：厥原有阴厥、阳厥之分。大抵痉、瘈、痫、厥四门，当以寒热虚实辨之，自无差错。仲景刚痉、柔痉之论，为伤寒而设，未尝议及瘈病，故总在寒水一门，兼风则有汗之柔痉，盖寒而实者也；除寒痉外，皆瘈病之实而

热者也。湿门则有寒痉，有热瘛，有实有虚；热病久耗其液，则成
虚热之瘛矣。前列小儿本脏自病一条，则虚热也。产后惊风之痉，
有寒痉，仲景所云是也；有热瘛，本论所补是也。总之，痉病宜用
刚而温，瘛病宜用柔而凉。又有痉而兼瘛，瘛而兼痉，所谓水极而
似火，火极而似水也。至于痫证，亦有虚有实，有留邪在络之客
邪，有五志过极之脏气，叶案中辨之最详，分别治之可也。瑭因前
辈混瘛与痉为一证，故分析而详论之，以备裁采。

　　征按：此亦数千余年之疑案，莫能剖而析之，女娲炼石补天。
予独不以其言为河汉。

六气当汗不当汗论

　　六气六门，止有寒水一门，断不可不发汗者。伤寒脉紧无汗，
用麻黄汤正条；风寒夹痰饮，用大小青龙一条。饮者，寒水也，水
气无汗，用麻黄甘草、附子麻黄等汤；水者，寒水也，有汗者即与
护阳。湿门亦有发汗之条，兼寒者也；其不兼寒而汗自出者，则多
护阳之方。其他风温禁汗，暑门禁汗，亡血禁汗，疮家禁汗，禁汗
之条颇多，前已言之矣。盖伤于寒者，必入太阳，寒邪与寒水一
家，同类相从也。其不可不发者何？太阳本寒标热，寒邪内合寒水
之气，止有寒水之本，而无标热之阳，不成其为太阳矣。水来克
火，如一阳陷于二阴之中，故急用辛温发汗，提阳外出。欲提阳
者，乌得不用辛温哉！若温、暑，伤手太阴，火克金也，太阴本燥
标湿，若再用辛温，外助温、暑之火，内助脏气之燥，两燥相合，
而土之气化无从，不成其为太阴矣，津液消亡，不痉何待！故初用
辛凉以救本脏之燥，而外退温、暑之热；继用甘润，内救本脏之
湿，外敌温、暑之火，而脏象化气，本来面目可不失矣。此温、暑
之断不可发汗，即不发汗之辛甘，亦在所当禁也。且伤寒门中，兼

风而自汗者，即禁汗，所谓有汗不得用麻黄。无奈近世以羌活代麻黄，不知羌活之更烈于麻黄也。盖麻黄之发汗，中空而通，色青而疏泄，生于内地，去节方发汗，不去节尚能通能留，其气味亦薄；若羌活乃羌地所生之独活，气味雄烈不可当。试以麻黄一两，煮于一室之内，两三人坐于其侧，无所苦也。以羌活一两，煮于一室内，两三人坐于其侧，则其气味之发泄，弱者即不能受矣。温暑门之用羌、防、柴、葛，产后亡血家之用当归、川芎、泽兰、炮姜，同一杀人利剑，有心者共筹之。

　　征按：麻黄轻虚，形如肺管，宣阳救肺，遇壅塞之证，有用至一二两方效者。羌活中实，形如骨节，故能窜走周身，追风至骨，其去麻黄远矣。

疳　疾　论

　　疳者，干也，人所共知。不知干生于湿，湿生于土虚，土虚生于饮食不节，饮食不节，生于儿之父母之爱其子，惟恐其儿之饥渴也。盖小儿之脏腑薄弱，能化一合者，与一合有半，即不能化，而脾气郁矣。再小儿初能饮食，见食即爱，不择精粗，不知满足，及脾气已郁而不舒，有拘急之象，儿之父母，犹认为饥渴而强与之。日复一日，脾因郁而水谷之气不化，水谷之气不化而脾愈郁，不为胃行津液，湿斯停矣。土恶湿，湿停而脾胃俱病矣。中焦受气，取汁变化而赤是谓血。中焦不受水谷之气，无以生血，而血干矣。再水谷之精气，内入五脏，为五脏之汁；水谷之悍气，循太阳外出，捍卫外侮之邪而为卫气。中焦受伤，无以散精气，则五脏之汁亦干；无以行悍气，而卫气亦馁。卫气馁，故多汗。汗多而营血愈虚，血虚故肢体日瘦。中焦湿聚不化而腹满，腹日满而肢愈瘦，故曰干生于湿也。医者诚能识得干生于湿，湿生于土虚，且扶土之不暇，犹敢恣用苦寒，峻伤其胃气，重泄其脾气哉！治法允推东垣、钱氏、陈氏、薛氏、叶氏，诚得仲景之心法者也。疏补中焦，第一妙法；升降胃气，第二妙法；升陷下之脾阳，第三妙法；甘淡养胃，第四妙法；调和营卫，第五妙法；食后击鼓，以鼓动脾阳，第六妙法即古者以乐侑食之义，鼓荡阳气，使之运用也；《难经》谓伤其脾胃者，调其饮食，第七妙法；如果生有疳虫，再少用苦寒酸辛，眉批：苦能燥温，辛本燥气之化。如芦荟、胡黄连、乌梅、使君、川椒之类，此第八妙法。若见疳即与苦寒杀虫便误矣；考洁古、东垣，每用丸药缓运脾阳，缓宣胃气，盖有取乎渣质有形，与汤药异歧，亦第九妙法也。

近日都下相传一方，以全蝎三钱，烘干为末，每用精牛肉四两，作肉团数枚，加蝎末少许，蒸熟，令儿逐日食之，以全蝎末完为度，治疳疾有殊功。眉批：青州全蝎，其功尤胜。愚思蝎色青，属木，肝经之虫，善窜而疏土，其性阴，兼通阴络，疏脾郁之久病在络者最良，然其性剽悍有毒。牛肉甘温，得坤土之精，最善补土，禀牡马之贞，其性健顺，既能补脾之体，又能运脾之用。牛肉得全蝎而愈健，全蝎得牛肉而不悍，一通一补，相需成功，亦可备用。一味金鸡散亦妙用鸡内金不经水洗者，不拘多少，烘干为末，不拘何食物皆加之，性能杀虫磨积，即鸡之脾，能复脾之本性。小儿疳疾，有爱食生米、黄土、石灰、纸、布之类者，皆因小儿无知，初饮食时，不拘何物即食之，脾不能运，久而生虫，愈爱食之矣。全在提携之者，有以谨之于先；若既病治法，亦惟有暂运脾阳，有虫者，兼与杀虫，断勿令再食，以新推陈，换其脏腑之性，复其本来之真方妙。

征按：奇偶偏方，每多奏效，其力专也。犹忆幼务举业时，业师华阴孝廉李公，世精于医。有以患疳证之小儿来求治者，出一方，则惟大枣百十枚，去核，象核之大小，实以生军，外裹以面，煨透熟，捣为丸，如小枣核大，每服七丸，日再服，神效。此亦一通一补法也。

痘 证 总 论

《素问》曰：治病必求其本。盖不知其本，举手便误，后虽有锦绣心思，皆鞭长莫及矣。治痘明家，古来不下数十，可称尽善，不比温病，毫无把握，尚俟愚陋之鄙论也。但古人治法良多，而议病究未透彻来路，皆由不明六气为病与温病之源。故论痘发之源者，祗及其半，谓痘证为先天胎毒，由肝肾而脾胃而心肺是矣。总未议及发于子午卯酉之年，而他年罕发者何故。盖子午者，君火司天；卯酉者，君火在泉；人身之司君火者，少阴也。少阴有两脏，心与肾也。先天之毒，藏于肾脏。肾者，坎也，有二阴以恋一阳，又以太阳寒水为腑，故不发也，必待君火之年，与人身君火之气相搏，激而后发也。眉批：卓识确论，千古不磨。故北口外寒水凝结之所，永不发痘。盖人生之胎毒如火药，岁气之君火如火线，非此引之不发。以是知痘证与温病之发同一类也。试观《六元正纪》所载温疠大行，民病温疠之处，皆君相两火加临之候，未有寒水湿土加临而病温者，亦可知愚之非臆说矣。

痘 证 禁 表 药 论

表药者，为寒水之气郁于人之皮肤经络，与人身寒水之气相结，不能自出而设者也。痘证由君火、温气而发，要表药何用？以寒水应用之药，而用之君火之证，是犹缘木而求鱼也。缘木求鱼，无后灾；以表药治痘疮，后必有大灾。盖痘以筋骨为根本，以肌肉为战场，以皮肤结痂为成功之地。用表药虚表，先坏其立功之地，故八九朝灰白塌陷，咬牙寒战，倒靥黑陷之证蜂起矣。古方精妙，不可胜数，惟用表药之方，吾不敢信。今人且恣用羌、防、柴、葛、升麻、紫苏矣。更有愚之愚者，用表药以发闷证是也。痘发内由肝肾，外由血络。闷证有紫白之分；紫闷者，枭毒把持太过，法宜清凉败毒，古用枣变百祥丸，从肝肾之阴内透，用紫雪芳凉，从心包之阳外透；白闷则本身虚寒，气血不支之证，峻用温补气血，托之外出。按理立方，以尽人力，病在里而责之表，不亦愚哉！眉批：说理精透。

痘证初起用药论

痘证初起，用药甚难。难者何？预护之为难也。盖痘之放肥，灌浆，结痂，总从见点之初立根基，非深思远虑者不能也。且其形势未曾显张，大约辛凉解肌，芳香透络，化浊解毒者，十之七八；本身气血虚寒，用温煦保元者，十之二三。尤必审定儿之壮弱肥瘦，黑白青黄，所偏者何在，所不足者何在，审视体质明白，再看已未见点，所出何苗；参之春夏秋冬，天气寒热燥湿，所病何时，而后定方。务于七日前先清其所感之外邪，七日后只有胎毒，便不夹杂矣。眉批：七日前先清其所感之外邪，语义自明。

征按：治痘之法，全是活泼泼地，不可执一。谚云：走马看伤寒，回头看痘疹。言其转关最速也。

治痘明家论

治痘之明家甚多，皆不可偏废者也。若专主于寒、热、温、凉一家之论，希图省事，祸斯亟矣。痘科首推钱仲阳、陈文中二家。钱主寒凉，陈主温热。在二家不无偏胜，在后学实不可偏废。盖二家犹水火也，似乎极不同性，宗此则害彼，宗彼则害此。然万物莫不成于水火。使天时有暑而无寒，万物焦矣；有寒而无暑，万物冰矣。一阴一阳之谓道。二家之学，似乎相背，其实相需，眉批：相需二字极斟酌。实为万世治痘立宗旨。宗之若何？大约七日以前，外感用事，痘发由温气之行，用钱之凉者十之八九，用陈之温者一二。七日以后，本身气血用事，纯赖脏真之火，炼毒成浆，此火不外鼓，必致内陷，用陈之温者多，而用钱之凉者少也。若始终实热者，则始终用钱；始终虚寒者，则始终用陈。痘科无一定之证，故无一定之方也。丹溪立解毒、和中、安表之说，亦最为扼要。痘本有毒可解，但须解之于七日之前，有毒郁而不放肥，不上浆者，乌得不解毒哉！如天之亢阳不雨，万物不生矣。痘证必须和中，盖脾胃最为吃紧，前所谓以中焦作战场也。安表之论，更为妙谛。表不安，虽至将成犹败也。前所谓以皮肤结痂为成功之地，而可不安之也哉！安之不暇，而可混发以伤之也哉！眉批：和、安二字极有酌。至其宗钱而非陈，则其偏也。万氏以脾胃为主，魏氏以保元为主，亦确有见识，虽皆从二家脱化，而稍偏于陈。费建中《救偏琐言》，盖救世人不明痘之全体大用，偏用陈文中之辛热者也。书名救偏，其意可知。若专主其法，悉以大黄、石膏从事，则救偏而反偏矣。胡氏辄投汗下，下法犹有用处，汗法则不可也。翁仲仁《金镜录》一书，诚为痘科宝筏。其妙处全在于看，认证真确，治之自效。初学必须先熟读其书，而后历求诸家，方不误事。此后翟氏、聂氏，深以气血盈亏，解毒化毒，分析阐扬钱氏、陈氏底蕴，超出诸家之上，然分别太多，恐读者目眩。愚谓看法必宗翁氏，叶氏有补翁仲仁不及之条，治法兼用钱、陈，以翟氏、聂氏，为钱、陈之注，参考诸家可也。眉批：如此立法，是古人皆为我师，古师皆为我用矣，所谓学无常师，主善为师也。近日都下盛行《正宗》一书，大抵用费氏、胡氏之法而推广之，恣用大汗大下，名归宗汤，石膏、大黄始终重用，此在枭毒太过者则可，岂可以概治天下之小儿哉！南方江西、江南等省，全恃种痘，一遇自出之痘，全无治法。医者无论何痘，概禁寒凉，以致有毒火者，轻者重，重者死，此皆偏之为害也。

痘疮稀少不可恃论

相传痘疮稀少，不过数十粒，或百余粒，根颗圆绽者，以为状元痘，可不服药。愚则以为三四日间，亦须用辛凉解毒药一帖，勿庸多服；七八日间，亦宜用甘温托浆药一帖，多不过二帖，务令浆行满足。所以然者何？愚尝见稀少之痘，竟有浆行不足，结痂后患目，毒流心肝二经，或数月，或半年后，烦躁而死，不可救药者。

汪按：产者，常也，可不服药。痘则病也，当以药调。惟药之不当，反不如勿药耳。所云三四日，七八日者，当参之形色，不可执一。

痘证限期论

痘证限期，近日时医，以为十二日结痂之后，便云收功。古传百日内，皆痘科事也。愚有表侄女，于三四月间出痘，浆行不足，百日内患目，目珠高出眼外，延至次年二月方死，死时面现五色，忽而青、而赤、而黄、而白、而黑，盖毒气遍历五脏，三昼夜而后气绝。至今思之，犹觉惨甚，医者可不慎哉！十二日者，结痂之限也。况结痂之限，亦无定期。儿生三岁以后者，方以十二日为准；若初周以后，只九日限耳；未周一岁之孩，不过七日限。眉批：儿愈小，则期愈促，此限不可不知。

行浆务令满足论

近时人心不古，竞尚粉饰，草草了事。痘顶初浑，便云浆足，病家不知，惟医是听。浆不足者，发痘毒犹可医治；若发于关节隐处，亦致丧命，或成废人；患目烦躁者，百无一生，即不死而双目失明矣，愚经历不少。浆色大约以黄豆色为准，痘多者，腿脚稍清犹可。愚一生所治之痘，痘后毫无遗患，无他谬巧，行浆足也。近时之弊，大约有三：一由于七日前过用寒凉，七日后又不知补托，畏温药如虎，甚至一以大黄从事，此用药之不精也；二由于不识浆色，此目力之不精也；三由于存心粉饰，心地之不慈也。余存心不敢粉饰，不忍粉饰，口过直而心过慈，以致与世不合。目击儿之颠连疾苦而莫能救，不亦大可哀哉！今作此论，力矫时弊，实从数十年经历中得来。见痘后之证，百难于痘前。盖痘前有浆可上，痘后无浆可行；痘前自内而外出，外出者顺；痘后自外而内陷，内陷者逆也。毒陷于络，犹可以法救之；毒陷于脏而脏真伤，考古竟无良法可救。由逆痘而死者，医可以对儿；由治法不精，而遗毒死者，其何以对小儿哉？阅是论者，其思慎之于始乎！

汪案：北方之一以大黄从事，犹南方之专用升发温补也。然北方之法，在枭毒之证，有宜用者。余甥女出痘，于二十日外，犹日用大黄，计前后用大黄至四五斤，石膏称是，然后收功。每日服四两大黄浓汁，方能进食，此亦不可不知。总之，无一定之痘，故无一定之方，前论二言尽之矣。

疹　论

若明六气为病，疹不难治。但疹之限期最迫，只有三日。一以

辛凉为主，如俗所用防风、广皮、升麻，柴胡之类，皆在所禁。俗
见疹必表，外道也。大约先用辛凉清解，后用甘凉收功。赤疹误用
麻黄、三春柳等辛温伤肺，以致喘咳欲厥者，初用辛凉加苦梗、旋
覆花，上提下降；甚则用白虎加旋覆、杏仁；继用甘凉加旋覆花以
救之；咳大减者，去之。凡小儿连咳数十声不能回转，半日方回如
鸡声者，千金苇茎汤合葶苈大枣泻肺汤主之；近世用大黄者，杀之
也。盖葶苈走肺经气分，虽兼走大肠，然从上下降，而又有大枣以
载之缓之，使不急于趋下；大黄则纯走肠胃血分，下有形之滞，并
不走肺，徒伤其无过之地故也。若固执病在脏泻其腑之法，则误
矣。眉批：征按：疹，肺病也，凡腑病都用不着。明明发于皮毛，
非若疮疖发于阳明肌肉也。但为其有出没之势，故俗为透表，并不
知疹为何物耳。

泻白散不可妄用论

钱氏制泻白散，方用桑白皮、地骨皮、甘草、粳米，治肺火皮
肤蒸热，日晡尤甚，喘咳气急，面肿，热郁肺逆等证。历来注此方
者，只言其功，不知其弊。如李时珍以为泻肺诸方之准绳。虽明如
王晋三、叶天士，犹率意用之。愚按此方治热病后与小儿痘后，外
感已尽，真气不得归元，咳嗽上气，身虚热者，甚良；若兼一毫外
感，即不可用。眉批：不兼一毫外感方用，宜细审之。如风寒、风
温正盛之时，而用桑皮、地骨，或于别方中加桑皮，或加地骨，如
油入面，锢结而不可解矣。考《金匮》金疮门中王不留行散，取用
桑东南根白皮以引生气，烧灰存性以止血，仲景方后自注云：小疮
即粉之，大疮但服之，产后亦可服，如风寒，桑根勿取之。沈目南
注云：风寒表邪在经络，桑根下降，故勿取之。愚按桑白皮虽色白
入肺，然桑得箕星之精，箕好风，风气通于肝，实肝经之本药也。

眉批：近世皆以为肺药耳，皆不能格物之故。且桑叶横纹最多而主络，故蚕食桑叶而成丝，丝，络象也，桑皮纯丝结成象筋，亦主络，肝主筋主血，络亦主血，象筋与络者，必走肝，同类相从也。肝经下络阴器，如树根之蟠结于土中，桑根最为坚结，《诗》称彻彼桑土，《易》言系于苞桑是也。再按肾脉之直者，从肾上贯肝膈，入肺中，循喉咙，夹舌本。其支者，从肺出，络心，注胸中。肺与肾为子母，金下生水。桑根之性，下达而坚结，由肺下走肝肾者也，内伤不妨用之，外感则引邪入肝肾之阴，而咳嗽永不愈矣。吾从妹八九岁时，春日患伤风咳嗽，医用杏苏散加桑白皮，至今将五十岁，咳嗽永无愈期，年重一年。试思如不可治之嗽，当早死矣；如可治之嗽，何以至四十年不愈哉？亦可以知其故矣。眉批：受此害者颇多，不独小儿也。愚见小儿久嗽不愈者，多因桑皮、地骨，凡服过桑皮、地骨而嗽不愈者，即不可治。伏陷之邪，无法使之上出也。至于地骨皮之不可用者，余因仲景先师风寒禁桑皮而悟入者也。盖凡树木之根，皆生地中，而独枸杞之根，名地骨者何，盖枸杞之根，深入黄泉，无所终极，古又名之曰仙人杖，盖言凡人莫得而知其所终也。木本之入下最深者，未有如地骨者，故独异众根，而独得地骨之名。眉批：谚有云：土地爷玩枸杞，我独知根。孰谓俚言无理哉！凡药有独异之形，独异之性，得独异之名者，必有独异之功能，亦必有独异之偏胜也。地骨入下最深，禀少阴水阴之气，主骨蒸之劳热，力能至骨，有风寒外感者，而可用之哉！或曰：桑皮、地骨，良药也，子何畏之若是？余曰：人参、甘草，非良药耶？实证用人参，中满用甘草，外感用桑皮、地骨，同一弊也。

万物各有偏胜论

无不偏之药，则无统治之方。如方书内所云：某方统治四时不正之气，甚至有兼治内伤产妇者，皆不通之论也。近日方书盛行者，莫过汪讱庵《医方集解》一书，其中此类甚多，以其书文理颇通，世多读之而不知其非也。天下有一方而可以统治四时者乎？宜春者即不宜夏，宜春夏者更不宜秋冬。余一生体认物情，只有五谷作，可以统治四时饿病，其他未之闻也。在五谷中尚有偏胜。最中和者莫过饮食，且有冬日饮汤，夏日饮水之别，况于药乎！得天地五运六气之全者，莫如人。人之本源虽一，而人之气质，其偏胜为何如者？眉批：地有高下燥湿之不同，人有东西南北之互异，而人之身，又有肥瘦长短之不齐，人之性，又有缓急刚柔之难一。人之中，最中和者，莫如圣人。而圣人之中，且有偏于任，偏于清，偏于和之异。千古以来不偏者，数人而已。常人则各有其偏，如《灵枢》所载阴阳五等可知也。降人一等，禽与兽也；降禽兽一等，木也；降木一等，草也；降草一等，金与石也。用药治病者，用偏以矫其偏。以药之偏胜太过，故有宜用，有宜避者，合病情者用之，不合者避之而已。无好尚，无畏忌，惟病是从。医者性情中正和平，然后可以用药，自不犯偏于寒热温凉一家之固执，而亦无笼统治病之弊矣。

汪按：食能养人，不能医病；药能医病，不能养人。无病而服药，有病而议药，此人之大患也。茯苓、甘草，误用亦能杀人；巴豆、砒霜，对病即能起死。舍病而论药，庸人之通病也。又按今世医者学医，惟求其便；病家择医，惟求其稳；然非通何由得便，非当无所谓稳；舍通而求便，舍当而求稳，必夭人性命矣。

草木各得一太极论

古来著本草者，皆逐论其气味性情，未尝总论夫形体之大纲，生长化收藏之运用，兹特补之。盖芦主生，干与枝叶主长，花主化，子主收，根主藏，木也；草则收藏皆在子。凡干皆升，芦胜于干；凡叶皆散，花胜于叶；凡枝皆走络，须胜于枝；凡根皆降，子胜于根；由芦之升而长而收，子则复降而升而化而收矣。此草木各得一太极之理也。眉批：直从格物致知得来，可括本草一部。

愚之学，实不足以著书，是编之作，补苴罅漏而已。末附二卷，解儿难、解产难，简之又简，只摘其吃紧大端与近时流弊，约略言之耳，览者谅之。